Am I My Genes? Confronting Fate & Family
Secrets in the Age of Genetic Testing

我的基因就是我?

直面基因检测时代命运与家族秘密

〔美〕R. L.克里兹曼 著

郭肇铮 康 辉 等 译

科学出版社

北 京

图字：01-2018-3281 号

内 容 简 介

本书基于作者开展的遗传咨询和访谈接触到的 60 多个真实案例，从病人的视角出发，从整体上探讨"基因与家庭""基因与心理：解因""基因与医疗""基因与大千世界"这 4 个领域的问题，透视个人如何理解基因风险，如何看待自我，如何就检测结果与家人沟通，如何对待医疗措施，如何在工作、朋友、邻里、同学关系中讨论看待基因检测等。首次为所有关心自己健康的人揭开基因检测的面纱，提供深入思考的机会。本书语言通俗，案例真实，贴近生活，分析全面，思考深入，对读者而言不失为迎接精准医学时代的一本颇有启发的参考读物。

本书适合医疗和生物行业从业者，伦理学、心理学和社会学工作者，以及对基因检测领域科普感兴趣的大众阅读。

图书在版编目（CIP）数据

我的基因就是我？直面基因检测时代命运与家族秘密/(美)罗伯特·克里兹曼
(Robert L. Klitzman)；郭肇铮等译—北京：科学出版社，2019.2
书名原文：Am I My Genes？ Confronting Fate & Family Secrets in the Age of
Genetic Testing
ISBN 978-7-03-060425-5

Ⅰ.①我… Ⅱ.①罗… ②郭… Ⅲ.①医学工程–基因工程 Ⅳ.①R394.8

中国版本图书馆 CIP 数据核字(2019)第 014078 号

责任编辑：李 悦 付丽娜 / 责任校对：严 娜
责任印制：吴兆东 / 封面设计：北京图阅盛世文化传媒有限公司

科 学 出 版 社 出版
北京东黄城根北街 16 号
邮政编码：100717
http://www.sciencep.com

北京凌奇印刷有限责任公司 印刷
科学出版社发行 各地新华书店经销
*
2019 年 2 月第 一 版 开本：720×1000 1/16
2019 年 10 月第三次印刷 印张：21 1/2
字数：372 000
定价：**128.00 元**

(如有印装质量问题，我社负责调换)

序　一

一本所有人都需要阅读的书

我对这本书的兴趣首先来自于它的书名《我的基因就是我？》，因为1997年我阅读了美国同行 P. R. Wolpe 的文章，题为《如果我是我的基因，那我是什么？基因本质主义和一位犹太人的回应》（*If I Am Only My Genes, What Am I? Genetic Essentialism and a Jewish Response*）。他在文章中指出，基因时代带来的一个结果就是发展出一种"基因自我"的概念，认为我们本质上的自我在于我们的基因。他指出，虽然我们要重视基因在塑造我们自我中的作用，但也不能忽视超越自我的社会和文化在塑造自我中的作用。就我而言，我难以接受"我的基因就是我"的基因本质主义观点，正如我难以接受美国哲学家 Thomas Nagel 认为"我就是我的脑"这种神经还原论的观点一样。毕竟，我们除了基因，还有许多超越基因的东西，在发展我们的自我中也起着不可忽视的作用。且不说，基因本身受表观基因的控制和调节，形成一个不同于他人的"自我"，生物学、心理学和社会因素都是不可缺少的。"先天"（nature）与"后天"（nurture）在人的身心发育中何者更重要是哲学界数千年来争论的主题，现在我们对什么是"先天"，什么是"后天"有了比以前更为全面而深入的了解，但仍然没有解决这个千年难题。也许问题应该转变为：二者在人的性状、智力、行为、能力形成中各起什么作用，如何起作用，以及二者如何相互作用的问题。

我们的科学家和医生精心研究基因突变，这些突变对人的健康和疾病起什么作用，如何检测这些突变，如果将这些检测提供给可能的病人和健康人，就检测的结果如何向受检人提供咨询，以及如何防止这些基因突变危害病人或健康人，但病人和目前仍然健康的人对于基因检测、检测的结果、对这些结果信息的处理、对得知检测结果后的心理和行为反应、对相应的干预措施以及有关生育的抉择，到底是怎么想的，知之甚少。由于这种无知或对获得这方面的信息重视不够，就会不能及时消除病人或求咨者可能产生的先入为主的误解，影响到医患关系或求咨者–咨询者的关系，这样也会影响到遗传学和基因组学造福人类的作用。对于生命伦理学家来说，同样如此。作为一门实践伦理学的生命伦理学是不能从哲学概念或伦理学理论出发的，你必须了解检测、测序或接下来的可能的干预措施，对病人或求咨者产生的风险和受益的实际情况，你才能做出我们该那么做的道德判断。可是，对我们伦理学家来说，最缺少的同时也是最需要知道的是病人或求咨者的想法。我们之中一些人也作了一些调查和案例分析，但是得出的结果比较表面，难以有重要的参考价值。

然而，该书作者对他调查结果的描述及对这些结果的讨论，却是别开生面，令人感到耳目一新。虽然他访谈的是美国人，但令人感觉到这些美国人对基因检测、检测的结果、对这些结果信息的处理、对得知检测结果后的心理和行为反应、对相应的干预措施以及有关生育的抉择的考虑和反应，与中国老百姓如同一撤。因此，不但从事基因检测及随后干预措施的医生/科学家、伦理学家需要阅读这本书，公众也应该阅读这本书，因为基因与人人有关！参考书中介绍的美国公众如何面对随着基因检测而带来的一系列问题而如何做出应对，这对我国公众面对类似问题时如何应对将是莫大的帮助。

我以为，全民的基因组检测将是一个努力的方向，随着成本的进一步降低，以及检测效率和精准性的进一步提高，将使全社会的成员对基因组的检测享有普遍的公平的可及，这将使我们对疾病的诊断、治疗、预防及健康的增进起到极大的作用，使社会所有成员能够享有高质量和长寿命的健康生活，因而成为每一个关心老百姓健康的政府应该向社会全体成员提供基因检测服务的道德律令。这里的关键之一是，随着基因组相关科学技术的日臻完善，我们的医务人员、科学家、监管人员对相应的伦理、心理和社会问题能够有比较深入的了解，而且逐步积累如果处理这些问题的专业知识。唯有如此，基因组检测以及基因组学的相关科学技术才能真正做到为社会造福。而认真阅读这本书将是朝向这方面努力的第一步。

这本书的译文值得称赞。译者不仅拥有扎实的基因组学知识，对英文原文理解准确，而且行文流畅，接近"信、达、雅"理想的译文水平。我想阅读本书译文的读者，不但能够通过阅读增加对病人或求咨者的了解，而且能够感受读书的享受！

邱仁宗

国际哲学学院院士
中国社会科学研究院研究员
华中科技大学特聘教授

序　二

　　我常常想起一位丹麦先哲说过的话："没有伦理，科学就没有灵魂；没有科学，人类就没有力量（without ethics，science have no soul；without science，human have no power）。"基因科技的进步，使我们实实在在感受到这种力量。

　　技术进步让基因检测逐渐唾手可及，但我们似乎没有做好伦理和法规的准备应对基因检测时代的到来。基因频频在大众新闻中吸引眼球，并成为街头巷尾的热议词汇，这不过距离 2013 年国际人类基因组计划（HGP）完成仅十多年时间。

　　基因与每个人的生老病死息息相关。科技进步可以让检测报告的内容更加完善，却无法全面报告检测本身给受检者及其家庭和社群带来的综合效应。介绍基因科技的书籍层出不穷，但对其影响的分析却不多见。基因科技发展催生新的挑战，事关人的生存与尊严，令人为之动情、为之焦虑、为之深思。对其风险受益的判断超出技术范畴，孕育一门新的学问：基因组伦理学。

　　基因组伦理学的一切讨论都是围绕人进行的。给人做基因检测，究竟该注意哪些问题？个人面对基因检测乃至基因编辑，会做出怎样的选择？个体集合而成的社会，如何解决这些问题？实验室里做研究、计算机前做计算的同行，很少有机会与活生生的分析对象直接接触，受检者的喜怒哀乐被代表各种生理特征和疾病风险的数字所替代。他们和他们的家庭也不容易从忙碌的医生和稀缺的遗传咨询师那里获得充分指导，正确理解这些问题。他们的声音是那样的微弱，他们的顾虑是那样的弥散。

　　我们缺乏这样一个共同的对话平台。基因科技越发展，我们就越需要基因伦理的科普，不仅普及科学知识，还普及人文关怀。作为支撑科技进步的一体两翼，科学普及与科技创新任何一者的缺位都会使人类对科技进步的善用失去平衡。

　　本书正好是这样一本由资深专家亲笔撰文的科普佳作。作者结合多年行医经验，生动复现遗传病患者及其家庭的典型案例，把对生命伦理的深入思考还原到生活中。这些案例有的惊心动魄，有的司空见惯，让我们读来恍如自身写照。其细致刻画与深入剖析,足以帮助我们跳脱固有认识的局限。行文拿捏恰到好处,让内行读过不觉浅,大众看了不觉深。同样值得称赞的是,本书的翻译也最大限度还原了原著文风,并兼顾语言文化的背景差异,让读者可以自由品味作者的匠心。

本书的案例出自异国他乡,但其折射的问题在中国也同样存在。衷心希望这本书能成为读者思考的起点,也盼望新时代能有中国的年轻学者在这个问题上更多发出声音。

杨焕明

中国科学院院士

华大基因理事长

2018 年 12 月

中文版序言

在中国、美国和世界其他地方，基因检测的规模与精细程度正在蓬勃升级，为无数人的健康幸福提供帮助。然而，正在积累的海量复杂的基因组信息，可能蕴含多重意义与解释，引发伦理、心理、社会和医疗方面的一系列关键问题。我希望本书能唤起中国和其他地方的同行与民众一道思考和解决这些问题。

本书揭示了男女老少如何被诸多难题困扰，包括是否做基因检测，对谁透露结果，如何理解基因、命运与机遇在他们生活中的作用，如果有所选择，针对检测结果该采取何种治疗或行为干预措施，以及是否通过胚胎或产前筛查尝试避免把那些突变遗传给后代。这些人遭遇的困难，还常常包括如何理解遗传学及其涉及的概率问题，如何看待"为什么是我?"，是否告诉包括未成年人在内的子女，及家族成员、朋友和雇主。因此，医生和医院管理者、公共卫生部门、政府等其他各方也都面临如何教育患者和专业人员的问题。

基因组学和基因检测也在持续进步。本书成书之后短短几年，全基因组测序（WGS）和全外显子测序（WES）价格骤降，规模剧增。未来若干年，在中国、美国等地进行这些检测的居民毫无疑问将数以百万计。

基因检测规模和深度的增加将使本书所呈现的问题日益重要。全基因组测序/全外显子测序引发的问题的棘手之处在于反馈结果给患者——医疗专业人士可以提供什么类型的信息。这类新型检测将产生海量数据，可能代表某种疾病或特征的风险增加。例如，给有乳腺癌的女性做全基因组测序，可能也涉及了她是否有阿尔茨海默病或其他疾病的提示信息。这种所谓的二次发现或意外发现提出了有关医生、公共卫生系统、患者等如何看待和使用这些数据的问题。这些人也需要理解这些可能的基本特性，以决定他们是否想知道这些信息，如何解读和使用这些信息。然而这些基因组数据通常对一个人是否会发展出某些疾病给不出明确回答，而是仅仅告诉概率。例如，有些人患某种特定疾病的风险可能扩大到三倍，普通人群是10%，他达到30%。然而这个人仍然有70%的概率不得这种疾病。

本书通过深度采访，分析人们如何看待和回应这些问题。这些采访是我在美国完成的，但是现在我把目光投向中国和其他国家。在中国等地，患者和医生如何看待这些问题？我猜测会有很多相似之处，当然也可能有差异，这对把握和解决问题很重要。

我希望本书能让中国的护士、医生、患者等认识问题的广度、深度、复杂度，同时能够激起中国社会开展更多类似的研究。中国等地的患者可能在年龄、教育、城乡差别、收入、疾病类型等因素方面存在不同，值得考虑。对这些话题的探讨可以在本书业已展示的研究基础上继续开展，而这很重要。

我希望本书及其提出的问题能够在同行和其他人士之间引发讨论，因为我们都对我们共同拥有的人类基因组好奇，也面临挑战。我们彼此共享99.9%的基因，差别不足千分之一。这种细微差异，以及我们如何看待和解释这种差异非常重要，当然我们更广泛的相似性也是如此。

我深深感谢郭肇铮教授、康辉，以及李杏、熊茜、周伟莉、曾琪、张楠等华大基因和深圳国家基因库同事所做的工作，感谢他们在译校过程中展现出的周到、用心与远见。我很荣幸与他们并肩共事。我和别人对他们万分感激。

最后，我还想感谢你，本书读者，开卷至此。我盼你能与我一同体悟书中这些人的观点的价值与见地，也愿你能继续这一话题。

Robert L. Klitzman 医学博士

生命伦理学硕士项目主任

纽约，哥伦比亚大学

2018 年 9 月 20 日

Introduction to the Chinese Edition

In China, the United States and elsewhere, genetic testing is rapidly spreading in scope and sophistication which can aid countless people's health and well-being. Yet the vast amount and complexity of the genomic information that will be collected, and its varied potential meanings and interpretations pose many critical ethical, psychological, social and medical questions. I hope that this book can inspire colleagues and others in China and elsewhere to consider and address these issues.

This book reveals how men and women wrestle with a series of dilemmas about whether to undergo genetic testing, to whom to disclose the results, how to understand the roles in their lives of genes, fate, and chance, what treatment or behavioral changes, if any, to pursue as a result of genetic tests, and whether to try to prevent transmitting mutations to offspring by screening embryos or fetuses or foregoing reproduction altogether. These individuals often have difficulty understanding genetics and the probabilities involved, and deciding how to think about questions of "Why me?" and whether to tell adolescent or other offspring, extended family members, friends or employers. Consequently, physicians and policymakers in hospitals, public health departments, government and elsewhere face challenges in determining how best to educate patients and professionals.

The field of genomics and genomic testing also continues to evolve. In the few years since I wrote this book, whole genome sequencing (WGS) and whole exome sequencing (WES) have been spreading rapidly as the costs plummet. Within the next few years, millions of citizens in China, the U.S. and elsewhere will undoubtedly undergo this testing.

This increasing breadth and depth of testing make quandaries presented in this book ever more critical. WGS/WES exacerbate the dilemmas described in these pages, posing conundrums concerning the return of results to patients – what information health care professionals should provide to patients. These new types sequencing will yield massive amounts of data that may suggest increased risks of certain diseases or traits. WGS performed for a woman with breast cancer, for instance, may also contain information indicating whether she also has increased risks for Alzheimer's or other diseases. Such so-called secondary or incidental findings raise many questions about how physicians, public health systems, patients and others will view and use these data. These individuals will all need to understand basic aspects of this potential information in order to know if they want it, and how to interpret and apply it. Yet these genomic data will usually not give definitive answers as to whether or not an individual will develop a disease, but rather only suggest probabilities. For example, an individual may have triple the odds of developing a particular disorder, compared to the rest of the population – perhaps 30% vs 10%. But this individual still thus has a 70% chance of never developing the disorder.

This book draws on in-depth interviews to analyze of how people view and respond to these complexities. I conducted these interviews in the United States, but eyes now turn to China and other countries. How will doctors and patients in China and elsewhere view these issues? I suspect that many similar issues will emerge, but also potential differences that will be important to comprehend and address.

I hope that this book can help inform nurses, doctors, patients and others in China about the range, scope, depth and complexity of issues that may emerge, and at the same time inspire further investigations of these issues in Chinese contexts. Differences may arise among patients in China, as they do elsewhere, related to age, education, urban vs. rural settings, income, types of diseases and other factors, and will be important to consider. Studies of these topics can build on prior research presented here and elsewhere, and will be critical to undertake.

I hope that this volume and the questions it raises can help spark dialogues among colleagues and others in varied countries, as we all face the wonders and challenges of our common human genome. We all share over 99.9% of our genes, and vary by less than one tenth of 1%. Those slight differences and how we view and interpret them can be important, but so are our vast similarities.

I am very grateful to Professor Zhaozheng Guo, Hui Kang, and their colleagues at BGI and the Chinese National GeneBank for translating this book, and for their thoughtfulness, care and vision in doing so. It has been a great honor and pleasure to work with them. I and others owe them an enormous debt of gratitude.

Finally, I would like to thank you, the reader, for having opened this book and proceeded this far. I hope that you find the views of the men and women here as rewarding and insightful as I did, and that you continue these conversations.

Robert Klitzman, MD

Director, Masters of Bioethics Program
Columbia University, New York
September，20 2018

译 者 的 话

但凡序言或后记，文中常会出现"水平有限，请读者不吝指正"。笔者以为大抵是自谦的套路。不能尽善尽美，焉敢贻误读者？

但我们自己上手时，终觉此言非虚。本书中文版的翻译，缘起 2017 年原著作者哥伦比亚大学医学中心 Robert L. Klitzman 教授应邀到访大鹏湾畔的华大基因（BGI）和深圳国家基因库（CNGB），交流基因组学研究和基因检测技术应用中的伦理问题。基因检测在中国社会正在加速推广。作为基因组研究和技术应用先行者，正视其惠益和风险（或可能具有的风险），负责任地开展活动，是践行基因科技造福人类的应尽之职。

破题始自和不同专业背景的人士交流，但其复杂性在于它并非纯技术评价，而是聚利益相关者（stakeholder）于一堂的交锋与共识。技术应用对象，包括病患、家属和普通人的发声是那么的微弱与宝贵。也有人说，网络民意已然汹涌。但网上言论未必能客观反映社会全貌。这使从业者和监管者在采取行动时的参照系可能缺少一个维度。例如，专业人员（以及直接面向消费者类型的基因检测业务人员）频繁讨论的问题包括是否该让病患或健康人接受某个基因检测项目，是否该把研究和检测中的全部结果（还有意外发现）一股脑儿反馈当事人甚至其家属，如何处理检测剩余样本和积累的"大数据"。这些讨论对当事人及其社群的个体意愿与社会心理关注得还不够充分，导致结论与现实之间难免存在一定偏差。

Robert L. Klitzman 教授的同题报告使笔者醍醐灌顶，如沐春风。他融多年丰富的临床遗传咨询经历和高超的社会调查技能于一体，亲身采访近百位曾与基因检测发生联系的患者和健康人士，以当事人的口吻复现他们的经历，让我们零距离聆听他们的心声。其中有一幕让笔者印象极为深刻：一位刚生育的母亲做了亨廷顿舞蹈症基因检测，突然害怕孩子将来被自己的病史连累而不能购买保险，冒险潜入生育中心病案室偷偷撕毁个人医疗记录（第 9 章《"测隐"：隐私与保险》）。笔者的心脏随当事人一起"咚咚直跳 45 分钟"，生怕后文交待她被发现，功亏一篑。心情平复下来时，我们又为医学进步与现实环境的碰撞感到尴尬和遗憾。他在叙事之余分丝析缕、提炼总结，引导我们透过现象，触摸这些问题的内核。

我们很快产生一个大胆的想法：把这些故事和见地分享给广大中文读者，把这种研究方式展示给国内同仁。当我们动员起来时，才发现这个想法对我们来说实在太大胆了！翻译与原创固有不同。但这项工作在业余时间进行，精力分配的困难毋庸赘述。最具挑战的还属"水平有限"。大家一边被当事人的曲折故事吸引、为作者的隽永笔触折服，一边又唯恐自己的拙笨让情感在语言和文化转换中大打折扣，使读者感觉生疏。所幸、所幸，志愿参与的每一个人都带着真心在克服，某种程度上也在自我超越。

笔者想说，没有科学出版社李悦老师、付丽娜老师的悉心审校，恐怕所有努力并不能达到与读者相见的及格线；没有王晓玲老师的鼓励帮助，我们亦难免在障碍面前折返；感谢陈学铭女士给封面设计提供的灵巧构思。深深感谢在杨焕明老师坚定关怀下给予我们工作平台的华大生命伦理委员会、各位委员顾问的不吝赐教；感谢徐讯博士、侯勇博士、万仟博士等领导和诸位同事热切支持下给予翻译团队进步空间的深圳华大生命科学研究院和国家基因库。尤其感谢中国社会科学研究院邱仁宗教授、上海交通大学胡庆澧教授、浙江大学祁鸣教授等大家的勉励，以及他们与香港中文大学 Ho Keung Ng 教授、Samuel YS Wong 教授和 Olivia Ngan 博士在译校过程中的点拨。感谢我们的家人朋友，默默陪伴支持。最后，感谢读者，容忍笔者的浅薄。希望译文中的伤痕没有太多妨碍读者与原著记录的那些人隔空对话。

如果说还有什么遗憾，那就是笔者没有早些接触这部颇具远见卓识的著作并完成翻译。聊为开脱的是，科学研究和技术应用的步伐在不同国度尚不完全同频，作者在英文版问世时的探索和预言亦不过时，对照中国的现状反而更显预见性和参考性。本书已被译成多国文字发性，中文版的出现为这个地球上 16%以中文为第一语言、对"天命"有深入思考的群体补充阅读机会。尽管本书是一组特定时空下的社会群像，但它透射出的人性多少在人类命运共同体中相通。摸着别人摸过的石头，也许我们可以少走弯路，趟出新路。

长久以来，这个话题虽有一定专业热度，但并没有今天这般在公共叙事中吸睛。本书中文版即将付印时，恰逢"基因编辑婴儿"事件。这再次警示世人重视基因组研究和技术应用带来的复杂社会影响。尤其对于科研和医务工作者，珍惜科研资源，珍视公众信任是我们的责任担当。也如作者所言，这些问题不仅属于专业人士和政策制定者关心范畴，有朝一日也是你、我、他（她）、我们的亲属、邻里、朋友、同事和后代终将面对的。愿本书像一面镜子，能为我们在华文社会中挖掘问题和构建解决方案提供宝贵借鉴。

译　者

2018 年 11 月，深圳

致　谢

我深深感激成书过程中接受我采访的人——感谢他们的包容与坦诚。我也非常感谢美国国立人类基因组研究所（the National Human Genome Research Institute，NHGRI）伦理、社会和法律影响计划（ELSI）与绿墙基金会（Greenwall Foundation）对本项目（ROI-HG002431-01）的资助。我还要感谢让·麦克尤恩（Jean McEwen）、伊丽莎白·汤姆逊（Elizabeth Thomson）、乔伊·博耶尔（Joy Boyer）、弗朗西斯·柯林斯（Francis Collins）、威廉·施蒂宾（William Stubing）和戴维·唐纳（David Tanner）；还有我在哥伦比亚大学等地的同事温迪·钟（Wendy Chung）、卡伦·马德（Karen Marder）、德博拉·索恩（Deborah Thorne）、卡罗尔·莫斯科维茨（Carol Moskowitz）、珍妮弗·威廉森（Jennifer Williamson）、爱德华·艾登（Edward Eden）、洛里·塔特尔（Lori Tartell）、鲁比·塞纳（Rubie Senie）、维克托·格兰（Victor Grann）及卡罗琳·卡马（Carolyn Kumah）在招募志愿者方面给予我的宝贵帮助；安克·埃尔哈特（Anke Ehrhardt）和保罗·阿佩尔鲍姆（Paul Appelbaum）的支持；莉萨·陈（Lisa Chin）、梅利莎·康利（Melissa Conley）和梅根·斯威尼（Meghan Sweeney）对手稿的帮助；琼·克利茨曼（Joan Klitzman）、里克·哈姆林（Rick Hamlin）、梅拉妮·特恩斯特伦（Melanie Ternstrom）和帕特里夏·沃尔克（Patricia Volk）阅读了初稿；彼得·奥林（Peter Ohlin）对本项目始终如一的诚意；牛津大学出版社（Oxford University Press）的克里斯蒂安·珀迪（Christian Purdy）、露西·兰德尔（Lucy Randall）、林赛·梅勒（Lindsay Mellor）、苏珊·李（Susan Lee）和史密莎·瑞吉（Smitha Raj），以及查尔斯·比伯（Charles Bieber）在其他难以枚举的方面提供的帮助。

本书部分内容曾以不同形式在《美国医学协会杂志》（*Journal of the American Medical Association*）、《美国医学遗传学杂志》（*American Journal of Medical Genetics*）、《医学遗传学》（*Genetics in Medicine*）、《基因检测》（*Genetic Testing*）、《遗传咨询杂志》（*Journal of Genetic Counseling*）和《纽约时报》（*New York Times*）上刊载。

Robert Klitzman 博士其他著作

目　　录

Is the whole of life visible to us, or do we in fact know only the one hemisphere before we die?

终其一生，我们能洞察生命全部真谛，还是只能一知半解？

——文森特·威廉·梵高（Vincent Van Gogh）

We tell ourselves stories in order to live.

讲述我们自己的故事，使它流传。

——琼·迪迪翁（Joan Didion）

第一部分

引　言

第1章

踏上基因之旅

"我的基因就是我吗？"她问我。她三十多岁患乳腺癌时，才知道有相关基因突变。她透过我办公室的窗户，望着外面灰蒙蒙的天空。我们沉默下来，暗自思忖她的发问。她看起来不指望从我这儿听到明确答案，更像在自我追问。

只不过，我不确定如何开口。我也在想，基因在多大程度上精准决定了我们是谁，如何理解其含义。

"我就说我不该在长岛（Long Island）①住那么多年。"隔几天，另一位患乳腺癌的女士这么告诉我。

"为什么？"我问。

"因为那就是我得癌症的原因。"

"可是你有基因突变"我提醒她。

"没错，但在长岛我住在高压电线边上，人际关系也很糟糕，这激发了癌症。"

"我不相信我的癌症是上帝所赐或基因造成的。"生活在纽约布朗克斯地区（the Bronx）的一个非裔贫穷妇女几周前告诉我，她也有乳腺癌基因突变。"全是环境惹的祸。他们每天都向布朗克斯的水里和填埋场倒垃圾，他们从不在曼哈顿（Manhattan）这么干。"

"我碰到的最大问题是，"一个年轻动人的金发女郎（有亨廷顿舞蹈症的风险）几天后说，"我和丈夫该要孩子，还是堕胎、领养，或者不要小孩儿？"她盯着笔记本电脑，进退两难，黯然神伤。尽管我是医生，我再一次不确定怎么开口。

这些女士的话让我吃惊，但我很快发现类似情况并不罕见。面对那些面临严重疾病且有相应基因检测可做的人，我采访的时候内心不断被他们的一系列困境撞击。基因信息迫使这些人踏上坎坷之途。

面对自己的基因信息，他们就像在做罗夏墨迹测验（Rorschach test）——对信息的解读，取决于他们以往的观念和经验，还有其他文化和个体层面

---

① 译者注：长岛（Long Island），位于美国纽约大都会地区，是美国人口最密集的地区之一

的经历。

他们面临的问题，与那些所患疾病还没有基因检测可做的患者的问题截然不同。我遇到的那些人无论男女都很纠结苦闷，因为他们知道遗传疾病不仅危及自身，还牵涉家人——先祖、在世和未出生的。他们对携带的突变可能贻害子孙深感内疚。

基因检测（也指遗传评估，遗传分析）正在迅速普及。每年都有几十种新项目开发上市。久而久之检测总量将飙升。在工业化国家，如美国，医生正逐渐加强对患者的遗传评估，最终可能每个患者都要做全基因组检测。正如后文更详细的描述，我们的 DNA 分子由所谓的核苷（nucleoside）——腺嘌呤（adenine）、胞嘧啶（cytosine）、胸腺嘧啶（thymine）和鸟嘌呤（guanine），简写为 A、C、T、G 的 4 种分子聚合成链。这 4 种分子的作用好比"字母"。每个人都拥有一套用 30 亿个字母编译而成的独特的程序集，决定了我们自身。我们共享 99.9% 的 DNA，个体相差不过 0.1%。

直到最近，很多直接面向消费者（direct-to-consumer，DTC）的基因检测，仅仅分析每 10 000 个字母中的 1 个，并且分析的是人类最常见的变异类型。想象一下，把《战争与和平》和《圣经》放在一起比较，每页仅读取 1 个字母——单个"A"或"C"。读者恐怕完全不能理解任意一本的内容，也很难分辨其差别。

但是很多直接面向消费者的基因检测公司，如谷歌（Google）创始人的妻子①开办的 23andMe，就在网上用这种单点突变检测提供平价服务。受检者用拭子随意刮擦口腔内壁并寄出样本，很快就可以收到所谓的多种疾病风险评估报告。

DTC 公司所提供的这些信息，实际意义微不足道。同样的信息在各个实验室有不同解读。美国食品药品监督管理局（FDA）正在调查并试图监管[1]②。可是 DTC 检测看起来会以某种方式不断发展。组装个人全基因组数据的费用正在骤降——从首例全基因组检测耗资数十亿美元，降到 1 亿美元、100 万美元，再到 1 万美元，很快还会更便宜——1000 美元以

---

① 译者注：指安妮·沃西基（Anne E.Wojcicki），2006 年与琳达·埃维（Linda Avey）联合创办了 23andMe；安妮 2007 年与谷歌联合创始人谢尔盖·布林（Sergey Brin）结婚，有报道称两人于 2015 年离婚。

② 译者注：2013 年 11 月，FDA 要求 23andMe 暂停在美国销售基于基因检测的直接面向消费者的健康风险分析服务；2017 年 4 月，FDA 批准 23andMe 向消费者直接报告 10 种遗传性疾病的风险；2018 年 3 月，FDA 批准 23andMe 向消费者直接报告 *BRCA1* 和 *BRCA2* 的三种突变

至更低。

也就是说，我们已开始阅读整本书籍，分辨和理解其含义。很快我们就能给每个人检测全基因组，挖掘出未曾想象的发现。

有朝一日，医生可能会让我们所有人都做全基因组测序。梅奥医学中心（Mayo Clinic）和范德堡大学（Vanderbilt University）现已为登门患者采集和永久储存 DNA 样本，其他中心也有类似计划。DTC 服务最终会囊括全基因组检测。

未来数年乃至数十年，就算不是全部项目，很多基因检测的用途都可能扩大。我们能获得的与自己有关的生物学信息超出以往任何时候。但我们是否准备妥当？它将意味着什么？我们该如何应对、如何理解？

DNA 发现至今不过 50 多年，研究人员已成绩斐然。遗传学帮助我们认识和治疗很多疾病，增进我们对自身特征的理解。1986 年研究者首次确认了与人类疾病——亨廷顿舞蹈症（Huntington's disease，HD）相关的基因突变。自此与其他数千种疾病关联的突变相继发现，包括囊性纤维化（cystic fibrosis）、镰状细胞贫血（sickle cell anemia）和乳腺癌（breast cancer）。2003 年人类基因组测序完成。如今医生已常规性地对胎儿和孕妇进行多项遗传病检测，其中一些疾病能够医治。科学家正把没有分化为特定器官组织（肝、肌肉或大脑）的干细胞重新编程。他们努力把这些潜能细胞转化为受损机体需要的任一类型（如心脏、胰腺或脊髓），尝试开发新疗法。到 2009 年，研究人员发现大约只要 4 个基因就能把某种皮肤细胞转化为某些其他类型的细胞。到 2010 年 5 月，克雷格·文特尔（Craig Venter）宣布实现"合成生命"，用一部计算机和 4 种市售化合物，复制某种微生物的 DNA，并将这种微生物转化为另一种[2]。

在美国和世界其他地方，这一学科对人类生育的影响越来越大。辅助生殖技术一度被批评为制造"试管婴儿"，目前其创造的生育量已在某些欧洲国家占到总生育量的 7%，在美国这个份额是 1%。有人认为它很快会达到 10%——人群中生育障碍夫妇的比例。胚胎植入前遗传学诊断（preimplantation genetic diagnosis，PGD）能让女性依据 5000 多个基因的突变信息决定把哪个胚胎植入子宫。夫妇可以剔除宝宝携带的致死性基因突变，某些情况下还能决定宝宝的性别。不少男女在网上买卖精子和卵子，帮助其他夫妇和单身人士生育后代。不过批评者认为这桩交易使人最基本和最神圣的部分商品化，沦为市集上的货物。

药厂在寻求开发"个体化医疗"——基于个体基因信息为特定患者定

制特别药物。通过药物基因组学，基因而非疾病预示了特别疗法的效果。我们各自的 DNA 帮助决定哪种药物对我们头疼脑热更有效。遗传学不仅能辅助预测和诊断某些疾病，还能辅助治疗。我们的知识正从对基因的认识快速扩展到对基因指导蛋白质合成和调控机制的理解，由此开辟了新的学科："基因组学"和"蛋白质组学"。正如疫苗消除了某些传染病从而改变了 20 世纪，不少研究人员认为遗传学正从方方面面改变 21 世纪。

虽然研究人员已发现数千种单个突变致病的罕见病，但更多常见病如糖尿病、癌症、心脏病和抑郁症，看起来并非由单个突变决定，而是基因与基因、基因与环境共同作用的结果，尚待充分研究。绝大部分常见病不由单个位点的突变控制，而是被 DNA 的缠绕与排列、多基因间的组合和基因-环境相互作用影响。对遗传认知现状和未来的争论异常激烈——遗传学是否被过分夸大，如果是，到什么程度？一些批评者十分怀疑遗传学提供大量全新且有价值的信息的能力有多大。

显而易见，各种夸大和"基因还原论"此起彼伏，而 DNA 研究才刚刚起步。我们对基因及其潜在效应的理解还很肤浅。新千年开始之际，我们很难预测未来，即使预测 50 年、100 年或 200 年也很难。在塑造我们的过程中，DNA 明显对一些关键特征发挥了深远独特的作用——例如，我们长什么样子，是否会患某种疾病。至于 DNA 可以影响到什么程度，怎样精确实现，仍不得而知。

不确定性不胜枚举。科学家首次破译人类基因组时，发现人的基因含量比其他哺乳动物低得多，我们和其他灵长类动物共享 99% 的 DNA，和小鼠共享 85% 的 DNA，这些事实震惊世人。我们还不能完全理解为什么人的外观和行为与其他物种的差异如此悬殊。科学家仍然认为半数 DNA 是"垃圾"，其功能含糊不清①。他们还不太清楚"垃圾"DNA 暗藏哪些信息和结构以待破解。毫无疑问，未来数年将再发现遗传序列的无数功能。

随着对序列组合效应的探索，对遗传学的理解极有可能将扩展——即使到不了某些人期望的完整程度，也会远超当下。遗传学在临床医学的应用将更广泛，提供给患者、家人和医生的基因检测，包括检测药物反应、评估与其他非遗传因素及相关联的使常见病致病风险轻微升高的因素、检测疾病促进或抑制遗传因子（非主要病因）。

方兴未艾的遗传学将持续制造新困境。我们还不确定人们如何行动、

---

① 译者注：近年来随着基因组学的发展，越来越多科学证据使科学界逐渐改变半数 DNA 是垃圾的观点

如何看待或如何理解此类信息——是否愿意、想做什么。忧虑、神化和误解困扰着患者、决策者、科学家和大众。我们也无从得知人们对遗传学在生活中的角色有什么样的争议，在现实中如何看待。

基因在很多方面与直觉相悖。《自私的基因》（*Selfish Gene*）一书中，英国生物学家理查德·道金斯（Richard Dawkins）断言所有物种都具备繁衍自身基因的必要机制。但是人们逐渐认为自我的形成不是因为精卵结合细胞分裂，而是缘于自由意愿和至高无上的精神力量。科学认为我们由分子（大部分是碳、氢、氧）构成，别无其他。DNA 记录了组装我们身体内部结构或硬件的说明书——即使不是全部。很明显，环境因素同样左右了我们的诸多关键性状，不过在哪些方面、到什么程度还不清楚。即使综合考虑环境影响，很多人也认为基因不足以完全描述一个人——如感情，我们都有的无形的灵魂，这些部分在身体上不属于化合物。人们如何理解和把握这些悖论，理解自己与基因间的联系，据此做出决定？

人们还担心"优生"可能过度干预这门学科的应用。某些人警告对基因信息的使用在极端情况下会坠入纳粹德国式的恐怖。他们也告诫篡改大自然的危险，并把阿道斯·赫胥黎（Aldous Huxley）的《美丽新世界》（*Brave New World*）、玛丽·雪莱（Mary Shelley）的《弗兰肯斯坦》（*Frankenstein*）和 1997 年的电影《千钧一发》（*Gattaca*）等作品所展现的场景引以为证。在《千钧一发》中，未来社会被描绘成所有新生儿都要接受基因检测，并根据遗传学被终身划分为"满意的"和"不满意的"。

很多人类学家和后现代批评主义者非常担心基因决定论和还原论，认为疾病反而是一种"社会建构"。芭芭拉·卡茨·罗思曼（Barbara Katz Rothman）和其他学者对过分强调基因是多种疾病病因持批评意见[3]。"基因化（geneticization）"在社会上过于渲染 DNA 的力量。新闻报道常常打出发现"肥胖基因""同性恋基因"或"酗酒基因"的标题。然而每种性状其实是基因与其他生物学、社会学和心理学的因素相互高度复杂作用的结果。患者可能被误导，认为基因既能预测疾病，又能预测由多因素控制的行为。但实际上基因对后者能发挥的作用微乎其微。

但是，不管如何过度营销，我们和子孙后代都不能不与日益普及的基因检测共处。在美国，每天有无数人在纠结是否做基因检测，有很多人会付诸行动。我们需要全力面对这些挑战，正视信息对我们和子孙后代的潜在价值——换句话说，理解人们如何接纳这些信息的现实意义和深远影响。

遗传学也在隐私、污名和歧视等方面引燃更广泛的社会挑战。很多政府部门寻求建立基因数据库，用于执法和公共卫生。虽然美国 1996 年通过《医疗保险转移和问责法》（*Health Insurance Portability and Accountability Act*，HIPAA）保护医疗隐私，但仍没有消除担忧。个人信息电子化存储的蓬勃发展加剧了这一担忧。身份盗用不时发生，黑客曾侵入安全系统盗取敏感数据。2008 年，美国国会通过《遗传信息无歧视法案》（*the Genetic Information Nondiscrimination Act*，GINA），大部分州也颁布了各自的遗传隐私法。这些法规非常宽泛，仍然面临很多质疑。

遗传学还带来有关命运的心理学和迷信问题。从古希腊时代的甲骨占卜、中世纪的水晶球传说到今天的心理学，人们始终渴望预言未来。在亨廷顿舞蹈症及很多酶缺陷性疾病上都发现了高度外显的突变。遗传学能对某些疾病未来的发病状况给予较可靠的预测，但还达不到某些媒体宣扬的水平。遗传学毕竟是一门崭新的学科，当前的科学认识仍然有限。未来永远不可能被完全预知，很多基因信息在某种意义上是一种可能性而非绝对性。

就像著名的古希腊甲骨占卜提供模棱两可的信息而被受众曲解，基因信息呈现在我们面前的也还是谜一般的不确定性。这些信息无疑与某些风险的轻微升高有关，但这些风险还被很多其他未知因素影响。尽管预测值仍然不高（例如，意识到某人有 10% 或 20% 患某种疾病的可能性，而不是 1% 或 2%的可能），但是有些人会通过这些细节评估他们某种疾病风险轻微增加的可能性。这些信息自然而然地促进了预防保健。而 DTC 公司利用对预知未来的普遍渴望，把这些检测包装成命运预言努力推销，吸引大众。数以百万计的人在天天阅读他们的星座运势，现在很多人可能也要追逐基因检测了。

我的一位老师，已故人类学家克利福德·格尔茨（Clifford Geertz）曾写道：要想理解复杂的社会现象并避免外部观察者把自己的观念掺入情境，关键要站到现象产生者的位置上[4]。

因此，我决定广泛采访有遗传病或患病风险较高的对象，深入剖析他们如何在日常生活中实际面对和理解这些复杂多面的问题，获取"思维画像"。我采访了 64 位与亨廷顿舞蹈症、乳腺和卵巢癌，或 α1-抗胰蛋白酶缺乏症有关的人士。我决定聚焦于这三种疾病，更全面地研究遗传学怎样影响人类，捕捉当事人的经历。

遗传风险对受访者一生的影响横跨生死，使我震惊。我发现他们都在纠结遗传学对他们及家人生活的影响。无论男女，他们都想努力理解遗传预测的意义与原因，努力弄清基因怎样影响生活，还不时与意愿相左。面对科学上的不确定性，他们试图弄明白检测和概率，避免认命、焦虑、沮丧、污名和歧视；试图寻找希望和价值，寻找人生意义的完整性。他们遭遇的窘境将在每一章节逐一呈现——是否接受检测；是否向父母、兄妹、配偶、子孙、远亲、朋友、医生、保险公司、雇主和学校透露遗传风险；如何看待和理解基因与自我；有什么医疗手段可以采用；是否生育、领养、筛查胚胎或堕胎；是否加入患者社群、怎么加入。这些决定对他们而言最为艰难。他们被迫逡巡于荒野流沙，为后人蹚出一条新路。作为最早吃螃蟹的人，他们所面临的问题我们很多人不久也会遭遇。

这些人想厘清他们的困境，对触碰攸关未来的信息片段既痴迷又畏惧，还想避免被社会污名化和排斥，维持对生活的希望和掌控感，然而这些目标彼此冲突。复杂的社会环境——与近亲远戚、朋友、医疗保健工作者、保险公司、同事和患者社群的关系——都影响这些选择。遗传学需要人们平衡内外压力。这些人在各种社会关系中周旋妥协。本书将揭示这些问题如何影响他们的生活。

基因信息迫使他们踏上坎坷之途，遭遇各种挑战。第一，遗传学能提供与未来有关的信息——尽管是概率，而非绝对精准。第二，遗传信息不仅与个人关联，还牵涉其家庭。因为遗传病不仅影响患者个体，还可能累及家人。遗传学联系和社会学联系并不一致，这可能给不同家人带来各种责任问题。例如，一个人需要决定是否把基因突变信息透露给某位亲人，亲人可能对未来心烦意乱。第三，对疾病有绝对指标意义的基因检测并不多，大部分人无法准确解读。第四，新的生殖技术能筛查胚胎、剔除后代的某个基因，这引起伦理和心理争议。第五，医生和 DTC 公司提供的基因检测有时过分夸大。第六，遗传信息牵涉对保险和雇佣歧视的担忧。伴随日益增长的电子医疗记录和快速发展但散乱的健康医疗系统，基因信息也在以不断剧变的形态普及。其他组织——包括学校和政府部门——可能也想获得个人的遗传数据。个人加入患者组织后更进退两难，如是否参加某项对大众有利而对自身没有直接好处的研究。这些情况错综复杂，环环相扣。

面对道德拷问，个体往往陷入"直觉"而不遵循清晰的伦理或逻辑原则。对命运的迷信——不一定和现有宗教有关，也折射出个人过往生活的潜移默化。

本书用大段文字剖析了这些人的经历。迄今为止医学书籍大都孤立地讨论结果评估、告知、疾病解释或生殖等内容。然而我想把这些融合在一起，全方位探索人们的生活。我想以患者个体视角探查这些问题的相互影响。这种努力可能有点像愚公移山，但我认为它对扩展我们在这个领域的认识至关重要。

　　本书分别从 4 个维度展开："基因与家族""基因与心理：解因""基因与医疗"和"基因与大千世界"。第二部分"基因与家族"，第 2 章展示个人如何理解基因风险（通常通过亲属），如何决定是否接受基因检测，如何与检测者沟通，如何看待结果解读涉及的可能性与不确定性。第 3 章分析个人如何决定是否与家人讨论基因检测结果、讨论哪些方面。受检者需要取舍，是授权告知亲属（并鼓励家人也去检测）还是承受结果所带来的心理痛苦，如羞愧、畏惧、排斥或者隔阂。

　　本书第三部分"基因与心理：解因"，第 4 章探究人们如何思考可能的原因（如遗传和/或环境）和更深层的问题："为什么是我？"他们对原因和命运的理解在很大程度上影响了他们的检测、治疗、生育和预防决定。第 5 章展示人们如何理解"遗传特性"——如何解读他们的基因信息，如何把这些与过往和现在有关的观念结合起来——如何看待基因是他们的特征之一。第 6 章讨论个人对遗传学的神化和误解，其实是在努力理解复杂性——如何弄懂遗传风险，如何理解晦涩的概率。

　　第四部分"基因与医疗"，第 7 章探讨个人如何看待治疗方案。第 8 章引出这些人如何决定是否生育，如果生育，是否做胚胎筛查、羊水穿刺，是否放弃有问题的胎儿，或者领养。第 9 章涉及与保险公司打交道的经历、失去保险和隐私，是否动用保险支付检测和治疗费用及如何在一个飞速电子化的世界中保护隐私。

　　第五部分"基因与大千世界"，第 10 章讨论把这些信息透露给同事、领导、朋友、伴侣、邻居和学校有何影响。面临可能的歧视和羞辱，患者需要考虑公开到什么程度。第 11 章讨论患者组织的结构与功能——从面对面式逐渐转为在线式——这影响了成员如何处理和传递信息。这些组织既对患者有好处，又可能使成员因为与重症患者接触而恐慌，进而对是否留在组织中、参与到什么程度产生疑虑。第 12 章从更广泛的层面探讨了公共卫生政策、临床检测和筛查普及、职业和公众教育、法律行动及社会影响。

　　第 13 章对以上问题进行了总结。

　　我在讨论中尽可能广泛地反映社会各个时空跨度下人们遭遇的问题。这些问题纵横交错，没有固定套路。对问题的理解和决策的模式随时间而变化。被神化的遗传学影响了告知和决策，反之亦然。人们把遗传风险透露给更大的朋友圈——从近亲远戚，到朋友、医生和雇主——当然不一定总依照这个顺序。

　　就像我们将要看到的，医疗、社会和心理的若干关键因素影响着这些问题，包括症状（患者是否在生理上表现出病症）、检测状况（是否做过检测，如果测过，是否有突变）、社会经济状况、年龄、性别、民族、宗教、教育和其他人生经历（如过往创伤）及性格类型（看起来是否更乐观、是否宽容、是否雄心勃勃）。通常，一个或多个因素对个体起主导作用，但没有哪个因素完全决定一切。

　　本书提出非常重要的论题——与遗传学有关的经历和反应实际是社会性的。面临这些挑战，人们的人际关系强烈影响了最终结局。DNA 不单作用于一人一时，还广泛牵涉所有家人（过往、现在和未来的）、医生、药厂、生物技术公司和政策制定者等。

　　"社会建构派"与"生物本质主义者"之间在争论人究竟何以为人。两种观点的交锋与互动，凸显了社会因素和生物因素的相互作用。

　　值得注意的是，基因还原论和基因决定论并不轻易转换立场，但这些人的心态复杂微妙。例如，在寻求解读遗传风险的过程中，他们在天命与绝望间挣扎。他们渴求一些干预，甚至常常期待替罪羊。"遗传决定论"与"我的命运我掌控"的信念在搏斗。他们面对基因可能不在掌控范围之内这一事实，就算有选择，仍旧陷入该怎么做的选择困难。他们需要在他人的知情权与自己对被歧视和排斥的恐惧感之间取得平衡。

疾病与症状

　　本书关注的三种疾病，在预防、治疗和预测等诸多方面都有所不同。

　　遗传学涉及一些复杂概念，有些读者可能并不熟悉。附录 A "基因检测 101"提供了更多背景知识。

亨廷顿舞蹈症

　　首个被发现的基因病，致死性常染色体显性遗传病，成年期（通常四五十岁时）发病。患者的每个孩子有 50%的概率遗传该突变。突变携带者最终会死于该病（除非先死于其他原因），且死亡年龄与上一辈的相当。该病引发神经和精神综合征——包括行为失调、精神紊乱、失忆及认知损害——无预防性治疗措施。最可怕的是患者因失去理智就像变了一个人。该突变实际上是一段串联重复的 DNA 序列。疾病严重程度与重复单元的异常重复次数呈正比。该突变在西欧人种中较普遍，全世界的发病率约为 1/20 000[5,6]。患者的成年后代面临是否接受基因检测的困境。美国民歌手伍迪·格思里（Woody Guthrie）①死于这个突变后，他的儿子阿洛·格思里（Arlo Guthrie）公开宣布拒绝做基因检测。从进化上说，这个突变之所以能扩散，是因为疾病在人的晚年才发作——一般在生育并把突变传给下一代之后。

α1-抗胰蛋白酶缺乏症

α1-抗胰蛋白酶缺乏症（AAT 或 Alpha）是唯一被美国平等就业机会委员会（The US Equal Employment Opportunity Commission）记录认定曾发生遗传歧视的疾病[7,8]。1963 年发现该病是因为 α1-抗胰蛋白酶缺乏影响肝和肺[9]。未治疗可导致夭折。某些患者可通过器官移植延长生命。该病在纯合子（两份突变基因，分别来自父母）及很低比例的杂合子（一份突变基因来自父母中的一方，一份正常基因来自父母中的另一方）中出现。基因早筛可用于预防环境因素导致的病情恶化（如吸烟或某种污染）、酶替代疗法、器官移植及避免把疾病传给后代的计划生育[10]。

美国差不多有 60 000 人的这个基因是纯合的（1/5000）[11]，只有 5%做过诊断[12]。全世界大约有 10 000 人正在接受治疗[13]。可治疗的美国人中超过 80%没有得到治疗。很多医生根本没有意识到这个问题[14]。诊断本身会引发抑郁和焦虑[15]。由于其在北美洲和欧洲的高发性，世界卫生组织（WHO）[16]、美国胸科协会（American Thoracic Society）[17]和欧洲呼吸协会（European Respiratory Society）建议这些地区的医生应该为肺气肿、慢性阻塞性肺病、气流阻塞性哮喘的患者及其亲属检测 α1-抗胰蛋白酶缺乏症基因[10]。医生在多大程度上贯彻了这些指南不得而知。实际上这个疾病被发现以后业界对它的关注一直在增加，但 1968~2003 年诊断病例数并没有增加，反而从症状出现到确诊的时间被拉长[12]。患者常常反映得到的遗传咨询并不够[14,15]。

乳腺癌

在美国每年超过 250 000 名妇女被诊断出乳腺癌，超过 40 000 名死于该病。乳腺癌高居女性肿瘤死亡率第二位[18,19]②。20 世纪 90 年代初发

---

① 译者注：伍迪·格思里（Woody Guthrie，1912—1967），美国最伟大的民歌手、作曲家之一，其创作成为美国民乐的重要遗产，激励了一代又一代美国民众，代表作有《这是你的国土》（*This Land Is Your Land*）等。

② 译者注：根据世界卫生组织《世界癌症报告 2014》（*World Cancer Report 2014*，ISBN 978-92-832-0443-5）统计数据，2012 年乳腺癌高居全球女性癌症发病率首位（占女性癌症病例总数的 25.2%）、死亡率首位（占女性癌症死亡病例总数的 14.7%）

现了 *BRCA1* 和 *BRCA2* 基因突变,对应 5%~10% 的病例[19,20]。妇女总人口的 12%,换句话说 *BRCA1/ BRCA2* 突变人群的 40%~60% 最后将发展为乳腺癌[21]。乳腺癌治疗手段有化疗、放疗和手术。美国癌症协会(American Cancer Society)现在建议妇女从 40 岁开始筛查,乳腺癌高风险人群(患癌风险高于 20%)应每年都做 X 线和磁共振成像(MRI)[22]。分子诊断公司米利亚德(Myriad Genetics)销售这两个突变的基因检测,收费 3000~5000 美元,且不能用医保支付①,*BRCA1/ BRCA2* 的累计检测量还未统计。

访谈方法

为尽可能充分了解这些问题,我采访了各种情况的患者,包括有症状和无症状的、未检测和已检测的。随着时间推移,很多人实际上跨越多个分组(从无症状变为有症状,从未检测变为已检测)。表 1.1 归纳了参与者的情况。

表 1.1　样本分类

		疾病			小计(*N*=64)*N*(%)
		乳腺癌(BRCA)	亨廷顿舞蹈症(HD)	α1-抗胰蛋白酶缺乏症(Alpha)	
性别	女	32	9	7	48(75.0%)
	男	0	12	4	16(25.0%)
年龄	20~29	3	3	0	6(9.4%)
	30~39	8	12	0	20(31.3%)
	40~49	13	3	1	17(26.6%)
	50~59	3	3	5	11(17.2%)
	60~69	5	0	3	8(12.5%)
	70~79	0	0	2	2(3.1%)
族群	白人	21	18	11	50(78.1%)
	非裔	6	2	0	8(12.5%)
	亚裔	2	0	0	2(3.1%)
	拉美裔	2	1	0	3(4.7%)
	其他	1	0	0	1(1.6%)

---

① 译者注:2018 年 3 月,FDA 批准 23andMe 在美国首家直接面向消费者提供 *BRCA1 / BRCA2* 的三种突变检测服务;2018 年 7 月,中国食品药品监督管理总局(CFDA)批准华大基因(BGI)研发的 *BRCA1/BRCA2* 试剂盒在中国首家通过临床注册

续表

| | | 疾病 | | | 小计
（N=64）
N（%） |
		乳腺癌 （BRCA）	亨廷顿舞蹈症 （HD）	α1-抗胰蛋白酶缺 乏症（Alpha）	
教育 程度	高中	4	4	2	10（15.6%）
	大学	15	10	8	33（51.6%）
	研究生	9	7	1	17（26.6%）
	未知	4	0	0	4（6.3%）
症状	有症状	20	6	11	37（57.8%）
	无症状	12	15	0	27（42.2%）
是否 已检测	是	20	14	11	45（70.3%）
	否	12	7	0	19（29.7%）
检测 结果*	阳性	8	10	11	29（64.4%）
	阴性	11	4	0	15（33.3%）
	不明确	1	0	0	1（2.2%）
总计		32	21	11	64

*该项百分比以检测过的受访者（45名）为基数计算

本书从这些访谈者中最后筛选出62个案例，旨在使讨论的情形尽可能丰富而明了：46名女性，16名男性。其中30名（全部是女性）涉及乳腺癌，21名涉及亨廷顿舞蹈症，11名涉及α1-抗胰蛋白酶缺乏症；40名高加索裔，7名非裔，3名拉美裔，2名亚裔；44人做过基因检测，其中29人有突变；36人有症状，26人无症状。

简而言之，我先开展小范围调查（附录B），然后丰富和优化调查表（附录C），获得更细致的描述。我通过医院员工和广告、患者组织、乳腺癌协会招募受访者，还有受访者的口口相传。如果受访者感兴趣将与我联系。每个人大约深度访谈2 h，调查面对疾病风险、是否做检测乃至认识基因的经历。访谈在受访者的单位、家中或我的办公室进行，取决于哪里对他们更方便。

这些人不仅谈及他们自己的经历，也涉及兄妹、父母和其他家人、朋友的经历。我采访的α1-抗胰蛋白酶缺乏症患者不多，因为他们的经历总体上比较一致。该病的受访者由于症状基本都做了基因检测。亨廷顿舞蹈症和乳腺癌患者有已检测无症状、有症状未检测和无症状且未检测的。因此我采访的这两类患者比较多。

我们将看到，这三种疾病之间的总体相似性远远大于区别。因此，我把它们放在一起讲述。"遗传病"并非单指某种疾病，有区别我会标示出来。我之所以用"遗传病"代指这三种疾病，是因为其内在遗传因素已分别被确证。

很多问题并不单纯牵涉诊断需要遗传标记辅助的事实，也涉及疾病的其他方面。把遗传与疾病的其他特征完全分隔看待并不太可能。除遗传外诊断时还需要考虑的因素也有涉及。但是我都试图在遗传学范畴内梳理和聚焦。

我要展现这些人如何看待和体会他们所遇到的困境——用何种概念理解这些心理、社会和伦理困境，用怎样的语言表达。他们描述挣扎、对自然和超自然的担忧、对意义的追寻时，其言辞一直打动着我。因此我用他们自己的话来展现他们的观点，像他们那样表达自己所认知、所改变。

我把他们的故事整理到一起，呈现出人生旅途的完整风景。我恳请读者的耐心和宽容：我本可以集中讨论一种疾病，或聚焦个例而省略其他。但那样限制了审视遗传学时所能目及的整体格局。人和人的道路不同，视角也不同。他们在很多方面都不一样：是否接受检测、是否有症状、是否牵涉家人；单身还是已婚；想不想要孩子……每个人都把个人背景和过往经历带入他们所面临的问题。

结果，为说明遗传学对生活方方面面的影响，呈现涉及的种种问题和经历，我绘出了小组群像。遗传学将不断发展，尽可能全面地理解这些挑战非常重要。这种编排可能让读者很难完全把握任意个体的生活细节，因此我在关键之处着力刻画，以更好地表现其观点和经历。他们的姓名（皆为化名）和简单情况列表如下（表 1.2）。为保护隐私，我改变了某些人的身份细节。

表 1.2　个体访谈

姓名		涉及疾病	症状	检测结果	家族史
Albert	艾伯特	亨廷顿舞蹈症	无	阳性	有
Anna	安娜	乳腺癌	无	未检测	有
Antonia	安东尼娅	亨廷顿舞蹈症	无	阴性	有
Arlene	艾琳	乳腺癌	无	未检测	有
Barbara	芭芭拉	α1-抗胰蛋白酶缺乏症	有	阳性	未确诊
Beatrice	贝亚特丽丝	乳腺癌	有	阴性	有
Benjamin	本杰明	α1-抗胰蛋白酶缺乏症	有	阳性	未确诊
Betty	贝蒂	α1-抗胰蛋白酶缺乏症	有	阳性	未确诊

续表

姓名		涉及疾病	症状	检测结果	家族史
Bill	比尔	亨廷顿舞蹈症	无	未检测	有
Bonnie	邦妮	乳腺癌	无	未检测	有
Brian	布莱恩	亨廷顿舞蹈症	无	阳性	有
Carmen	卡门	乳腺癌	有	阳性	无
Carol	卡罗尔	乳腺癌	有	阳性	有
Charles	查尔斯	α1-抗胰蛋白酶缺乏症	有	阳性	未确诊
Chloe	克洛伊	亨廷顿舞蹈症	无	未检测	有
Denise	丹尼斯	乳腺癌	有	阴性	有
Diane	戴安娜	乳腺癌	有	阴性	无
Dorothy	多萝西	α1-抗胰蛋白酶缺乏症	有	阳性	未确诊
Evelyn	伊夫琳	亨廷顿舞蹈症	无	未检测	有
Francine	弗朗辛	乳腺癌	无	未检测	有
Georgia	乔治娅	亨廷顿舞蹈症	有	未检测	有
Gilbert	吉尔伯特	α1-抗胰蛋白酶缺乏症	有	阳性	未确诊
Ginger	金格尔	α1-抗胰蛋白酶缺乏症	有	阳性	未确诊
Harriet	哈丽雅特	乳腺癌	无	遗传突变类型不明	有
Hilda	伊尔达	乳腺癌	有	未检测	有
Isabelle	伊莎贝拉	乳腺癌	有	阳性	无
Jan	简	乳腺癌	有	阴性	有
Jennifer	珍妮弗	α1-抗胰蛋白酶缺乏症	有	阳性	未确诊
Jim	吉姆	亨廷顿舞蹈症	有	阳性	有
Joan	琼	乳腺癌	无	阴性	有
John	约翰	亨廷顿舞蹈症	无	阴性	有
Joyce	乔伊斯	乳腺癌	有	阴性	有
Karen	卡伦	乳腺癌	有	阴性	有
Karl	卡尔	亨廷顿舞蹈症	无	阴性	有
Kate	凯特	α1-抗胰蛋白酶缺乏症	有	阳性	未确诊
Kym	金	乳腺癌	无	未检测	有
Laura	劳拉	乳腺癌	无	阳性	有
Linda	琳达	亨廷顿舞蹈症	无	阴性	有
Mary	玛丽	亨廷顿舞蹈症	有	未检测	有
Mildred	米尔德丽德	乳腺癌	有	阳性	有
Oliver	奥利弗	亨廷顿舞蹈症	有	阳性	有
Ori	奥里	乳腺癌	有	阴性	无
Pablo	巴勃罗	亨廷顿舞蹈症	无	未检测	有
Patty	帕蒂	亨廷顿舞蹈症	无	未检测	有

续表

姓名		涉及疾病	症状	检测结果	家族史
Peter	彼得	α1-抗胰蛋白酶缺乏症	有	阳性	未确诊
Rachel	瑞秋	乳腺癌	有	阳性	有
Rhonda	朗达	乳腺癌	有	阳性	有
Roberta	罗伯塔	乳腺癌	有	未检测	有
Roger	罗杰	亨廷顿舞蹈症	有	阳性	有
Ron	罗恩	亨廷顿舞蹈症	无	阳性	有
Samantha	萨曼莎	乳腺癌	有	阴性	无
Sarah	萨拉	乳腺癌	无	阴性	有
Sherry	谢里	乳腺癌	有	未检测	无
Shilpa	希尔帕	乳腺癌	无	未检测	有
Simone	西蒙	亨廷顿舞蹈症	无	阳性	有
Susie	苏茜	乳腺癌	无	阴性	有
Tim	蒂姆	亨廷顿舞蹈症	无	阳性	有
Tina	蒂娜	亨廷顿舞蹈症	无	未检测	有
Vera	薇拉	乳腺癌	有	阳性	无
Walter	沃尔特	亨廷顿舞蹈症	有	未检测	有
Wilma	威尔玛	乳腺癌	有	未检测	有
Yvonne	伊冯娜	α1-抗胰蛋白酶缺乏症	有	阳性	未确诊

　　有人断言，受访者的经历包括对特定疾病相关突变的反应，不能与未来其他新基因检测项目造成的问题直接类比。未来数十年，检测会更全面，可检出与疾病相关的诸多遗传标记，而这些标记只不过让患病风险轻微增加。

　　遗传学不断取得突破，可我们对它在伦理、法律、社会、心理、文化和医疗等多方面意义的理解严重滞后。因此了解已有经验能最大限度地帮助我们应对未来可能出现的挑战。不过科学家很可能发现绝大部分常见病并不是由单个基因突变决定的，他们更可能确认若干基因突变组合起来与环境因素共同作用才会提供一些有预测意义的东西。可惜，我们不太清楚未来这些检测的性能（如它们能在多大程度上预测药物的治疗效果或疾病风险的增加）或者人们如何应对所有信息。但可以确定后代直面的各类基因数据会日渐增长以致应接不暇。

　　这三种疾病并不是最常见的，但这些人分享的心路历程却很重要。既然还无法预测未来会发现哪些基因标记，我们最好从已知出发，未雨绸缪。

　　还不能下结论说，扩大访谈规模或从其他文化和社会背景中招募受访者会得出同样的结果。这些数据不一定适用于其他群体，但体现了人类的根本命题，对他们和别人都意义重大。书中故事的关键部分的确展现人如何在最深层次上认识自我、认识生活、认识世界。定性研究能归纳出一些重要假设和结论，解释受访者的经历和观念。其他文化背景的人无疑有很多不同。但我还是建议大家关注最扣人心弦的地方——如是否做检测，告诉谁，遗传风险意义何在，如何看待命运、身份和家庭关系，别人如何看待他们——其他人将来面对遗传风险时也很可能逐一遭遇这些挑战。这些采访值得重视，因为还没有类似图书广泛归纳讨论不同基因标记对个体经历的影响。当然，还要进一步研究这些问题对身处其他文化背景中的病患的影响方式和影响程度。

　　但重要的是，这些人启发我们，未来面对基因检测时我们很可能也要竭力理解这些模糊的信息。新型分析无疑还像罗夏墨迹测验一样，人们对它做出自己的解读。这里的讨论反映了永恒的难题：作为人，我们是谁？生物学如何定义？精确到什么程度？这些人展示出遗传学如何衬托着诸多亘古之谜。实际上，考虑到人们在理解遗传风险时面临的相当高的难度，如何形成和构建各自认识的主观方法——这些主要发现的重要性将与日俱增，因为我认为今后理解不确定性更强的检测项目会难上加难。

　　我们不能完全预言科学未来数十年会带来什么，但我们似乎对自己和子孙后代的未来能够进行更多干预。遗传学毫无疑问将在我们怎样认知自己的若干关键方面持续带来挑战，然而我们很多人不知如何应对。宗教、对科学的担忧、在社会中形成的观念与信仰之间的冲突拉锯还将持续。各种意外也会不期而至。与日俱增的基因信息将把我们带入一个新世界，那里"富人"和"穷人"之间鸿沟横亘。商业公司要尽力追逐利润。富豪用基因信息指导自己和子孙。贫穷者却没什么机会得到它，因为基本医疗依然缺乏。某些发现可能不幸助长一些人的种族主义观念。对基因检测的理解、获取、使用、讨论和担当，是我们长期面临的挑战。

　　因此，受访者与当今科学狭路相逢时遭遇问题的感受、反应和生活经验——即使是关于相当罕见疾病的——都非常宝贵。他们的传奇能指引我们，给我们有朝一日终将面对的问题洒下一片光亮——无论我们的身份是患者、家人、朋友、同事还是选民。

第二部分

基因与家族

第 2 章

"寻因？"：检测抉择

知识就是力量，无知就是无忧？男男女女经常困惑，继而想从家人、朋友和医疗保健工作者那里寻求答案。

苏茜（HIV 组织员工/有严重的乳腺癌家族史/无临床症状或基因突变）说："知识不总是带来力量，有时候就像打开了潘多拉的魔盒和未知世界。"她和其他人一样在基因检测可能带来的各种结局之间纠结。在评价这些有用或惊悚的信息时，她试图在复杂的不确定性及其利弊之间寻找平衡。

从得知自己身陷风险那一刻起，不管是否接受基因检测，这些人都必须先做出一系列艰难的决定。是否不顾个人可能付出的代价挺身为家族获取遗传信息是一个道德困境。

自从 1986 年确认亨廷顿舞蹈症的基因突变位点，高风险人群基因检测的问题就一直被讨论，但许多关键问题仍悬而未决。20 世纪 80 年代的研究表明大多数有风险的人应该选择基因检测[1,2,3,4]。检测率如此之低（5%~20%）[5,6]引出一个问题：有风险的个体如何在现实中做决定？

尽管研究者调查了个体是否做检测的原因，但就像我接下来将要展示的，几乎所有的研究都建立在理性选择模型上，假定人们会做出合乎逻辑的选择。但是，我所震惊的是，决策过程的很多方面没有得到重视以致被误解，如怎样在复杂的社会环境中做出决定。

另外，几乎所有的调查研究都集中在为什么有风险的人会做这样的决定，而不是他们如何做出和看待这个决定，以及他们的经历有哪些相似之处[7]。以前这些研究大多数是定量的而非定性的——也就是说测量表象，而不是通过实际语言来描述，并且让这些人自己发声。

对亨廷顿舞蹈症，过去通常在某项检查前开始收集数据[8]，评估人们的认识和态度[9]，然后寻找他们是否做基因检测的主要原因。检测动机包括了解真相、规划未来、帮助子女[10,11,12]，以及了解如果检测结果是阳性则他们孩子的风险有多大。不做检测的理由包括现阶段缺乏有效治疗手段、对医疗保险不利、检测费用高昂[13]，以及畏惧检测结果带来压力和烦恼[14]。除亨廷顿舞蹈症以外的几种疾病，是否接受检测的原因，包括对多方利弊的判断，诸如风险感知、应对结果的能力、先入为主的想法（intrusive thought）、就业状况、医疗保险、帮助受影响的亲属、遗传学知识、隐私保护、经济因素、抑郁程度、年龄、教育背景、子女和既往病史[15,16,17,18,19] 通常与疾病类型关联性不强。

已有好几个理论模型设法解释这些争议。例如，个人如何决定进行基因检测，归纳起来有三种情况：毫不犹豫、逐步决定、经历某个关键时刻后做决定[7]。另外，有研究者提出四阶段论：思考前期（precontemplation stage）、思考期（contemplation stage）、行动期（action stage）和维持期（maintenance stage）[20,21,22]。在"思考前期"[21,22]，诸如究竟会发生什么、涉及什么因素依然不清晰。这个理论模型受质疑之处在于这些阶段可能无法独立划分，一个人可能同时横跨几个阶段[23]。有遗传风险的人会随时留意自己的表征或者疾病的早期症状[22]，但不清楚他们如何正确做到这一点，如何看待和度过这些阶段。

也有健康信念模型假设健康行为受感觉、病情严重程度和行为的成本与受益影响[24,25]。"压力应对"模型将应对策略分为"问题型"和"情感型"[26]。然而对基因检测来说，这两种模型都有局限性[27]。健康信息本身被认为已满足了认知和情感需求[28]，个体被归类为寻求（"关注"）或回避（"钝化"）信息[29,30]。假定关注与倾向做检测有关[31]，感受威胁与不可预测性有关[32]。总的来说，个人更倾向于规避风险[33,34]。

然而，检测决定可能不是一项"理性选择"[7]。有人已研究了主观性的问题[35]，但还需要更多调查。例如，一般来说个人会设法"处理"歧视性的信息，然后"习以为常"[36]，但这种现象需要从遗传学角度更细致地阐述。

遗传风险的含义及检测决策的意义和经历，涉及个人内心和人际关系的多重格局，也超越了时空[35]，对他人的责任感可能也在检测决策中发挥作用[37]。但社会因素究竟如何影响检测决定并到达什么程度却很少被关注[21,22]。一项以色列的研究发现，对于泰-萨克斯病①（Tay-Sachs disease）和脆性X综合征（fragile X syndrome），患者不做检测的主要原因是医生没有建议他们去做[38]。只有 31%~56%的美国基础医疗服务提供者（primary care provider）曾要求患者做检测[39,40]。

研究人员倾向于把家人之间的反应归为两类：强迫或同意有风险的个体做检测[22]。然而一般来说，社会上的反应涉及广泛、动态、复杂的压力，个体会接受、抵抗或妥协[41]。问题因此集中在个人怎样及何时衡量这些条

---

① 译者注：泰-萨克斯病（Tay-Sachs disease），又名家族性黑矇性痴呆，一种常染色体隐性基因遗传病。溶酶体缺少氨基己糖酯酶 A，导致神经节苷脂 GM2 积累，影响细胞功能，造成精神性痴呆

件及其后果。

个人可能决定推迟检测[22]，但他们为何和如何做决定无从得知。虽然其他研究已经分析了应对的各个方面（如检测后的痛苦[12,42,43,44,45]及与配偶的关系[46]），却很少涉及对检测决定认知的影响。有建议提出减少遗传咨询[47]。但更好地了解个人在检测决策过程中的心路历程，可以为未来的医生、患者及其家属和他人提供帮助。

风险认知

这些人接触遗传学的过程分成几个阶段，每个阶段都有其后续影响。家庭和其他社会情境循环反复地影响决定和反应。医疗水平和个人顾虑也影响了这些决定。但以往的研究常常忽略社会环境的重要作用。这些影响因素常常杂糅在一起，此消彼长。

正如我们将看到的，做检测决定前，受访者就已经从家人或医生那里得知他们有家族遗传病的风险。然而，如何及何时接收这些信息，不同的人有很大差异。作为受影响的后代，他们可能被告知或不被告知，也可能再告知或不告知自己的下一代。有些人第一次知道自己也有风险是通过某位亲人的诊断结果，遭受同时知晓家人和自己不幸的双重打击。即使消息并非完全出人意料，但接触真相的瞬间人们还是非常震惊。这三类疾病都会引起这些问题，但在家庭内部亨廷顿舞蹈症的消息尤其令人不安。有些当事人甚至都记得确切日期。

家族中出现遗传性疾病（学术定义上的）会产生多重深远影响。一个突变基因可能给家族带来多方面的压力，因为任何一位成员都不是单独面对个体风险，而是亲戚也有同样问题。这些人不仅面临自身的检测、告知、隐私、歧视和生育选择的问题，还需要面对父母、姑姨、叔伯、表亲和兄弟姐妹的问题。例如，罗恩（42 岁/无病症/有亨廷顿舞蹈症基因突变）说："我知道看着我的兄弟死去是什么感受，这已整整过去了 13 年。"他的兄弟宁愿自杀也不愿再忍受痛苦。眼睁睁看着父亲和哥哥离开的经历让罗恩选择继续骑着摩托车尽情享受生活，当然他现在没有任何病症。

有些人只有和失散多年的亲戚恢复联系才得知家族有突变，自己有风险。布莱恩（退休教师）说：

> 我们接到了一个从未谋面的亲戚打来的电话。她是护士，她提到家族里有亨廷顿舞蹈症。我妻子接的电话。我自己从来没对她提过这个。这个亲戚通过电话簿找到我的名字。我的名字和我

24

父亲的一样。我记不起来有见过父亲的任何亲戚。因为我离开南方的时候只有 6 个月大。

他接受了基因检测，发现携带突变。有些人对远亲的了解可能不多，甚至连父母的兄弟姐妹的电话号码或者名字这类基本信息都不知道，但在基因组学时代，这些信息可能突然重要起来。

后续反应

风险信息可以完全出人意料。事实上，这些信息往往凶多吉少。一些患者可能纠结是否对传递信息的人或那些迫使他们接收这些信息的家人耿耿于怀。布莱恩不喜欢亲戚打来的这个电话。他认为，虽然从理论上说让他知情更好，但这让他心情很复杂。

即使之前知道家族存在某种疾病的人也会震惊，因为他们可能没有意识到这是遗传性的。帕蒂（时装设计师/无亨廷顿舞蹈症临床病症/未做基因检测）解释道：

> 我的家族中亨廷顿舞蹈症时隐时现。没有人真正意识到它是亨廷顿舞蹈症，它如此不起眼。我们都知道我祖父有点什么，但他们认为那是帕金森病。我们不知道这是遗传的。然后，我发现我妈妈也有了这个疾病，医生的反应让我心烦意乱。我想："哎，为什么每个人都小题大做？祖父有这个，他很好啊。"

她和其他大多数人都以为亨廷顿舞蹈症和其他神经系统疾病如多发性硬化症（multiple sclerosis）或帕金森病一样没有遗传标记。因此，人们可能没有意识到自身正直接面临高风险。医生可能没有指明遗传细节，患者自己不记得的情况也兼而有之。

不经意得知有风险都可能让人崩溃，这不足为奇。约翰（金融公司职员/母亲被诊断出亨廷顿舞蹈症时他选择放弃研究生学业）：

> 我退学了，找了份工作，1 年后被解雇，我开始变得古怪……不管我是否有这病。我的自我认识变了：从健康人变成患者。我母亲被确诊时，我才刚刚 27 岁，正是承担责任、结婚生子的年纪。这个消息使我不能继续正常生活。我开始酗酒和吸毒，自暴自弃，不能自拔。

最后,他知道自己没有基因突变,但此前的压力已搞垮了他的生活。

α1-抗胰蛋白酶缺乏症也会催生类似压力。许多基因遗传的科学知识仍然相对前沿,鲜为人知。因此家族中的某种疾病可能被认为不是遗传性的,就算真的是,这方面的知识也不够普及。家族遗传史不为人知的部分原因是先前误诊。伊冯娜(因 α1-抗胰蛋白酶缺乏症接受了肺移植/想搬到南方以躲避恶劣环境的影响)说:"我父亲的姐妹和兄弟可能有 α1-抗胰蛋白酶缺乏症。有个表兄 35 岁死于肺气肿。当时,他们不知道什么是 α1-抗胰蛋白酶缺乏症。"自 1963 年被确证以来,α1-抗胰蛋白酶缺乏症常常被忽略。"我表哥的父亲可能是携带者,"她继续说,"他在第二次世界大战时退役,我想是因为他有哮喘或类似的症状。"但她仍然不知确切的原因。她和其他在家族中第一个被确诊的人一样,经常面临巨大的不确定性。

对乳腺癌患者,即便有风险也不过是间接性的。家族遗传史即使找得到,信息质量可能也很差,部分原因可能是家族不想过多讨论某位亲人的诊断结果。"我父亲的第一个堂姐得了某种癌症,"卡伦(乳腺癌患者/律师)解释说,"我并没有从任何人那里得到一个明确的说法,到底是子宫癌、卵巢癌,还是子宫内膜癌。"这种秘密可以在家族中保守多年,阻断信息传递使未来风险模糊难料。

即使了解家族成员曾患某种疾病,要知道它是否遗传也很困难。很难断定某个家族严重的遗传史是否明确源于遗传标记。卡伦继续说,"医生会说,'可能有遗传关联',他们不会说是或不是。"作为一名精明的律师,没有答案让她颇感挫败。

假想自测

特别是亨廷顿舞蹈症,一旦了解到它的风险,很多人都会试图判断自己是否携带这个致命基因。为逃避确诊阳性突变的检测结果带来的痛苦与潜在羞辱,他们用不同的方法自我评估,一般是和别人做比较。

个人通常不是走进遗传咨询办公室才开始考虑基因检测,而是思索多年甚至数十年,猜测自己的基因状况,做出是否该做检测等相应决定。那些知道自己可能有基因突变又不想立即做检测的人,面临着如何处理这种风险的困扰,以及如何看待自己和未来生活的矛盾。他们通常第一时间把先揭开真相设为底线,再试图降低焦虑感,即使这意味着未来很长一段时间会心神不宁。总体而言,有三种情况:假设某人有这种疾病,假设某人没有患病和完全不去想它。从社会关系中，受访者对自己的基因做出了这样的假设——判断自己与患病亲属及他人的关系。由于其致命性和目前缺乏有效治疗手段，在亨廷顿舞蹈症人群中这些问题特别突出，当然其他一些疾病患者人群中也存在。

假想阳性

　　令人惊讶的是，很多人都假定自己携带阳性突变。西蒙（29岁/会计/订婚时她母亲才透露家族中有亨廷顿舞蹈症）说："从那以后我一直以为自己也有。"最终她做了检测，发现自己尽管目前没有临床症状，但确实携带突变。"这只是被证实了"她苦笑。但她20多岁的时候，西蒙尽量无视基因突变及其对生活的影响，以此排解惊恐，继续追求生活，祈望某种安宁平静。西蒙相信自己还有未来。

　　即使在青春期早期，一些人也会根据他们某个患病的亲戚假设自己最终也会得那种病。事实上，高风险个体察觉到家族其他成员有亨廷顿舞蹈症后，反而对自己的检测结果焦虑但不太惊讶。

　　正如我们将看到的，人们对遗传学存在错误认识——一个人将来会得亨廷顿舞蹈症仅仅因为他们是患者的后代。比尔（销售员）说：

　　　　我想我肯定会有亨廷顿舞蹈症，因为我看起来最像我父亲……如果给你看我和他小时候的照片，我们俩看起来简直一模一样。当他们告诉我这是遗传时，我想："好吧，那么，我猜我迟早也会有。"

　　然而，后来比尔的哥哥发病，而比尔没有任何症状，也没去做检测。他现在十分关心兄弟姐妹的情况。

　　对确定性和减少焦虑的渴望可以超过对未来健康的渴望，这可能比较抽象。确定性比不确定性要好处理，即使它假设最终患病。这些假设实际上会改变一个人的生活。罗恩（摩托车手/亨廷顿舞蹈症突变携带者/没有临床病症）说：

　　　　如果你告诉我，我没有病，我就得去寻找一种新的生活方式，重新审视这20年来的决定、我经历的每一段感情。它会使我的生活变得有意义。

　　很多乳腺癌高风险的人也会假设自己患病，而这种假设通常不会带来太多痛苦。一些患病率高的家庭中，有些人总是以为自己会得乳腺癌。金（南亚裔/医生）说：

> 我总觉得家族中所有的癌症我都会得。我几乎都能承受，我母亲两次患癌，这已经是我家第四例，我都习惯了。

金目前没有任何病症也没有做基因检测，但承认这是一种可能性，并尝试让自己做好准备，某种程度上是为免于绝望。

如接下来要描述的那样，事实上在家族中发现严重的乳腺癌遗传史可能让人们马上假设自己得病——即使没有显性遗传学知识。朗达（护士）甚至还在青少年时就开始担心自己会得乳腺癌，因为它影响了她的母亲和阿姨。她父亲的警告，加上她母亲的早逝最终促成这一预感。"你和家族里的事息息相关，"朗达解释说，"我6岁的时候，母亲因为乳腺癌去世，即便当时我还是个孩子，我父亲就给我看一些介绍自检的文章。"朗达最终被确诊患有乳腺癌和携带基因突变，感觉自己直觉很准。

我采访的有乳腺癌问题的女性中，有些人似乎比别人更在意遗传性。部分原因是我通过乳腺癌家庭登记处招募受访者，她们通常有家族遗传病史。尽管很多人明显在意她们的孩子、兄弟姐妹和其他家族成员是否会患上这种疾病，但没有家族遗传史的乳腺癌患者可能不太会从基因的角度看待疾病。此外，乳腺癌、卵巢癌和其他癌症患者的遗传意识也在迅速提高。

假想阴性

毫不奇怪，还有些人希望自己没病，并假设自己是阴性突变。不幸的是，卡尔曾惨遭患亨廷顿舞蹈症父亲的性侵，再次凸显了这种疾病在家族中可能造成的可怕后果。卡尔觉得自己没有携带亨廷顿舞蹈症突变基因，因为他"不想"拥有它。这种可能性让他恐惧，他也没观察到任何早期的疑似症状，这大大增强了他的信心和希望。幸运的是，他的假设正确。

另一些人则否认自己可能受影响。对乳腺癌和亨廷顿舞蹈症，尽管有家族遗传史，有些人也从没想过自己会因此受影响。卡伦（律师）否认得很坚决，她说自己从来没想过会得乳腺癌：

> 我家族里有很多癌症病例，但我一直以为我可能会得结肠癌而不是乳腺癌。乳腺癌不会找上我。某种程度上，我还没有做好心理准备。我公开宣称我是乳腺癌的幸免者——乳腺癌影响了我

的生活方式，但我身上没有乳腺癌。

她表示如何充分接受和正视疾病可能有所不同，而且过程很艰难。

其他人则拒绝将自己身体的某些症状归因于某种可能的疾病。他们用可能的依据自我评估，把自己身体机能持续正常运作看作没有基因突变的幸运证明。然而，这种假设很可能是错误的。沃尔特（前政府雇员/未做过基因检测）最近出现了亨廷顿舞蹈症的症状。他接下来会渐渐丧失行动能力，他愁眉苦脸地说：

> 我喜欢吹长笛，每天去健身房跑步、举哑铃。我说我不可能
> 得亨廷顿舞蹈症，但它就这样缠上了我。我还能做垂直引体向上
> 和斜身引体向上。但再回不到从前了……

这种自我监测在准确性、成本和受益方面都有明显差异。有些人和其他人比较，想证明自己没有携带突变。帕蒂（时装设计师/没有做过检测/没有临床症状）说：

> 我一直在参加一个形体塑身班，主要是进行一些平衡和舞蹈
> 的练习，只要我还能像其他人一样单脚站立，我就还好。

他们可能不会就此罢休，继续用极端的方式向自己和他人证明自己健康。就像之前提到的，罗恩用还能骑摩托车的事实自我安慰。尽管目前暂时没有病症，但他最后知道了他有亨廷顿舞蹈症基因突变。他说："我骑在摩托车上，似乎证明我的胜算稍微大一点。这是一种象征，一种我没病的标志。"然而，持续沉迷于这项较危险的活动表明他可能仍然在否认自己情况的严重性。

阴性突变的假设会促成人们决定接受检测。如果假设没有基因突变，那么坏消息的威胁性就很低。例如，苏茜（HIV组织员工/有良性囊肿/有严重的家族遗传病史/无临床病症）了解很多遗传学知识，认为自己不会携带乳腺癌基因突变：

> 有朋友说，"如果你没做过基因检测，你可能以为自己有阳性
> 突变，这样做只为放心。"这真是太让人紧张了，所以我最后看了
> 医生。我和她见了一次面就决定做检测。我必须查明自己是否有
> 阳性突变。遗传咨询师绘出整个家族的图谱，标出我的风险百分
> 比。我不会患病的可能性很大，我倍受鼓舞。情况变成我主动要

去确认一下。无知是福,但我无知的程度却在减少。

幸运的是,她发现自己没有携带这个突变。

一般来说,不携带基因突变的假设并不能作为金标准检测的可靠替代品。事实上,有些假设简直大错特错,激起强烈的不确定性和焦虑。苏茜继续说:

> 我很害怕,心里很苦恼,我困惑,难道我要傻到不去了解吗?
> 如果我们找到一些新的突破呢? 我想我有很大可能是阴性突变。
> 但我又开始想我会不会早死。这些东西在我的脑海里挥之不去,
> 我担心得都要生病了。

最后,她觉得只有检测结果才可以缓解她的焦虑。

考虑到这些检测前的假设带来的压力,一些人试图完全不去想他们基因突变的情况。然而,因为外界情况和焦虑干扰着他们的生活,这种状态很难维系。

自评与局限

如上所述,自我评估很难,存在不足或夸大。究竟什么算临床症状及是否存在都无法确定。患者对疾病细节的了解仍然很不够。旁人也可以对这些风险人群进行评估,给出就算不令人反感可能也不中听的外部判断。罗恩(摩托车手)说:"我开始情绪失控,一个女性朋友问我这是不是一种征兆。"然而,亨廷顿舞蹈症很难通过自我诊断或与他人比较来判断,部分原因是抑郁和焦虑的精神状态不是(这个疾病)特有的。尽管如此,人们还是寻求心理证据来支持自己的假设。

这些对自己或其他人的评价会引起极大恐慌,而且仍不能摆脱不确定性。克洛伊(28 岁/秘书/和姐妹一起工作/有亨廷顿舞蹈症风险)描述了这种不安:"我真的很抓狂,心想,'我的天呐! 我变成了我爸的样子。'一点小事都能让我怒不可遏,那是他最开始的症状。"然而她选择不接受基因检测。检测虽然可以减少不确定性,但同时也断送了希望。

一个人是否会患亨廷顿舞蹈症的假设引发了命运的拷问,甚至演变成迷信。"套路太多,阳性突变的人肯定很难看穿。"琳达(艺术教师/最终检测为亨廷顿舞蹈症基因突变阴性)说,"你无法摆脱迷信行为和精神困扰。"

有些人开始求神问卜,祈求对未来有明确的认知,不想因为真的携带基因突变而遭受歧视。这种占卜实际上也反衬对玄学和命运的迷信多大程度上影响了对遗传风险的认识。伊夫琳(30 多岁/家庭主妇)说虽然她现在

没有任何病症，但丈夫不同意她做亨廷顿舞蹈症基因检测，因为他担心检测结果会让他们烦恼：

> 我去找命理师，她开门见山就说："你家里有坏消息，"我的继父刚刚去世，我以为她是指这个。但她说，"不，我不是说你继父去世。我说的是你家族里的灾难。你要做一个非常重要的决定，不知道该走哪条路，时间已经不多了。你能告诉我最终的决定是……？""我打算两个月内去做基因检测，非常想。"她说："你没有携带这个基因……你会没事的，你的孩子也会没事的，我说的不是你家族里的其他人。"心头大石落地，我前所未有地强烈认为自己想去检测。我在卖酒的商店门口停下来，买了一瓶香槟。

命理师的预言是否准确不得而知，但从"伊夫琳们"借助命理师决定是否做诊断和检测，可见这些困境激发的迷信强大到什么程度。

这些命理师的不可预测性和不可靠性会带来麻烦。西蒙（29岁/会计/订婚时母亲才告诉她家族里有亨廷顿舞蹈症）先后敲开过12个命理师的门，挑选她最中意的预言，然后再去检测。西蒙意识到自己的"疯狂"继而对她的观念产生怀疑，但仍然无法克制这种不断寻求心理安慰的行为。她和很多人一样，坚信命理师可以预知未来，包括基因突变状态，因此不需要面对最终检测结果的压力。

不幸的是，症状的解释可能含混不清。疾病表现出的症状可能模糊且不独特。亨廷顿舞蹈症的自我评估会产生恶性循环，对症状敏感和增加焦虑，继而可能强化自我评估和敏感状态。焦虑情绪会被当作亨廷顿舞蹈症恶化的证据，进而加深恐惧。琳达（艺术教师）这样回忆她拿到阴性结果前的那段日子：

> 亨廷顿舞蹈症的梦魇铺天盖地，做了遗传咨询后，如果遗漏或者忘了什么，我更害怕。我丧失了注意力，变得更笨手笨脚，越来越自卑。

她最后的阴性检测结果显示，她之前对那些疑似症状的印象是不准确的。焦虑情绪可能不是疾病的直接症状，而是会独立产生。

然而，如上文所述，这种担忧会使自我判断更复杂、更强化。除了心理症状外，生理症状也会成为恶性循环的一部分，因为恐惧会让一些人鲁莽健身，证明健康状态，然而这样锻炼可能会伤害身体。

就像很多人表现出与疾病无关的症状（如愤怒），为了证明没有基因突变这个假设，个人会不顾一切使其合理化。由于恐惧，自我监测会主宰和重塑一个人的生活。随着时间推移，焦虑情绪和表现出的症状一发不可收拾，由此基因检测就成为唯一解脱，"最后，我无法摆脱它，"琳达说，"直到确认我的身体状况。"

知情备测

不幸的是，并不是所有可以从基因检测获益的人都能得到检测机会或者知晓该检测的存在。相反，只有特定的社会关系才有机会促成检测。对亨廷顿舞蹈症，有风险的成年人通常从父母身上看到这种疾病，继而知道可以做基因检测。但对其他一些疾病，可能永远都没机会检测，或了解得如此到位。对 α1-抗胰蛋白酶缺乏症这种罕见病，只有遇上医术高明且恰巧知道基因检测并给予检测建议的医生，患者才能做检测。有些医生根本未考虑过基因检测，伊冯娜（因 α1-抗胰蛋白酶缺乏症而做了肺移植手术）说：

> （我求诊的）20 位医生中没有一个人让我做 α1-抗胰蛋白酶缺乏症基因检测，也没人了解这项检测。我一直被诊断为哮喘和支气管炎。最后，碰巧在一次简单的血检时做了这个。

事实上，延迟诊断最终可能付出高昂代价，她继续说：

> 当他们最后确诊时，已经太晚了。医生如果早点发现，可以早期治疗，延长生命。但是他们发现的时候，我的肺功能只剩了四分之一。

α1-抗胰蛋白酶缺乏症这类罕见病对医生也是特别的考验。这类疾病并不多发，其遗传机制研究较为前沿、鲜为人知，医生可能不太注意。她补充说："我还遇到过完全不知道它的医生，我说我有 α1-抗胰蛋白酶缺乏症，他们问，'那是什么？'"

这种疾病的罕见性降低了医疗保健工作者对它的辨识。她解释说，"医生不了解，因此它被忽略。"

α1-抗胰蛋白酶缺乏症确诊者强烈认为，某些领域的专家尤其应该关注这种疾病。但遗憾的是，情况通常并非如此。因此，正如伊冯娜所言："很多患者……甚至比医生更懂。"这可能让患者在接受治疗和与医疗保健工作者沟通时更不顺畅。

或许，医生可能听说过此罕见病，但诊断时却没有考虑到，部分原因是他们从没见过这种疾病。因此，有些患者只能借助亲属甚至后代的经历认识自己的疾病。珍妮弗（在校教师）只有在医生给她儿子做了检测后，她才被确诊 α1-抗胰蛋白酶缺乏症：

> 我已经病了一段时间，吃抗生素都没有效果。我儿子回来过圣诞节时肺炎发作，他从小就有肺炎。他在吃抗生素，但我还是把他带到我的家庭医生那里，并让他保证回自己家后一定做检查。他照做了。几个月后我问他。他说，"嗯，事实上，我缺了一些酶之类的东西，他们说现在没什么关系了。"一个多月后，我的家庭医生问我我儿子是否去做了检测。我说："是的，他们说他缺了一些酶。"这使我的医生恍然大悟。他说，"α1-抗胰蛋白酶，我的天，我敢打赌你就是这个病。"

然而，医生可能不会要求患者将诊断结果告知有遗传风险的家人，她补充说：

> 我儿子的医生并没有说："你应该告诉你的父母，让他们去查查。"它的出现是上帝给我们的礼物。如果我没有问，我也不会知道。

医疗保健工作者对疾病的有限了解，特别是相对罕见的疾病，可能使他们不能对疾病做出准确检测和诊断。在了解不充分的情况下，医生可能会给患者错误预后和建议。有时，只有患者的坚持才能最终完成评估和检测。医生可能无法确诊，故将患者转诊到专科医生那里。然而这种二次转诊或三次转诊可能使首诊医生相对缺乏对 α1-抗胰蛋白酶缺乏症的认识和经验，促成恶性循环。

患者可能因为转诊需要四处奔波和护理困难而沮丧，不理解转诊的必要性，只有事后回想才意识到这样的会诊最管用。患者可能只有看到最后结果才能明白当初的坚持多么可贵。对于罕见病，依赖专科医生可以加强治疗护理水平，但同时减少了全科医生（GPs）积累临床经验的机会。

同样对于乳腺癌，医疗保健工作者经验不足和沟通不佳的情况如出一辙。医疗保健工作者没有习惯讨论通过基因检测检查女性患乳腺癌风险的可能性。一些女性反映，就算有严重的家族遗传史，也从来没有人提到可以做基因检测。医疗保健工作者可能还在学习，没有在他们该行动的时候提出问题，可见医生对遗传学的了解普遍欠缺。

然而，患者会误以为如果没被告知做检测，说明这些检测既不必要又没有用。邦妮（24 岁/销售/12 岁时撞见母亲有乳腺癌）觉得现在有风险的年轻女性得到的关注太少。她提到有个朋友因为医生从未提及检测的可能性而没去做。这位朋友的结论是因为她没有被告知，所以她不需要做基因检测。然而这种假设显然错误。邦妮认为医生可能误诊，可能因为他们认为对有些女性来说得乳腺癌"太年轻"了：

> 当我的朋友说，"我觉得我的乳房有肿块，"医生说，"你只有
> 30 岁，不用担心。"她最后找了另一个医生，结果发现是癌症。她
> 差点就死了，如果她不主动跟进，她的医生可能说："哦，这只是
> 一个肿块，它会自己消失。"很多医生都那样认为。

最后，是病患而不是医生，会终结对检测的讨论。

另一种极端情况是有些医生可能出于临床或研究的原因主动鼓励并频繁安排检测。薇拉（市场营销主管/有乳腺癌/没有家族史）因为她是亚裔而被要求进行检测：

> 一位医生打电话给我，说她是这个领域率先研究基因检测的，
> 他们很难招募到亚裔受试者。我做检测的唯一原因就是他们提出
> 要做。我想：有什么大不了？不就是血吗。

因为她家族里没有人诊断出这种病，所以她自己不会想着做检测。但令人惊讶的是，她竟然携带了此突变。

由于缺乏基因检测的知识和经验，很多医生不知该如何去做。他们可能不一定都能做到单独的知情同意告知，或提供任何足够的遗传咨询，甚至可能在没有充分考虑潜在复杂性的情况下让患者做检测。事实上，有研究表明医生这方面的知识往往严重欠缺[48,49,50,51]。

医生不仅缺乏遗传学知识，还缺少遗传咨询所需的非指令式咨询的培训，这种方式要求医生不应直接提出建议，而是鼓励患者考量所有优缺点后选择自认为最好的选项。因此，遗传咨询师需要一种不同的培训，而不是按照医学院的模式被灌输。不幸的是，美国和其他国家一样缺乏遗传咨询师，往往需要医生去承担这一角色。金（南亚裔/医生/有严重乳腺癌家族遗传史）说：

> 我们都应该是公正客观的，但从遗传学角度上看，情感和偏

见会影响终止妊娠及谁有权利怀孕的信念。但是既没有遗传咨询师，也没有一个三个月的等候名单。大多数医生既不安排也不提供遗传咨询。

此外，医生可能不体谅患者理解和接受基因检测的困难。医生可能会把这些基因检测看作常规事项，和其他化验检查没什么不同，期望有风险的人该像做其他化验一样去做基因检测。劳拉（乳腺癌基因突变携带者/无临床症状/平面设计师）说：

> 医生往往忽略了与基因检测相伴的思想负担。这真的是一个重大的决定。它和你"耳朵有没有感染"不同。这会影响到你个人。但当我开始去看医生的时候，我听到的第一个问题往往就是"你有做过基因检测吗？"如同一个条件反射，基因检测对他们来说是件稀松平常的事情。

何以检测

做基因检测的目的因病而异。对 α1-抗胰蛋白酶缺乏症，医生通常比患者更早提议做基因检测，这没什么坏处。亨廷顿舞蹈症和乳腺癌的风险人群需要权衡一系列个人和社会事项后再决定是否检测。许多人同意做，因为他们认为这些信息会有用，知识就是力量，这些信息本身有价值，而且多多益善。然而，这种态度通常是从过去的其他事件中转化而来的。在接受亨廷顿舞蹈症检测时，卡尔（曾遭受患病父亲性侵犯/十几岁离家出走）基于他丰富的人生阅历推测说："对情况了解得越多，对我就越有利。"事实上他发现自己没有携带基因突变，这更坚定了他的信念。

哪怕神经系统检查结果正常且未出现任何病症，检测的准确性还是吸引了很多人。有些人想通过基因检测获得一个确切答案。卡尔继续说：

> 如果我生病了，神经系统检查会告诉我情况有多严重。但是我更想客观地了解到底发生了什么，弄清我的大脑将会怎么样，这好比置身茫茫大海，没法完全依靠自己的力量。

基因检测的客观性和准确性看起来比是否简单知道一个人"有风险"更具吸引力。卡尔不知他父亲（的疾病）与对他施暴之间的联系，这加深了他对这种确定性的渴望。

如同接下来要提到的，乳腺癌也一样，阳性检测结果会警示患者留意自己的症状。对于已确诊的乳腺癌患者来说，这个结果也非常重要，因为疾病复发的可能性会随之增加。

正如我们将要看到的，许多人认为做检测会使他们对增加的风险提前采取相应措施。对 α1-抗胰蛋白酶缺乏症，早期可采用 α1-蛋白酶抑制剂作为有效治疗手段。这种想法同样驱使人们去做乳腺癌基因检测。而对暂时无症状的人，唯一可做的治疗就是预防性手术。

许多人认为这些信息有利，即使这一过程尚不清楚，也可以让人们对于未来要发生的事情采取一定的行动。罗伯塔（亚裔/曾经是护理学院学生/患乳腺癌）近期打算去做检测。"我就是这样的人，我宁愿知道，因为你不能做一些你不清楚的事。"她在一家医疗保健机构工作，无数次目睹医疗措施对患者的影响后最终形成这样的看法。

预防性手术的可能性也会促使人们去做检测。贝亚特丽丝（拉美裔/数学教师/生育后得了乳腺癌）进行了检测，部分原因是她已决定如果发现携带基因突变，就做手术切除卵巢。"我不再需要卵巢了，"她说，"他们可以把它切掉，我已经有两个孩子了，而且即将进入更年期。"作为数学教师，她对数值评估很满意，她对自己所面临的风险态度非常现实。

会做检测，是因为相信它对疾病预防有好处，就算这些好处可能不明确或很不切实际。对乳腺癌，预防性保健行为如自检或者乳房 X 线检查都很有帮助，尽管最近对早期运用这些手段的价值存在些许质疑[52]。即使没有基因检测的佐证，家庭成员出现病症，也可能促进人们积极去检查。按理说，女性都应该小心自己。但对于许多人而言，阳性检测结果大大提高了女性的警惕性。乳腺相关基因检测结果不是决定性的，毫无疑问除了 *BRCA1/BRCA2* 以外仍然存在未知的基因突变，不管她们本身是否携带基因突变，女性都可能有或没有患乳腺癌，但很多女性仍然觉得基因检测有助于加强预防。基因检测无法预知一切，但似乎提供了一些可信度。

有些人不完全了解这种特殊状况的原因和方法，笼统地相信知识就是力量。事实上基因检测得到的许多遗传信息令人困惑不解和无所适从，可能不能带来清晰明确的好处。卡门（拉美裔/49 岁/前牧师助理/患乳腺癌和甲状腺癌/有乳腺癌基因突变）建议侄辈 20 多岁时去做基因检测：

> 所以他们不需要再次重复我妹妹和我与癌症搏斗的经历。医生将为他们提供恰当的检测。千万不要等！检测以防万一！然后跟进。如果你不明白，医生不会真的跟进。如果你知道了，你会

更小心。

然而家属不同意。

直系亲属确诊出癌症，这件事情本身至少在一段时间内可以激励家族成员多做预防。但对自身突变情况的了解似乎更激励人。姑且不去讨论这种评估是否准确，他们会因为自己患病风险小就不放在心上。希尔帕（印度医科大学学生/生于印度/有乳腺癌家族遗传史）说："如果人们不直接受影响，他们不会真的在意。"她目前没有任何病症，就没有做检测。

因此，对于许多人来说，基因检测的阳性突变结果远比仅仅知道自己有风险来得震撼。单靠家族遗传史可能提高他们的警惕，但远比不上实际亲身遭遇突变作用显著。

患者发现基因突变结果常常促使医生更积极地跟进治疗。伊莎贝拉（社工/乳腺癌基因突变携带者）讲述了这如何进一步激励她的医生：

> 如果知道你携带这个基因，它更像是一种刺激，更加真实。医生知道我携带这个基因，他们真的是这方面的权威，我敢肯定他们对任何一位患有乳腺癌的女性都是这样的，就拿我来说，毫无疑问我需要做磁共振。但他们不会要求每个人都做这个。

有种观点认为，单凭乳腺癌基因阳性检测结果不应该增加医生的预防工作，但它似乎已经起作用了，这说明了这些检测具有强大的心理暗示和象征意义。

事实上，一些患者做基因检测，方便医生更密切地关注和跟进治疗。那么，随之而来的问题是患病概率达到什么程度会提高医疗保健工作者和患者做检测的数量与质量。

因为医生提供的其他医疗检查都具有一定的临床实用价值，许多患者以为新兴的基因检测也该如此。但正如前文所述，越来越多新型基因检测产品在缺乏明显临床实用性的情况下借用这一观念不断加大推广。临床研究中就一直存在治疗性误解，即受试者是否被给予有效的治疗干预（如安慰剂）是随机安排的。即使入组的受试者已经被提前告知这种情况，他们还是倾向于相信研究人员会给予有效治疗[53]。基因检测也可能存在类似"检测性误解"的情况。

对亨廷顿舞蹈症，人们常常觉得做检测可以让他们以某种方式采取不同行动。但这种预防实际上并不奏效。尽管如此，如果检测结果呈阳性，个人可能还是会相应地规划自己的生活。检测会告诉一个人生命是否来日无多,以便他设定和完成合适的人生目标。巴勃罗(拉美裔/30岁/没有亨廷顿舞蹈症临床症状/没有做检测/单身)说:

> 我想知道,出现任一症状之前我还有多少时间。我有一些既定目标:要成为一个艺术家。我想知道厄运来临前,我还剩多少时间实现梦想。

他虽然尚未决定接受基因检测,但看到了这样做的好处。检测可以帮助筹划未来生活的经济需求,重新调整时间和资源的优先顺序。

测以分忧

对亨廷顿舞蹈症和乳腺癌,许多人通过检测降低焦虑。"有风险"的不确定性会给生活带来阴影和困扰。安东尼娅(神经科学家)目前没有任何亨廷顿舞蹈症的症状,但她也做了检测,因为"你心里总惦记着这件事,总觉得自己会得病"。没有携带突变基因可能带来的宽慰超出了风险带来的压力,因为了解到一个人有突变会使天平向做检测倾斜。幸运的是,她确认自己没有携带这种突变。

我们发现基因检测也能消除随自我评估和检查而来的焦虑和压力。这种动机在那些自认为没有携带基因突变的人群中最强烈。做检测也可能是因为希望减少对疑似病症的担忧,如确认短时间的健忘是正常的,不是因为亨廷顿舞蹈症。然而就像之前提到的,对亨廷顿舞蹈症,这些问题非常复杂,焦虑本身就是这个疾病的一项临床症状。伊夫琳(家庭主妇/没有明显临床症状/没有做过检测但倾向于做检测)一度像其他人一样求助于命理师:

> 我记不起所有的事情。我的孩子总是忙忙忙,我不停跑来跑去。也许这就是为什么我会忘记所有的事情。但在我脑海里,我总是在想,"假如……会怎样"。我想知道一两条出路。

不幸的是,出于这个考虑所做的检测结果往往可能让人失望。因此,人们不得不纠结他们承受得起多少焦虑。通过上形体塑身班自我监测的帕蒂(没有临床症状/没有接受亨廷顿舞蹈症检测)说:"如果我陷到里面,不断去想,它就会挤压我的生活,而我就不得不做检测。但目前为止它还没有。"这种担忧可能在个体之间差别很大。每个人经历焦虑和预见未来时对负面情绪的承受能力都不同。这些特性可能因个人和性格而异。有些人可以从脸上看出来焦虑的程度。然而，焦虑可能或者根本就是亨廷顿舞蹈症的一项症状，或者是间接的情绪反应。

知之为妙

许多人认为，如果他们属于想更好地认知自己的那类人就应该去做检测，但是衡量一个人是否属于这种类型并不总是那么容易。一些人觉得他们自己是这种类型，这会让他们有种掌控感。就像朗达（护士/6 岁经历了母亲因乳腺癌去世/自己也患有乳腺癌）说：

> 我是一个什么都想知道的人，这是天性。以我的方式去了解我
> 自己。我想知道，想更有底气，想去掌控——尽管很显然你没什
> 么可以做的，但是多了那么一点点感觉：或许我可以做点什么。

这种性格促使她成为一名护士，并在她的职业生涯中进一步强化。她发现自己携带基因突变后努力接受这个事实。

对亨廷顿舞蹈症，人们也讨论了这种"求知型"人的概念。蒂姆（年轻律师/做过亨廷顿舞蹈症基因检测/没有临床症状）说："像我这样的人，做基因检测很有意义。如果可以知道某些事情，比起不确定性，我肯定更想知道。"某种程度上，作为一位有理想有抱负的成功年轻律师，他倾向于做好规划和实现长期目标。

其他一些心理特质，如自信，也能促成基因检测。有些人认为求知者应该做检测。西蒙（29 岁/会计）做亨廷顿舞蹈症基因检测时认为"如果人们都像我一样积极乐观，他们肯定需要检测"。这引发人们面对医疗信息时是"洞若观火"还是"糊里糊涂"的理论之争，但这也在暗示求知欲是欲望和人性的一部分。

但是，个人究竟如何或应该如何定义、权衡、预测这种性格，尤其是涉及基因信息时提前了解多少还不清楚。许多人很难充分估计自己是否具有这种性格——他们将来会怎么处理这些敏感信息。琳达（未携带亨廷顿舞蹈症基因突变/艺术教师）说：

> 人们把它归纳为：你是那种认为了解真相会更好的人吗？我
> 很容易动摇，所以 6~8 个月的时间里我经常和遗传咨询师在一起。
> 最后，我站到了另外一边，这一步就是永远……我一直以为我是
> 一个宁愿别知道的人，但事实并非如此。

这两种态度看起来壁垒分明。但是确定自己或他人是否属于这种类型

非常复杂，而且具有很强的主观性。

兴趣教育

科学上的教育程度和专业背景同样影响这些检测决定。这些人中有几位男士和女士从事卫生健康工作，似乎比别人的求知欲更强烈。他们对医学知识并不陌生，学习起来游刃有余。其他几位对医学知识有着持久兴趣和丰厚储备的人似乎也想知道。罗伯塔（曾经是护理学院的学生）与她母亲最大的不同是她是一个"医生克星"。"我和母亲不同，我总是给医生挑事：我们走着瞧。"

家人的诊断结果或者发现基因突变，如发现兄弟姐妹或父母携带有基因突变或因病去世，也可能促成家里其他人去检测。家人有基因突变，而不单单是家族史，也可能推动做检测。萨拉（有乳腺癌家族遗传史/计算机程序员）说：

> 在我妹妹接受基因检测之前，我曾在电视上看到过，但我太懒了。直到妹妹被确诊为阳性才提醒我去做检测。我母亲病倒了，谁知道这是不是和遗传有关呢？如果你没看到其他人的阳性检测结果，你会随便给自己找个合理借口。

幸运的是，萨拉没有携带基因突变，也没有任何病症。基因检测给了她想要的信息。

人们还需要平衡医疗条件和经济因素的矛盾关系。在暂时没有明显临床病症的时候，人们仿佛更能接受做检测。

因此，表面无恙反而会促使人们检测，但这并不代表实际没有携带基因突变。西蒙（年轻会计/无症状/最后发现自己携带突变）说："如果没有症状，你更容易接受检测，因为你有很大可能是阴性的。"她说，"这是一笔大赌注。"她虽然不幸押错宝，但还是坚持自己做决定的逻辑基础。如下文描述，部分原因是她频繁接受了遗传咨询，仔细考虑过这些可能的结果。

基因检测的成本也会有影响。保险产品可能零星支付基因检测费用，但我们稍后会看到，通常并非如此，且可能导致基因歧视。偶尔有人获得保险公司的赔付只不过因为公司愿意，这少部分人自认为将来受到基因歧视的可能性很低。不过谁都说不准，瑞秋（在出版社工作/患乳腺癌/家人大多在大屠杀中丧生，这使她对家族遗传病史一无所知）担心将来遭到歧视。她就像做一道复杂的微积分试题，权衡被歧视的可能性和支付给检测机构的费用（差不多 3500 美元）。最后，她选择检测，主要因为她的保险可以支付这部分费用：

> 我不知道这对日后购买其他保险会有什么影响。保险公司应该不知道我的检测结果，但事实是：如果他们知道我曾做过检测，然后我开始做手术，他们会把这两者联系起来。我当时真没细想过，仅仅是不想自掏腰包做检测。我想：我为这个保险花了钱，也不想让检测给我带来经济负担。

但即使保险可以支付基因检测，也不是每个人都希望检测结果记入个人医疗档案。因此，即使所购买的保险能报销，个人也面临是否把检测账单拿去理赔的两难。很多人避免为此动用保险。

如前所述，虽然保险报销范围不包括乳腺癌会妨碍相应基因检测，但已经患有乳腺癌的女性可能不会因为基因检测承受额外的歧视，这又推动了检测。

已购买保险的个人必须考虑用保险对冲检测的好处。保险的存在往往必要，但远远不够，这就是接受基因检测的原因。贝亚特丽丝（数学教师/有乳腺癌）说："3000 美元是一个沉重的负担，但我做基因检测在某种程度上是因为我女儿或儿子需要这些信息。"她不得不把她自己和她家人的信息定一个价值，分析这个代价对健康的影响，再做一个经济理性的决定。

调查发现有些人仅仅因为某项研究提供免费检测就做，研究中的这类激励实际上会促使他们参加一些他们原本不会参加的研究——这就牵扯到了伦理问题，我们会在后面讨论。

何以不测

一些反对的声音与这些做检测的理由针锋相对。有些与疾病类型无关，有些只适用于某些特殊情况。

关键因素为是否存在相应的治疗手段。拿尚无有效治疗手段的亨廷顿舞蹈症来说，很多人就认为检测的好处微不足道。因为现有医疗能力基本对阳性结果束手无策。玛丽（家庭主妇/有早期症状）说："做这个真的一点意义都没有。"

然而，在乳腺癌患者中，这些受访者对基因检测的好处看法不一。金（南亚裔/医生/有严重乳腺癌家族遗传史/无临床症状）认为乳腺癌基因突变尚无有效治疗手段（除了预防性的切除乳腺和卵巢外），这种想法像一个"心理牢笼"。有些人逃避基因检测是因为他们不喜欢那些可能的治疗方案，特别是不得不考虑的预防性切除手术。

许多人认为阳性突变的检测结果会让他们不安，因此想方设法回避这些消息。他们害怕分析结论会证实心中最大的怀疑，让人无法招架。他们因为不想面对检测结论及后果而不做检测。帕蒂（无临床症状/没有做亨廷顿舞蹈症基因检测）跟我们谈到她的风险时说："我就把这件事情压在地毯下面，我是一个不能再乐观的人。我的处理方式是：坚决拒绝检测。"

乳腺癌患者对可能的结果的顾虑也会妨碍他们做检测。卡罗尔（有乳腺癌/携带基因突变）决定去做预防性乳腺和卵巢摘除手术，她发现："很多女性不想被检测是因为害怕。这很傻。"她选择最有效的治疗手段，鄙视另一种做法：逃避。

另一些人担心检测结果对他们弊大于利，因为这会使他们屈服于命运。邦妮（24岁/12岁时被她母亲的乳腺癌吓坏了）目前没有任何病症，也拒绝检测：

> 这些信息不会对我有帮助，反而有伤害。当一个检测结果告诉你说："是的，你要得癌症了，"你会感觉很危险，"我为什么要为活着烦恼？反正我都要得癌症。"那种感觉就像被判死刑。没道理自己给自己判死刑，给生活判死刑。

尽管不是100%的概率会患上这种疾病，但分析结果会提示她是否存在患癌风险上升的可能性。然而，她对母亲得病的记忆让她害怕自己会落入最坏的情况。

尤其是亨廷顿舞蹈症或乳腺癌高风险的年轻人，会因为年龄逃避检测。他们还没有做好人生和职业规划，很担心知道自己是基因突变携带者，给人生选择带来沉重打击。某种程度上，因为不清楚该如何承担责任，这种预知会产生一种压力。邦妮继续表达了当前的困惑：

> 就像有人跟你说，"我预测你的未来：你会死在火车上，"这就意味着我永远不该出门吗？检测表明存在癌基因，这并不意味着它们会激活表达。为什么要一天到晚生活在恐惧中，整天想着："我得了癌症，我要死了吗？"

那些已患乳腺癌、还在考虑中的人可能不急于行动，担心阳性检测结果代表未来复发的可能性，会让他们更抑郁。卡伦（律师/患乳腺癌/没有做基因检测）不确定自己是否"可以承受阳性检测结果，我花了很多精力说服自己：我已经从癌症中走出来三年了，是时候重新生活了。"

许多人或多或少地畏惧这种信息的威力。她补充说：

> 我讨厌看手相和塔罗牌占卜，因为我太容易被他们所说的话牵着走——太害怕如果他们告诉我什么，我就信以为真，或不自觉地改变想法以顺应预言。

因此，对自己命运的了解变得玄妙而神奇。她担心这个检测会自动变成自我实现的预言，这些信息会在她的人生中越发重要。潜在风险将不再停留于纸面，而是逐渐变为现实。因此，有些人不做基因检测是因为他们尽量不愿去想他们的风险。金（南亚裔/医生/有乳腺癌风险）反对做基因检测，因为这反而会招来病魔：

> 我不想太多关注它，我宁愿不知道。我不想做预防性检测和常规检查，那让我操心，耗费太多精力，我压根儿不想。

她母亲的肾和乳腺上都发现了肿瘤，金对这两种癌症都很畏惧。

对基因检测的抗拒还源于担心检测不能完全准确发现基因突变（尽管它们全部都是针对该类疾病的）。这种对准确度的怀疑可能象征着自我辩解，但仍然坚强。比尔（销售员/因为和父亲外貌相近就经常怀疑自己会得亨廷顿舞蹈症/无症状/未做基因检测）说："我知道基因检测不是100%准确。我最不想看到的是，（报告说）'你携带了它'，然而我并没有。或者报告说'你没有携带它'，但我其实有。"他尽管会忍不住害怕自己患病，但最后还是逃避检测。

虽然以往文献没有提及，但亨廷顿舞蹈症本身的病症就会直接影响做基因检测的决定。拒绝做基因检测是内心对检测可能性的一种抗拒，或直接代表妨碍个人性格和判断力的精神病症状，疾病本身的表现就可能妨碍患者的认知意识。卡尔（曾被患病父亲性侵犯）说：

> 我哥哥很抗拒检测，也许当我和他谈这个问题的时候他已经有症状了，这可能影响了我俩的谈话。他不知道自己有多大风险，他说不上来，你也无法告诉他，他也理解不了，因为他的认知能力已经受损。他一直说，'我很好啊，我的大脑已经恢复了，一切都很好。'但这看起来一点都不好。

假设平安

如前所述,假设阴性突变会进一步削弱检测需求,让人认为基因检测多此一举。然而,对结果可能性的假设也许是错误的。基因检测既可能排除怀疑(可能是个人无来由的担心),又可能扼杀希望(也就是,实际阳性)。比尔(销售员)决定不做基因检测:"我都 36 岁了,没有症状出现。医生说如果现在没有任何病症,那我很大可能不会得病。"他也担心自己会丢掉工作。

他意识到自己的这种假设可能是错的,但他仍不愿知道真相。即使他看起来不会携带这种突变,但错误假设的微小风险给他造成的恐惧远胜正确假设给他带来的安心。因此,他既强调人固有的风险厌恶天性,又强调了个人对准确检测的重视到底多大程度上超出单纯的假设。知晓结论比只做推理更令人害怕。

难以负担

如前所述,经济成本也可能阻碍基因检测。那些没有保险或者不想用保险的人可能会掏空钱包,他们不得不衡量代价与受益。"我真的很想做基因检测,"帕蒂(时装设计师/把亨廷顿舞蹈症风险"压到地毯下")说,"但我发现它差不多要 1000 美元,我不想知道这个坏消息。"她和其他人一样必须在他们到底想知道多少和检测会花费多少之间仔细计算。可惜这两者互相矛盾。

对包括失业在内的基因歧视的顾虑,也会打消检测的念头。这种忧虑往往折射出人们对必须直面疾病的焦虑,伊夫琳(家庭主妇/曾做过占卜/没有亨廷顿舞蹈症症状/没有做过基因检测)说:

> 我的姐妹非常害怕被公司发现,她们会被解雇。因此她们不想去做基因检测。如果我说,"来看门诊,这里是匿名的,"她们仍然不想知道。我就说,"猜猜我看到了什么……?""我不想听,如果这不是好消息,千万不要告诉我。"她们不想知道任何相关的事情。

无业且没有症状的伊夫琳不太担心检测信息可能带来的威胁。

乳腺癌和 α1-抗胰蛋白酶缺乏症患者都担心遭到保险公司和用人单位歧视。但考虑到 α1-抗胰蛋白酶缺乏症的可治疗性,病情发展到一定程度就会压倒这种顾虑。珍妮弗（在校教师）留意到"做 α1-抗胰蛋白酶缺乏症基因检测的人，病情通常已经很严重了。"

虽然从事医疗保健工作的人更有可能做基因检测，但有些人因其专业背景或过往经验对歧视更警觉。例如，卡伦如果不是反健康歧视组织的律师，早就去做基因检测了。一系列个人经验和专业知识带来的被歧视的恐惧，使他们讳疾忌医。

社会因素

由于遗传信息不仅与个人有关，同时也牵涉其家族，因此做出决定的任一成员都与家族其他人休戚与共。家族成员之间是否做基因检测可以互相影响。有风险的个体可能希望得到基因遗传信息，但也可能因为家族里其他人反对而作罢，反之亦然。配偶也一样，虽然通常来说配偶不会有携带对方基因突变的风险，但更容易被对方的决定影响，受到更强干预。尽管伴侣不得不面对发现携带突变所带来的压力，但他们可能为得到明确的答案和处理不确定性而同意检测。

测以助人

很多人做基因检测是因为他们认为这些信息可以帮助亲属。一些成年人认为这对家人、医疗和生育大有裨益。但正如我们看到的，问题出在如何、何时在这种利他主义（为他人利益去做检测）与个体自主（个人决定什么对自己最有利）之间权衡。令人惊讶的是，很少有人从遗传学的角度关注如何处理这种冲突。个人对利他主义与自主权、利己性的权衡可能与他人的处事原则矛盾。他们不知如何平衡自己和他人的观点，进退两难。

一些女性之所以接受乳腺癌基因检测，是因为她们认为这将有助于姐妹面对这种疾病的风险。丹尼斯（银行家/有乳腺癌/有家族遗传史）说：

> 我做基因检测是因为如果有任何对我的姐妹、母亲或者侄女有用的信息，我都希望她们能知道。因为我本身有癌症，没人会因为这个歧视我，我做检测的动力是：我的姐妹能得到有用信息。

幸运的是，她知道自己没有携带基因突变。然而她的家人仍然存在不确定性。她继续说："如果我的结果是阳性，她们可能考虑做检测。我的结果是阴性，让每个人都松了口气。但这并不代表她们也是阴性。"尽管如此，她的结果降低了她们携带乳腺癌基因突变的可能性（如果她的癌症是遗传的）。

萨曼莎（单身/女演员/20 岁患乳腺癌/无家族遗传史）进一步声明，如果一个人已患乳腺癌，"去做基因检测的唯一理由，就是拯救你的家人。"

不过一些有乳腺癌遗传史但无症状的人也可能为帮助他人而做检测。琼（精神科医生/有严重家族遗传病史/无临床病症/在女儿被确诊后进行检测）说："我想为了孩子我要以身作则，我想提醒家里的每个人，尤其是孩子们，有可能传递遗传基因。他们必须留意这一点。我想要女儿做基因检测。"幸运的是，琼发现自己没有携带基因突变。

奥里（犹太人/55 岁/有乳腺癌/没有家族遗传史）也曾为帮助女儿去做基因检测。她觉得女儿并没有尽力照顾好自己。基因检测可能贯穿大家族的平常生活中：

> 我想：如果这会遗传，那么我应该要知道，为了守护我 26 岁和 21 岁的女儿。她们可以避免那些风险的因素——滥用激素、酗酒，整天熬夜不睡觉。

她觉得女儿被美国同化的程度比她还高，整天吃喝玩乐。她把自己做基因检测当作另一种改变她们生活习惯的办法，但她发现她的结果是阴性的。

相反，其他人决定不去做基因检测，是因为他们没有可以通过检测信息获益的亲属后代。例如，威尔玛［有乳腺癌/有躁郁症（bipolar disorder）］认为检测对她或家人没有帮助，因为"我只有一个兄弟，没有姐妹，也没有孩子。如果我有姐妹或女儿，我想我会去做：为了保护她们，这样她们会采取适当的预防措施，如服用他莫昔芬①（tamoxifen）。"她认为这些信息不会对她有任何帮助，而且和别人不同，她自己本身对这些信息就不感兴趣。在某种程度上，她觉得自己已经在承受两种疾病的巨大压力。她承认男性也可能会患乳腺癌，但她觉得男性乳腺癌的发病率没有高到值得她为兄弟去做这项检测。

相应地，其他人只有在决定生育时才进行检测。因此，生育需求可能影响检测决定，特别是致命的亨廷顿舞蹈症。比尔（没有临床症状/没有做检测/销售/因他和他父亲外貌相近而害怕自己会有亨廷顿舞蹈症）说，"如果我打算要小孩儿，我会做基因检测。如果我携带这个基因，我会考虑收

---

① 译者注：他莫昔芬（tamoxifen），一种抗雌性激素药，用于治疗妇女乳腺癌或者不育症

养或者使用捐赠的精子和卵子。"

反之，如果亨廷顿舞蹈症基因检测结果阴性，其他人会尽快要小孩儿。"如果我做了基因检测，结果是阴性，"巴勃罗（拉美裔/艺术家）说，"我会以最快的速度生个女儿。"

然而生育问题并不是单方面能决定的。相反，还牵涉配偶及其他多个因素，如"意外怀孕"和计划怀孕。这种情况下，基因检测结果可能会以这样那样的方式打破这种平衡。约翰（因有亨廷顿舞蹈症风险而放弃研究生学业/没有症状）最后做了检测，以防自己万一携带基因突变会把它传下去：

> 当我知道有办法可以保证自己不会生携带亨廷顿舞蹈症基因突变的孩子时，我说我要做。我做了基因检测，这样就可以确保我的孩子不被亨廷顿舞蹈症拖累，也让我摆脱所有烦恼。而如果检测结果阴性，我的妻子也可以避免做体外受精（IVF）；但如果检测到阳性突变，我很愁。

他暗示有亨廷顿舞蹈症风险的个体可以做胚胎植入前遗传学诊断（PGD），患者可以接受体外受精（IVF）和胚胎基因筛查，只向子宫植入阴性结果的胚胎。但某种程度上，作为一名天主教徒，他反对试管受精。他还举例说明人们该如何考量一些矛盾因素。最后，他觉得自己对妻子和未来孩子的责任远大于他自身潜在的痛苦，决定做检测。幸运的是，他发现自己没有携带突变。

一些人做检测是为了更广义的无偿奉献——不仅帮助他们的家庭，还更广泛地帮助科技进步。哈丽雅特（非裔/教师）的检测结果不明确（部分原因是做检测的非裔美国人比白人少）。尽管如此，她还是鼓励其他人做基因检测，帮助社会上其他人和推动科技发展。她说："即使今天与你无关，它也能帮到别人，给他们力量。"虽说如此，平衡别人的受益和自己潜在的伤害对个人来说颇有难度。

艾伯特（警察/当他的孩子考虑再要孩子时他才检测亨廷顿舞蹈症基因）自从发现自己有突变，就在反思自己的决定是否正确。他和孩子们都很震惊，他正面临一个可怕的权衡：不知还是知晓的痛苦，这凸显选择的黑暗和沉重。

然而，个人也可能为不愿做检测但又想知道结果的家人亲身去检测。朗达（护士/在她6岁的时候母亲因为患乳腺癌去世/患乳腺癌）很大程度上是为她的姨妈们做检测。然而姨妈中只有一人最后对结果有点兴趣，且不足以达到自己也去做检测的地步。朗达惊讶地发现，即使家人也很难预判彼此对基因检测的兴趣。

孩子们可能害怕，逃避结果。劳拉（平面设计师）说她妈妈想通过检测乳腺癌基因突变来帮助自己，劳拉不排斥检测但害怕歧视。她说："我不想让妈妈告诉我结果，我不知道医疗歧视多么根深蒂固。"如果劳拉不知道结果，一旦保险公司问她，她可以如实回答说对家族是否遗传了基因突变一无所知。

然而，家族成员可以进一步促成检测，其实他们会彼此鼓励。尽管有时会带来压力、矛盾和负面结果，配偶、兄弟姐妹和父母之间也常常真心认为家人需要检测。因此检测决定可能是在复杂多变的家庭环境中做出的。布莱恩（曾是教师/和失散多年的远亲联系后才知道自己有患亨廷顿舞蹈症的风险）说："我妻子想让我去做检测。"他妻子"想知道一个确切的答案，于是她鼓励我。我母亲去世后我一直都很沮丧。她认为正好相反，检测可以排除一项可能性。"

推动家属接受基因检测的动机因病、因人（作为父母、作为兄弟姐妹或子女的家庭角色）而异。乳腺癌患者通常认为基因检测信息能使某些家族成员认识他们自身的风险，促进他们自检。尤其是父母，他们可能会敦促成年子女做检测。苏茜（在 HIV 组织工作/父方家族有良性卵巢增生和乳腺癌的遗传史）被母亲逼着去做检测，却没有意识到这个潜在的不利因素。苏茜目前无症状，但意识到可能的医疗歧视，所以抗拒检测，不过最后某种意义上为了安抚母亲而屈服。幸好她发现自己没有携带基因突变。

这种压力难以抵挡，尽管它侵犯了个体自主权和为自己做决定的权利。因此，人们时不时在自己逃避检测的愿望与对他人所承担义务的意识之间权衡。他们常常把帮助下一代放在比自己对歧视的恐惧和知晓有突变而产生的精神压力更重要的位置上。

最后，他人的推动可能是决定性的因素，与是否做、何时做有关，但也因此带来压力。约翰说，他嫂子强迫他的哥哥去检测，"因为她想怀孕"。约翰的哥哥"一拖再拖，让她很恼火"，从而导致家庭矛盾持续不断。

家族内的压力可能有所不同。兄弟姐妹之间可能不会试图鼓励检测，尽管他们可能会把突变的基因遗传下去。家族也可能不会强迫弱势成员做检测。安东尼娅（神经科学家/没有亨廷顿舞蹈症临床症状）发现自己不是携带者后，尝试"让我的兄弟做检测"，因为她感觉到他可能有早期症状。她说："但是我们很不一样：我非常开放，外向，自信。他完全相反：非常内向，说话结巴，弱不禁风。"但为避免收到那些让人无能为力的坏消息，这种疾病疑似症状也可能阻挡做检测的决心。

在鼓励做基因检测的过程中，家人往往会站上道德制高点，认为家人不做检测会对其他人不公平。卡尔（曾被患病的父亲性侵犯）认为他有疑似症状的兄弟应该做基因筛查。上一代有亨廷顿舞蹈症的危险事实强烈刺激他的想法，他批评道："你自己不检测是说得过去，但对你的妻子和孩子来说很不公平。"这种压力让人反感一点都不奇怪。

为免于强迫，有些人很少与他人谈及这些决定，有时只会和配偶说说。然后这些问题被悄悄掩盖，个人也就放弃了他们可能得到的支持。也许有人为获得别人对自己决定的认同而与其讨论。

正如我们将看到的，家庭这一复杂多变的环境如何在利他主义和自主性等方面影响检测决定最终成形。

家族反对

如前所述，家庭成员之间不仅会鼓励检测，也可能会阻挠检测，从而引发矛盾。无论是为了自己还是他人，个人可能尝试鼓励大家，也可能会阻挠别人。个人不做检测的想法，有的很不坚定，有的会主动阻止。

伊夫琳（无临床病症/母亲/家庭主妇）说："唯一阻止我的是丈夫。"她还临时征求了一位占卜师的意见。她补充说：

> 我想在大儿子满 18 岁时再做检测，这是我心目中的神圣数字，那时他就是一名成年人了。我还有两年的时间。我现在不着急，但我迟早会。我丈夫不同意：我们现在过得很好，为什么还要做这个？他害怕，害怕发现我携带突变，然后紧张或难过。我们可能要大吵一架，最终我还是要做检测，为孩子，为自己。

他反对她做基因检测，不愿给他们的夫妻关系带来压力，部分原因是他曾打算再要一个孩子。伊夫琳必须在她认为这对自己和对孩子有好处及丈夫认为这可能有风险之间权衡。有些人通过当下不做决定来缓和紧张局面，并将这件事情推到以后。可能最终也很难达成共识。

对乳腺癌患者，家族成员通常反对检测，因为这可能意味着他们自己也携带这种突变。朗达（护士/6 岁时曾经亲眼看到母亲死于乳腺癌/有乳腺癌/携带基因突变）说：

虽然家族中已经被确诊的人支持我，也对我的检测结果有兴趣，但他们的家人有所保留，因为（他们会想）"如果她有，那么我可能也有。如果我妹妹得了癌症，那没有什么大不了的。但如果她因为携带致病基因而得癌症，那可能我也有这个基因。"

即使已经得乳腺癌的人也可能反对家人检测基因，因为阳性检测结果将意味着这些患者自己有复发的可能，他们将不得不考虑预防性切除手术，也担心会给后代遗传突变基因。因此，即使家人做检测，这些患者也可能不愿知道结果。

患者自己可能阻止兄弟姐妹做检测。卡伦（患乳腺癌/没有做基因检测/律师）不想让她的姐妹去做检测，因为"如果她是阳性，那么我也可能是阳性。我告诉她，如果她做了检测，不要跟我说也不要告诉我结果。"身为律师，卡伦很谨慎，她不确定姐妹的检测结果最终是否会被透露给她的保险公司，让她承受歧视。防止保险基因歧视的法律尚不到位，这妨碍了家人之间的沟通。

然而家人反对的理由可能是他们觉得当事人心智不够成熟或年龄太小，无法处理这些信息。这种判断一旦出现就可能引发争执，产生家长式权威。对很多人来说，无知是福。

对亨廷顿舞蹈症，由于缺乏有效的临床治疗手段和对临床疑似症状的判断，有风险的个人可能阻止家人做检测。安东尼娅（神经科学家）观察到她哥哥有亨廷顿舞蹈症的早期症状，最终认为他不能很好地接受这个结果：

我觉得哥哥已经发病，因此我不再逼他去检测。即使没有确切迹象或症状，有亨廷顿舞蹈症的人可以直接从他们的眼神看出来，他们眼神涣散，呆滞恍惚。

为了对孩子保密或者避免告知的痛苦，父母会完全回避检测，以防万一出现阳性结果。蒂姆（携带有基因突变/没有病症/律师）说："哥哥决定不做基因检测，这关系到他的孩子……你不会真想告诉他们结果，就像'顺便说一下，你大概有 50%的可能性得这种病哦。'"或者患者做了检测，但不向后辈透露结果。然而，把这事当成一个秘密守护会带来心理负担和愧疚感。

人们也可能只是担心家人发现他或她携带基因突变时束手无策，徒增焦虑或内疚。伊莎贝拉（社工/患乳腺癌/基因突变携带者）说：

> 母亲说她觉得自己也该做检测，我不同意。她很健康，就此而言做这个对她的生活有什么意义？她也不需要做预防性切除手术。她会内疚，后悔把这个基因遗传给我。

作为一名社工，伊莎贝拉非常清楚接下来的精神负担。

医者角色

临床医生能以这样那样的方式影响检测决定，虽然他们对遗传学的认知和接受度不同。然而遗传咨询师所受的培训是不要直接给予患者指示，相比之下临床医生的建议会明确无保留。不过一线人员在实际工作中还是自有办法。琳达（艺术教师）最终通过基因检测结束了"亨廷顿舞蹈症的噩梦"，确认自己没有携带这种突变，她说：

> 医院的医护人员都认为我该做基因检测，除了少数几个人外，大部分都给我这样一种感觉，就是如果我不做，我就是个坏人。我的全科医生和妇产科医生都说，"你该检测，你不做就是不负责任。"他们说起来当然容易。

对于乳腺癌也一样，很难抗拒临床医生或明或暗的检测建议。卡伦（在某种程度上是一个很有成就的律师）之前一直拒绝这些意见，但深受医护人员的影响："医生说，'我认为你要去做检测'这句话影响力很大。"

医生可以大力促成基因检测。萨曼莎（27岁/女演员/有乳腺癌/没有家族史）相信非西医的整体疾病医疗观，但她愿意通过做基因检测让医生闭嘴：

> 每个人都不停地说，"你真的要去做这个。你会得病都是因为这个基因，"我吓坏了，"不！去它的基因！"我做检测就是为了让每个人闭嘴。

她之所以犹豫，部分原因是她信赖补充和替代医学（CAM）①。萨曼莎解释说："医生都快被我逼疯了，因为我的观念几乎要了他的命。他总是

---

① 译者注：补充和替代医学（complementary and alternative medicine），在西方国家把常规西医治疗以外的疗法统称为补充和替代医学，包括冥想疗法、催眠疗法、顺势疗法、按摩疗法、香味疗法、维生素疗法等，中草药和中医针灸也归于其列

对我说，'别再喝草药和灌肠了，它会激发癌细胞。'"最后，她考虑到自己患卵巢癌的风险，觉得还是需要检测，但对压力很不舒服。她发现自己没有携带突变。

医生可能太过急切推动检测而高估检测本身的价值，低估可能的心理和伦理代价。有些人甚至在未经父母授权同意的情况下对未成年人进行检测，这反映出他们对相对罕见的疾病和日新月异的遗传学认识的局限性。贝蒂（设计师/不得不随身携带一台便携式制氧机）告诉我们说：

> 我带儿子去看儿科，告诉他们我有 α1-抗胰蛋白酶缺乏症。医生最近接受过培训，没有知会我一声就给我儿子做了基因检测。医生对疾病的兴趣有点过头了，我以为他们至少会先问我一声。

她知道儿子太小不可能会有临床症状，而且她想方设法地把儿子和这些疾病令人难堪的医疗折磨隔离开来。医生的热心肠是善意的，但可能不必要，而且有潜在的危险。

医者阻拦

医生这些明确或模糊的态度，不仅可以鼓励和推动基因检测，还可能妨碍甚至束缚检测，有些医生可能对遗传学的认知过于谨慎而产生偏见。罗恩（摩托车手/携带亨廷顿舞蹈症基因突变）认为医护人员"一定程度上让你害怕，希望吓退太敏感的人。"他知道医护人员仔细询问的目的，但还是觉得不自在。

其他时候，医护人员可能因为个人态度或学识有限而阻挠检测，这样做有点过分。安东尼娅（无临床症状/携带亨廷顿舞蹈症基因突变）说：

> 医生告诉我："算了吧，别傻了，你为什么要做检测？相比之下你死于心脏病或者乳腺癌的概率要大得多。你不应该担心这个。"我不满意这个回答，但我这几年也没有任何行动。

医生的回答推迟了检测，但最终没能阻止她。最后，她发现自己没有携带突变，但她对全科医生在基因检测中起到的作用非常谨慎，认为有必要让专科专家参与进来。

医护人员可能反对个人想做检测的理由，打消他们的念头。伊夫琳（没有亨廷顿舞蹈症的症状/丈夫反对她做检测）告诉我们：

> 工作人员说，"你不能因为想组建家庭就做基因检测。"我没

有一个很好的理由，我只想知道真相，但他们认为这个理由不够
充分。

结果她去咨询了占卜师。

由于缺乏了解，医护人员可能不会建议也不会预约检测，因为他们不
知道哪里可以提供检测服务。基因检测的类型不断增加，各科医生却往往
缺乏足够的培训和应对措施。或者说，医生的水平可能只够提出问题而不
能继续解决问题。他们可能不会把患者转诊给遗传咨询师，也没有做好接
诊复杂病情的准备。苏茜（在 HIV 组织工作/患良性卵巢囊肿和乳腺癌/有
家族遗传史）继续说：

> 妇科医生说："我对检测不太了解，但我知道你的风险很高，
> 为什么不去咨询一下呢？"她没办法告诉我太多，这让人不安；
> 也许她不想跟我就此讨论一个小时，因为她还有其他患者，但我
> 始终放心不下。

苏茜最后确认自己没有突变，但在日益碎片化的医疗健康系统中，患
者如何面对这些问题始终让人关注。

权衡之重

检测抉择需要衡量相对风险和受益，使当事人困惑。这些相互矛盾的
事情需要平衡内心挣扎和人际冲突。检测决定折射并影响当事人内心深处
对个体和未来认识的潜意识，引起剧烈的情绪波动。琳达（艺术教师/母亲
/做检测是为了逃避笼罩的"亨廷顿舞蹈症的噩梦"/发现自己没有携带亨廷
顿舞蹈症基因突变）说：

> 开始做决定时，我做了一个梦：身上长了一条小虫子，疯狂
> 繁殖，我无法阻止它。我丈夫说：那是因为你无法让已经启动的
> 命运停下来。

人们往往看起来厌恶风险[33]，但个人实际上对正反两方面都有很复杂
的顾虑。受访者对最高风险存于何处和必须采取什么行动的判断都有差异。
这些决定迫使他们置身于主观认识与客观风险的矛盾——如可能的坏消
息带来的负担与实际的阴性结果带来的宽慰，不知道结果的焦虑与知道阳
性结果承受的压力。克洛伊（28 岁/无临床症状/秘书/和姐妹一起工作）担

心自己会变得和她父亲一样:"如果我有亨廷顿舞蹈症基因突变,这将比相信自己没有携带更让人崩溃。"

对风险的厌恶也会促成基因检测,以防个人在没有心理准备的情况下观察到症状。卡门(患乳腺癌和甲状腺癌/前牧师助理)说:"小心驶得万年船。"同时她也觉得"可能他们会找到一些有效的治疗手法"。

这些估计不仅涉及每个风险发生的概率,还包括了每种检测结果的情绪影响和含义。在做出这些估计时,个人可能尝试改变别人的看法,但往往徒劳。即使家人对风险判断一致,他们在如何衡量每个方面的相对概率上也会有很大不同。

大多数人同意每个人最终都必须面对这些生存困境且自己做决定。即便关心他们的人也都试图中立,敦促他们谨慎决策。琳达(艺术教师/最终发现自己没有携带基因突变)评论:

> 我从不给任何人建议,我真正能做的和最礼貌的事情就是承认他们的处境,让他们自己解决。我得到的任何建议都很糟糕。

其他人只会提供一般性的建议("确保你能处理坏消息"),而不是确定的答案。

何时检测

是否做检测的利弊在个人决定做检测后还会产生持续影响。检测不仅与社会环境有关,也与时代背景有关——包括心理和生理层面。其他类型的医疗检查与疾病治疗联系相对紧密。但基因检测能揭示自己恒定不变的一面,并且可以在症状出现之前或之后的任何时候进行。因此,医学、心理、人际关系和经济因素在其间发挥重要而复杂的作用。人们如何排列这些矛盾因素的轻重缓急?令人惊讶的是,这些问题几乎没有受到重视。

有些人马上寻求检测,或者一知道有风险就很快去做。但临床医生和其他人一般都会劝阻这么做,特别是对亨廷顿舞蹈症,因为它的症状会100%表现。大多数患者回想起来都认为他们之前太过草率。

最终,大多数人都会决定推迟亨廷顿舞蹈症基因检测,只是期限不同。从医学角度考虑,等待期可以推迟到症状明确。一些人在寻求基因检测时,早几年前就已经观察到早期症状或获得相关建议。通常情况下,压死骆驼的最后一根稻草是症状进展到损害关键技能,如驾驶。罗杰(33岁的单身汉)起初坚决反对检测,直到出现了亨廷顿舞蹈症的疑似症状:

　　但就在两年前,我的平衡感和驾驶技术开始变差。特别是有一天,汽车冲出了马路。那一瞬间,我想去做基因检测。我对所发生的一切都很清醒。

　　乳腺癌患者也一样,只有特定医疗行为之后才做检测,要么和自己有关,要么和家人有关。苏茜(在 HIV 组织工作)发现卵巢有良性增生时做了基因检测,这是一个"转折点":"这些囊肿打破了平衡。在那一刻,我必须知道:这是真实的,可能会发生的。很多亲戚死于癌症,我越来越焦虑。"但事实上她又耽搁了好几个月。

　　开始做这样一个重大的决定首先需要获得更多社会支持,并仔细考虑所有可能的替代方案,这很花时间。她补充:

　　　　我需要一个我信任的、也爱我的人帮我把关,告诉我"做基因检测并不荒唐,你不是鬼迷心窍。"我有一个非常支持我的另一半,不过我们也花了一些时间达成共识。

　　她认为自己一旦做出决定一般不再拖延,尽管做这个决定需要点时间。

　　一些人解决这些问题的办法是与自己或别人讨价还价,谈判妥协并设定未来检测的时刻。例如,有些亨廷顿舞蹈症患者发誓要孩子前考虑做基因检测。在此之前,他们拖延着不做决定。对乳腺癌患者,也有些人决定将来怀孕前做检测。

　　还有些已经有孩子的人,认为他们会在当祖父母前检测基因。但预先设定这样的时间表可能被证实有困难,因为它与准父母的行为有关。艾伯特(警察/携带亨廷顿舞蹈症基因突变)说:"我希望我的孩子在他们有下一代前就可以得到全部信息,但是其中一个要孩子的行动比我预想的更快。"成年子女可能毫无防备地怀孕。

　　有些人一直等到他们有足够的资金——做得起检测或买得了保险(避免先做检测再买保险,导致保险不能报销"投保前已存在状况")。有时遗传咨询师因为这个原因建议患者推迟检测。卡伦(律师)谈论乳腺癌时说:

　　　　确诊以来,我一直试图购买额外的残疾、生活和长期护理保险,但被告知由于我的癌症,必须等 5 年后才能买。所以如果我足够明智,我可能会先买齐所有保险,然后再检测。

　　她和其他人一样害怕遭受歧视,对立法可能提供的保护措施态度谨慎,部分原因在于法律条款是可以修改的。

　　另外, 其他人选择等待是心理原因, 如拥有特定个人或职业身份: 如结婚、生子, 或是进入各种意义的"稳定时期"。奥利弗 20 多岁时决定继续攻读博士学位, 尽管他知道自己携带亨廷顿舞蹈症基因突变。而他姐姐决定推迟到她认为更安全的时候——"当她有了支柱, 即生活更安稳的时候"。但可以理解的是, 有些人会不断推迟检测。

　　有些人只在必须面对重大职业抉择时才接受检测。这种不知怎样才能更专业的不确定感可能战胜对基因突变的恐惧。安东尼娅(神经科学家)在没有任何症状时谈到自己患亨廷顿舞蹈症的风险: "我早就知道这件事了"。

　　　　事情到了不知道突变与否就很糟糕的地步。你得说服自己,
　　既然你有, 你最好还是把它找出来……这就是未知的不确定性:
　　我应该继续攻读博士学位, 还是提前生孩子、买房还贷, 选择职
　　业还是家庭? 如果我有亨廷顿舞蹈症, 我可能会考虑组建家庭。
　　结果我没有突变, 所以我还是读博。

　　如果携带基因突变, 她会选择一个不同的职业。她说: "我会完全改变计划, 赚钱, 获取经济保障。我可能没办法奢求我想追寻的东西。"幸运的是, 她最后确认没有突变。

　　即使到某个特殊时刻, 如特定年龄, 检测也可能继续推迟。罗恩(无临床症状/摩托车手)说: "我 40 岁了,"但他"不想到 65 岁才发现我没有携带它。"不幸的是, 他发现自己携带突变基因。然而, 他选择继续驾驶摩托驰骋人生。

　　家人的医疗活动也可以提醒人们做基因检测。亲属的死亡可以强烈影响是否及何时检测。这种影响可能是直接或间接的, 以现实的残酷震动个人, 或者把一个人的角色从病患照护者转变成潜在患者。

　　遗传咨询过程本身旨在促使个人充分考虑所有选择, 这需要时间。但如果个人想快点决定, 可能让情况紧张。伊夫琳(母亲/无临床症状/丈夫反对做检测)在谈到她想坚持下去的时候说: "我和遗传咨询师在拉锯。他们说: '我们真的希望你能等上 6 个月。' '你怎么敢说让我继续等?'"这种拖延使她决定去请教占卜师。

　　在这些相互激荡的湍流间跋涉, 一种策略是建议高风险的个人早做考虑, 随时间推移反复掂量。卡尔(曾被性侵/也曾离家出走)说: "我会告诉别人先不要检测, 但可以深入了解一下检测流程, 看看会发生什么。"他认为"做些什么"很有价值, 时间本身可以帮助化解问题。

检测过程

一旦决定做检测，咨询和检测过程本身就是许多人会遇到的挑战。检测经历不同对后续生活的影响也大不相同。提供检测的机构从具有强大社会服务支撑能力的专业中心到普通的全科诊所什么都有。诊所在诊断和检测方面的经验能力参差不齐，有些几乎没有处理过什么病例。巴勃罗（拉美裔/艺术家/没有亨廷顿舞蹈症症状）告诉我们：

> 我姐姐在私立医院就诊。医生说他们有九成把握认为她得了亨廷顿舞蹈症，但需要做基因检测。我问"医院有没有处理过亨廷顿舞蹈症？"他们说："没有"。"医生亲自接诊过亨廷顿舞蹈症吗？""没有……""团队中谁接诊过亨廷顿舞蹈症？""没有"。这让我很生气。

与遗传咨询师和其他医疗保健工作者不同，医生怎样和多大程度上介入这一过程千差万别。有些人认为医生都倾向于做检测，而执业医师以外的医疗保健工作者（如遗传咨询师）更谨慎，这可能是职业训练的差异所致。琳达（艺术教师/亨廷顿舞蹈症基因突变阴性）说：

> 医生往往意见明确，也不担心让你知道。也许这就是为什么社工往往有另一种倾向……对困难多一点尊重，然后承认他们对你的遭遇没有好办法。

临床医生的培训更强调直截了当，但是医生解决患者心理难题的时间往往很少。

遗传咨询量质之异

受访者还反映咨询过程本身很重要，尤其是基因检测的数量和类型都在增加。咨询经历有好有坏：从受益匪浅到非常痛苦。从首诊开始，哪怕第一个电话都影响了最终是否做检测。贝亚特丽丝（数学教师/患乳腺癌）说："遗传咨询师的电话听起来非常合情合理。"贝亚特丽丝最终做了检测，如果是阳性，她想要切除卵巢。"我去见了她，在五分钟之内我就确定我要做检测。"

信任在决策中起重要的作用，却强烈受到观念的影响。戴安娜（西班牙语教师）接受乳房肿块切除手术，醒来却发现外科医生进行的是乳房切除术，因为外科医生认为这不言自明。后来，一位医生建议进行基因检测：

　　起初，我并不相信，但我喜欢这个医生特别是她的处理手法。我们建立了某种信任，这促使我考虑它。我没有马上拒绝她的建议，而通常我对医生都不这样。

　　尽管她之前有戒心，但还是接受了检测，得知她没有突变。

　　然而在遗传咨询中，突变结果最后是阴性的情况非常偶然。卡尔知道自己没有携带亨廷顿舞蹈症突变，但仍对这个过程失望。他说："这个医生只是开了检测单，没有遗传咨询，什么都没有，就那样。那是个错误。"

　　这个过程可能带来巨大创伤，因为它意味着患病甚至可能死亡。持续焦虑毫不奇怪，甚至有些人在决定抽血以后还这样。恐惧感不仅笼罩咨询之前和咨询全过程，甚至还持续到做出决定之后。卡尔继续说："就像一把剑挂在你头上。特别是你抽血和等报告那段时间。"

　　有时候虽然咨询较多，但后续行动或者帮助不足。艾伯特（警察/为帮助自己的孩子去做检测/携带突变）说：

　　　　医生当时跟我说，"如果你需要回头找我们，我们可以谈谈"…… 我打过电话，但是他们搬办公室了，我尝试去找，但是联系不上任何人……他们也没回访过我。

　　这些担忧最终会在取检测结果的时候爆发。遗传咨询师自己也要应对这些担忧，如承诺向患者透露真相前自己先不看检测结果。就像琳达（艺术教师/没有携带基因突变）说的：

　　　　我最害怕从候诊室走到他们要向我宣布结果的地方……你怎么能和一个知道检测结果的人一起从这里走到那里？所以遗传咨询师实际上设置了一个周密的计划：她什么都不知道，只是准备把我从候诊室接到指定的房间。然后我不需要在我还不知道结果的时候和一个已经知道的人一起过去。

　　她强调了这个过程中涉及的多个复杂阶段。

　　对于乳腺癌患者也一样，焦虑和不确定性源源不断，尤其是在等待结果的时候。咨询室的女性会怀疑遗传咨询师是否已经知道结果了。

　　不管他们对疾病的敏感程度如何，医疗保健工作者都可以通过口头的、无意的、非语言的交流来传递他们对检测结果的怀疑和了解。当意识到患者的风险或症状时，医疗保健工作者可能会改变语调。西蒙（29 岁/会计）在谈到她对亨廷顿舞蹈症突变的了解时说："看到咨询师表情的一瞬间我们就知道结果了。因为她原本非常开朗，整天'乐呵呵'。"西蒙立刻感觉到恐惧的逼近。

遗传咨询师可以通过非语言的方式传递乳腺癌信息。劳拉（平面设计师/没有临床症状/母亲患乳腺癌并曾想通过做检测帮助劳拉，而劳拉不想知道检测结果）说曾有遗传咨询师让一个学生观摩咨询过程，然后劳拉就猜到结果了：

> 当我到那里的时候，咨询师问这个学生能不能坐进咨询室，这时候我就知道了。如果检测结果是阴性的，他们为什么要叫别人坐进去呢？她没有拐弯抹角，这实在是太好了。我哭了起来……当她谈到什么计划的时候。他们就坐在那里，随便我坐多久。但我只想回家。现在一想起这个我都要流眼泪。

遗传咨询师的确可能比临床医生更有时间处理情绪波动的问题。

然而，医疗保健工作者可能不敏感，会以不恰当的方式告知患者诊断结果。罗恩（摩托车手）谈到他父亲确诊亨廷顿舞蹈症时说：

> 他当时在医院，没人告诉他。这些学生全部围上来，就听那个医生说这位男士有亨廷顿舞蹈症，这就如何如何如何……我父亲什么也听不懂……这真的让人很不愉快。

即便知道一个人携带基因突变会有严重影响，医疗保健工作者可能也缺乏应有的敏感。

然而阳性基因突变的结果一旦出现，不管告知的过程怎样，它都永远不会正面积极。西蒙（会计/订婚时才知道家族有亨廷顿舞蹈症/从遗传咨询师表情猜出自己有亨廷顿舞蹈症）继续说：

> 那是一个可怕的雨天，天气实在糟糕，然后我懂了：这就是你知道超坏消息的一天啊。我们走了进去，她递给我一个信封，如果我们想知道碱基对具体重复的数目（就是基因的异常延展）就可以打开这个信封。我们没有打开它，转身离开。没有遗传咨询，什么都没有。她过了一周给我打过一个电话。这个电话再直白不过：这就是检测结果，非常感谢，再见。

事实上，遗传咨询师兴许提供了额外的帮助，但没有将其记录在案。

事实上西蒙最近才知道这种病，这使她更难接受。就像她提到的，迷信（大雨的征兆）可以传递这种影响。

相比之下，其他患者会觉得遗传咨询过程太长，信息太多——简单粗暴地一下子灌输太多信息。无论从认知还是情绪上，都会让他们不知所措。连很了解医学知识的苏茜（在 HIV 组织工作/有乳腺癌遗传史）提到遗传咨询时也说："我得到很有用的信息，但实在太多了！我整个脑子都是假如怎样怎样，我完全懵了。某种意义上我什么也没听进去。"

然而，信息量的"准确"与否归根结底会随复杂情绪和认知反应的变化而改变。医疗保健工作者肯定已经估计过背景信息的合适数量，但可能自己也没把握。信息模糊不全，了解一点就有潜在的危险性，从而引发焦虑。苏茜继续说："判断什么信息会过多，这太主观，我到家以后还在试图弄清楚那是什么意思。"此外，少量数据（如 DNA 碱基对重复的数量）随便就可以构成太多信息，而且这些信息的含义还不够清晰。西蒙（痛苦地从遗传咨询师的表情推测出自己亨廷顿舞蹈症检测结果）继续说："她说他们目前还没有把碱基对重复的数量和实际发病的概率关联起来，所以我们知道这个毫无意义。"

这种情况下，提供更多书面信息（而不仅仅是口头沟通）可能很有用。卡门（拉美裔/前牧师助理/有乳腺癌和甲状腺癌）被告知自己携带乳腺癌突变时说："咨询师什么都没有写给我，我本来就很健忘。我原本可以把书面的信息给别人看，让他们用简单的话解释给我听。"考虑到涉及的各种复杂因素，她重点强调了教育水平的差异性。

咨询师常被看作不断重复同样问题的坏人。然而，回头再看，人们就会理解为什么这个过程需要这么长时间。卡尔解释说："因为他们总是反复问同样的问题。"

"你真想这么做吗？你为什么想做这件事情？它能达到什么目的？"当我回过头看，我明白为什么了……但他们固执得让人厌烦……他们可能会说，"你看，你会觉得我们烦。我们一次又一次问这些问题，但这些都是有原因的……只是你现在不理解而已。"他们甚至可能已经说过了，我却当作耳边风。

幸运的是，他发现自己没有这种突变。尽管如此，咨询师还会更全面细致地提前描述这个过程，使患者的预期更贴近现实，确保它被逐渐理解，自己也好准备解答患者接二连三的问题。

那些已经接触过一定科普知识的高风险个体，结合自身已有知识尤其认为这个流程不够灵活。安东尼娅（神经科学家）谈到所做的亨廷顿舞蹈症检测时说："这个流程耗费 6 个月，很多人是需要这么久。"但她这样的人，"想马上知道，对自己内心的想法非常了解，并且可以表达给遗传咨询师，他们应该进行得更快一些。"当然，回头再看，如果她发现自己没有携带突变，估计想法又不一样。

一些非专业人员也认为冗长流程并不完全适用于他们，因为他们已认真考虑并加以权衡。他们认为可能需要更灵活一些。蒂姆（成功律师/没有临床症状/亨廷顿舞蹈症突变携带者）说："他们真的是在培训你，我觉得我做检测的理由够充分，我不是说要免除……这个过程对普通人很适用，但对我来说有点烦。"不过，最后他还是感谢这些基本介绍，部分因为他知道自己携带有基因突变。

对乳腺癌患者来说也一样，那些已有症状的人可能会坚决要求继续检测。奥里（犹太人/有乳腺癌/想通过检测来鼓励女儿）很少在意遗传咨询师。她说："为了女儿和外孙女，我非常非常坚定地想得到这些信息。所以我不在乎他们说什么。"

然而正如前面讨论的，一个人要知道自己心底想要什么和什么对自己最有用非常困难。事实上，随着时间的推移，许多想马上做检测的人在遗传咨询中开始意识到问题的复杂性。西蒙（会计/无临床病症/在订婚时才知道家族有亨廷顿舞蹈症）说：

> 我们马上就想知道……我不需要做遗传咨询。但是，事实上，和这里的工作人员聊完，"好吧，我们还没准备好处理这个问题。"他们问我最难的问题就是，"如果结果出来是阳性，你想做什么？"这真是一个要命的问题，我们花了好长时间才决定。

在这个病例中，遗传咨询很好地达到了它的预期目的，促使患者考虑所有可能的情况。结果证明这是有帮助的，因为她后来得知自己携带有这个致命的标记。

西蒙同时也赞扬咨询师使用的概念和比喻很有用：

> 他们说把它看作纽约的公寓：你有一个小小的纽约公寓，地方很小。你需要花很多时间来整理你的壁橱，因为你有且只有这么一个。这就像亨廷顿舞蹈症：如果你知道这就是你拥有的时

间……充分利用它。

遗传咨询师的帮助在很大程度上可能出于内在的同情心而非外部培训。西蒙又说:"她真的很关心我,这不仅仅是她工作或者培训的一部分。"

但也有人会听不进去遗传咨询师的话,不过这会让他们对结果猝不及防。薇拉(市场营销专员/因为亚裔身份而被安排做基因检测,发现自己携带基因突变)没有真正重视基因遗传咨询。尽管她有乳腺癌,但她坚信自己不会有这种基因突变,因为她的家族没人得过这种病:

> 遗传咨询师走完整个流程,解释假如结果阳性会怎样怎样。我就想"呃,我认为结果不会是阳性,我做这个只为好玩。"我根本不信这个。但是,当我走进去拿结果,看到她旁边还有另外一个医生,"啊,糟糕!出事了。"可能我一开始就该认真听她的话。

事实上,薇拉觉得她对自己不诚实:

> 我想我已经在听结果了,但其实我没有。我欺骗了自己。当她在告诉我(结果)的时候,我还能忍住。但我等不及要离开,走到楼下一小片草地上,我哭了出来。

指出咨询者没有考虑到的问题,并用概念帮助其理解复杂难懂的现象,被证明是咨询过程中尤其有用的部分。很多人喜欢咨询师的直率和敏感。苏茜(曾经在 HIV 组织工作/曾患良性卵巢囊肿/没有患乳腺癌)说:"咨询师说,'我要赶紧告诉你:你是阴性的。'我如释重负地哭了出来。"

转诊到心理健康服务中心可能特别有用。美国亨廷顿舞蹈症学会(Huntington Disease Society of America)建议为抑郁和情绪化增加"心理及精神检查"支持[24],这里已经有一些受访者被转给精神科医生并拿到抗抑郁症药物处方。因此,遗传咨询的额外好处是会被转诊到心理健康服务中心,而个人没有渠道获得这些服务。

心理治疗可以起到关键作用,有助于做出决定和接受检测结果。罗杰(在他开车冲出公路后做了亨廷顿舞蹈症基因检测)接受了诊断结果,很大一部分原因是他一开始就结合了心理治疗。他说:"我现在真的很平静。10 年前怀疑自己会得遗传病的想法差点逼疯我自己,但我一直在看心理医生。"心理治疗可以帮助他接受自己的风险,即便不能完全接纳。罗杰补充说他姐妹由于心理治疗,一直没有去做检测,"就像脑子里从来没有这件事情一样。"

因此，心理治疗有助于处理疾病威胁和决定过程中固有的不确定性，减轻焦虑。所以，心理治疗可以成为遗传咨询一个重要的辅助部分。琳达（艺术教师/没有携带亨廷顿舞蹈症突变）认为没有人可以在咨询心理健康医生不充分的情况下就做基因检测。

遗传咨询也可以在经济上起帮助，鼓励人们提前筹划未来的保险。检测前，个人常会购买健康险和长期护理险。遗传咨询师会帮助患者处理隐私问题，如建议患者明确要求临床医生不要把基因检测结果记入医疗档案中。临床医生可能也知道某些附带保密措施的研究项目免费提供检测。总的来说，这类信息虽然简单，但颇受欢迎。就像本杰明（来自马里兰的工程师）谈到那样一项研究："检测结果保密，可以马上销毁，所以不会回溯到你本人，而且完全免费。"但他还是丢了工作，因为他公司知道了α1-抗胰蛋白酶缺乏症可能使他残疾。

测后反应

对检测结果的反应无论从短期还是长期的维度看都大不相同，这取决于疾病类型和检测结果，并随着时间推移在未来几年发生变化。

那些阴性结果的人当然放心。已经有孩子或正在考虑要孩子的人，这不仅仅是他/她个人的好消息，也是下一代的福音。阴性结果尤其让人开心，是因为这意味着孩子们也没有风险。癌症可能还在家族中存在，但检测给人些许宽慰，尽管这不是绝对的。苏茜（有良性卵巢囊肿/有乳腺癌家族遗传病史/没有临床症状）总结说："如果我没做检测，我会一直担心下去。"

一点也不奇怪，那些知道自己携带基因突变的人因此深陷不安。但因疾病不同和是否出现临床症状，个人的反应也会不同。那些α1-抗胰蛋白酶缺乏症患者通常感到宽慰：明确的基因诊断会让他们意识到早期令人困惑的症状并减少不确定性。阳性突变的结果对α1-抗胰蛋白酶缺乏症有具体意义，明确的基因诊断会让他们放下难堪并开始接受相应治疗。多萝西（前电视制作人）现在不得不推着便携式氧气瓶等待肺移植手术。通过α1-抗胰蛋白酶缺乏症基因突变，她解答了疑问：我为什么一直像个孩子一样生病？我在房子里打扫卫生都会喘不过气来，也不知为什么。

那些有α1-抗胰蛋白酶缺乏症基因突变的烟民听说他们的症状不是吸烟导致的，减轻了自己的负罪感。本杰明（工程师）在谈到他的检测报告时说：

> 我不高兴，但也放心了。此前我被诊断出肺气肿。导致我患病的可能是吸烟，也可能是遗传因素。但这给了我一个解释，为

什么我在 42 岁时得了肺气肿。

其实他把一个标签换成了另外一个自认为罪恶感相对较轻的标签。"我感到宽心不只是因为吸烟，我现在愿意告诉别人我的病情。我仍然觉得自己会被议论：我有这个基因的烙印，我不是一个正常人。"但是他现在觉得可以告诉别人他生病了。

的确，多萝西真希望她以前能早做检测，因为现在她被认为值得同情。"现在我已经确诊，得到更好的对待：'哦，她生病了！'"其实前后区别对待可能不是因为疾病的出现，而是基于明显的治疗痕迹、生活不便和不歧视。

亨廷顿舞蹈症的基因诊断结果可以让患者心情微微放松，它减少了不确定性和对命运起伏的担忧。吉姆（医生/亨廷顿舞蹈症阳性突变携带者）说："我推测检测结果可能是阳性，当我得知真相的时候，这就是一种解脱，再也不担心。一无所知才最可怕。"

震惊失望

尽管具备这些优势，但知道携带基因突变还是会让大多数人沮丧。这意味着真真切切被疾病和死亡的信息冲击。检测前，风险可能是一个抽象概念。但一旦确诊基因突变，这就变得看得见摸得着。罗恩（摩托车手）说他收到突变信息那一刻："那个消息改变了一切。"

许多人之所以震惊，还因为他们对信息知之甚少或者一头雾水。多萝西讲到她知道自己有 α1-抗胰蛋白酶缺乏症时说："会谈时录了音，我们回到家，坐下来反复听了好几遍，想搞明白到底是怎么一回事。"

很多人愕然不已。甚至那些声称自己早就猜到突变检测是阳性且已经接受遗传咨询的人都觉得他们没有充分预料到他们会是这样一种感觉。劳拉（平面设计师/从遗传咨询师带上实习生接诊推断出自己有乳腺癌突变）说："我抽完血后，我自己都忘了这回事。拿到结果的那个早晨，我吓蒙了。"

这种反应不可避免。一个人无法预料情绪波动的广度和深度。那些自认为结果是阴性突变的人被证明是错误的，这让他们极度震惊，彻底崩溃。

即使一个人理性地为阳性突变的可能性做好了准备，一味拒绝和开脱也会引起意外。有人认为自己年纪太大，不可能会有亨廷顿舞蹈症。在没有临床症状的情况下，诊断变得更抽象和不真实，让他们的子女或亲人更恐慌。

随着时间的推移，个人倾向于用不同的方式接受检测结果。即使结果最后是阳性，大多数人也不后悔做检测的决定。一般来说，他们会认为他们的选择是应有的权利。然而，做回顾性评估是困难的，这可能会受先前假设、后续决定和认识不足的偏见影响。无论结果多么伤人，回头再看可以减少过去决定的痛苦。

那些发现自己没有突变基因的人毫无疑问很少后悔，但那些检测结果呈阳性的人通常也不会对他们的决定而懊恼。例如，奥利弗就很开心知道自己有亨廷顿舞蹈症突变，因为这有助于他决定做自己最想做的事情——继续读博士。他说："基因检测本身对我来说是明确的、积极的。这让我觉得我这辈子做的决定还不错——拿到博士学位。"

然而，就算那些人认为检测对他们有好处，他们也不大会逢人就推荐。西蒙（29 岁/会计/订婚时才知道亨廷顿舞蹈症家族史/从她咨询师的表情中推断出自己有突变）说："我们这样做是因为对我们来说是正确的，但并不代表对别人也一样。"

小结

这些男男女女强调了做检测决定时涉及的若干关键之处。正反两面都复杂难料。这些人生活背景不同，包括个人成长经历、职场经历，以及与家人、临床医生和他人间的社会关系和压力，深深影响了这些选择，同时还可能彼此冲突。

基因检测决定是一系列复杂因素相互作用的过程，包括检测前的预测和自我评估，这带来许多挑战。何时检测也是个复杂的问题，咨询和检测过程本身差别很大，它们通常漫长但最后都有用。

许多决策理论上比较关注个人的认知和情感因素，利用心理分析模型强调信息追逐型、信息回避型和风险厌恶型的特征[30,33,34]。这里展示了形形色色的受访者如何根据自身经历做出决定，表现了他们与别人（配偶、兄弟姐妹、后代及医疗保健工作者）的动态关系，以及这些社会关系产生的冲击。

之前一些研究提到，对他人的责任感[37]是决定做检测的原因之一。但在这里，个体关系并不能简单一分为二成家长式高压和个体自主[22]，其实还折射出广泛而微妙的社会影响。有人可能原本偏向逃避检测，但因为相关信息可以帮助其后代而推翻先前想法。有人也许对一些知识有泛泛了解，却偏偏不敢触碰这些信息，害怕自身或者整个家庭遭到歧视。有两项基因检测研究课题已经涉及临床医生的建议[54,55]，但只有少数的研究调查了提供基因检测医生的比例[39,40]。受访者在此展现出临床医生如何在这些决定中发挥关键作用。理论上健康信息描述了寻求信息和回避信息的特质，人们要在这些时常冲突的倾向与别人的期望和需求之间权衡，这些特质还和检测前的预设及自检之间相互影响。"自我观察者"一旦发现可疑症状，就比那些没有观察到明确症状的人更倾向于做检测——当然也有例外。

曾有研究人员苏珊·考克斯（Susan Cox）[7]认为，她的研究对象大约有三分之一会"逐步改变"心意[7]，这些人在某种程度上参与了这样一个变化的过程。心理学家詹姆斯·普罗哈斯卡（James Prochaska）和卡洛·迪克莱芒特（Carlo DiClemente）提出"阶段变化论"，认为人们改变健康行为要经历 4 个阶段：无意图、有意图、行动和维持[21,22]。受访者在此补充了很重要的细节和维度。例如，他们提出了无意图阶段的一系列关键构成：自我评估和检测前假设的具体类型及其涉及的问题。

每个人不仅要面对是否做基因检测的问题，还包括何时检测。一些人已有意推迟检测[22]，但我访谈的对象表明何时做检测是由具体的医疗水平、心理因素、经济条件和人际关系决定的。基因检测通常在生命中特定时刻进行，此时个人往往需要做出人生的重要决定。

支持和反对检测的原因与先前的研究发现既相似又不同[9,10,12]，这部分反映出几项早期研究之后检测技术发生了变化。由于既往的遗传连锁分析（实验室中检测家庭成员的 DNA 大片段，而不是个体点突变）已经过时，那种很难从亲属那里抽血之类的困难不再是回避检测的理由。重要的是，成年人还可以通过检测决定他们或者子孙后代是否需要做昂贵的（也不完全是有利的）胚胎筛查[56,57a]。虽然过去做检测的主要原因是"如果我的风险增加了，那么我的孩子也一样"[9]，但现在胚胎植入前遗传学诊断（PGD）技术可以避免携带阳性突变的父母把这种基因遗传下去[57b]。

尽管立法能减少歧视，但仍然有大量的隐私问题。令人惊讶的是，这些担忧在以前针对检测决定的研究中鲜见提及，尤其是在有全民医保国家（地区）开展的研究中[7]。先前研究提到的某些因素如"情感原因"和"其他个人原因"[12]，实际涉及很复杂的现象。很多人做检测是因为他们"只是想知道"，但这种需求通常和其他因素（如专业背景）相关，有些人认为他们就是那种事实上想知道的人，结果并非如此。

部分由恐惧导致在检测前做出的假设，无论猜测检测结果是阳性还是阴性，这种假设并不总是正确的。假设阳性可以促进决定做检测（去确认疑点）或者不做检测（害怕检测结果），部分取决于其他因素。这些检测前假设影响了个人的决定，反过来也受多种因素制约，包括自检、拒绝、对遗传学的误解、对信息的不同需求和对焦虑的不同承受能力。虽然苏格兰的一项研究指出有亨廷顿舞蹈症患病风险的人感知不到他们的风险[58]，但这里提及的大多数人都有心理预期，即便这些预期后来被证明是错误的。不确定性会引起强烈焦虑。未来可以进一步研究那些假设自己有突变的人是否比那些假设他们没有突变的人更频繁地做检测分析，以及这些检测前假设正确与错误的概率。

同样，渴望减少焦虑也能以各种方式影响基因检测决定。个人从各个角度对眼下的恐惧和想象中未来的恐惧做出全面考量。值得注意的是，个人不得不预估他们未来的焦虑承受度，但是他们的这种能力各不相同，由此引出一个问题：有风险的个体如何做出预测及其准确度如何。对亨廷顿舞蹈症，焦虑情绪既可以就是一种直接的症状，也可以是担忧疾病的一种间接结果。自我意识和对压力的拒绝度也能被用来预测压力[59]，但有可能和其他因素有关，这很难度量。

对确定性的渴望在此展现了"消极力量"理论——个人在容忍不确定性和模糊性方面的能力各不相同。这种现象被诗人约翰·济慈（John Keats）形容为"当人面对不确定、神秘和怀疑时能够耐心追求真相和原因"[60]。这里个人对不确定性的容忍度不尽相同。对坏结果的恐惧感通常会超过好结果带来的解脱感，这与个人倾向于规避风险的理论相符[33,34]。然而，个人对风险的感知和解释不同。因此规避风险的决策也不同，要么避免检测，要么主动检测（规避以后生病而感到惊讶的风险）。

显然，平衡这些相互竞争因素任务艰巨。事实上，医学伦理中的两难困境往往意味着权衡选择、比较伦理受益，而不是单纯好与坏[61]。虽然一些伦理学家坚持认为应该设定原则，为解决问题提供答案和方法；但另一些人认为在伦理抉择中，原则之间可能存在冲突，实用主义需求更大，如密切关注人际关系过程[62]。这些受访者同样强调，需要综合评估社会因素、历史因素和地理环境因素，而这些因素都被忽视了。例如，没有研究对比过工业化国家（加拿大与美国，或者英国）之间医保差异和基因检测差异的关系。例如，早先在加拿大的一项研究中，有些人从来不对基因检测产生一丝怀疑或犹豫[7]，然而几乎所有我访问过的人都会那样。事实上，至少对于亨廷顿舞蹈症来说，加拿大的基因检测率似乎比美国要高[5]。国情和历史发挥了关键作用。

正如我们将要看到的，是否做基因检测和何时做检测的决定非常个性化，是在求知欲、命运的可能性及对坏消息的恐惧和他人的多重影响之间做出的权衡，这给检测决定带来深远影响。这些难题改变了受访者的生活，也改变了在世和未出世家人的生活。

第 3 章

"告因?"：家族内部告知与检测

卡门（拉美裔/有乳腺癌和甲状腺癌）说："当他们告诉我有基因突变时，我想：我得告诉家人。这是我做过最困难的事情之一。"

当人们意识到他们有（或者可能有）基因突变，面临的一个困境是：是否告知他人。如果要告知，告知对象、时机及告知方式分别是什么。一个人透露他（她）自己的基因风险给家人也就意味着实际上他们（包括家族其他成员）全都存在这个风险。因此，透露前必须权衡这些信息是否有利于受众，并考虑公开的方式方法。个人必须在自己对家庭承担的伦理责任和家人对基因的误解之间权衡，矛盾于是否告诉父母、兄弟姐妹、子孙后代及远房亲戚。

这种告知很重要，却很少获得关注。基因检测结果一旦公开，将在很多方面对家人产生显著影响[1]。一般来说，家人并不总是讨论彼此的遗传风险[2]，但是有些研究已经涉足这一领域。

告知会遇到很多障碍[3,4]。家庭是一个复杂、动态的社会单元[2]。大多数人更倾向于亲口将基因信息告知家人，而不是由医生代劳[5]。不过人们会有选择地公布信息[2]。

总的来说，告知时对医学因素的考虑弱于对家庭、心理、社会因素的考虑[6]。许多患者并没有将染色体异常[7,8]、乳腺癌[9]、囊性纤维化等[10]相关信息透露给所有存在遗传风险的亲属。就乳腺癌而言，告知内容可能随各种因素而扩大，包括年龄、癌症病史[9]、母子关系、痛苦加深[11]、孩子年龄较大、更坦诚的亲子交流[12]、携带者身份[5,13]、寻求支持和医学建议[5,13]。乳腺癌患者向更大范围家族成员公开遗传风险还存在不少障碍[14]。

但是家族性遗传病在某些重要方面存在不同。一项对照 4 种遗传性情形和 4 种非遗传性情形的病情透露研究发现两组表现大致相同：他们都不愿医生在本人不知情的情况下将信息透露给家人[15]。然而这项研究设定的条件比较复杂。例如，艾滋病（HIV）已经被确诊为一种非遗传性疾病，但其引发的严重的隐私问题让它的告知状况看起来与遗传病更类似。

我曾开展的一项艾滋病信息告知研究发现，人们在告知内容、告知方式及告知时机方面都不一样。有些人说得比较隐晦（如轻描淡写地说"我的免疫系统有些问题") [16,17]。

然而，有关基因信息告知的已有研究更关注是否告知的决定，而不是告知的内容、方式及时机。有风险的个体如何看待和经历这些问题，以及他们内疚、害怕、被污名或不适等感受却很少获得关注。与许多其他疾病相比，家族性遗传病会累及家人。这种告知会对后续医疗决定产生强烈的心理暗示。例如，获知个人的乳腺癌基因突变结果能深刻影响家族成员[18]，但是告知姐妹后本人心理压力会降低，告知年轻孩子们后本人心理压力会增加[5]。

健康观念模型（该模型认为健康行为受疾病易感性、严重程度、行为的成本获益比的影响[19]）或许有助于理解告知基因信息的决定，但没有被验证过。如上文所述，人们往往只有通过家人的告知才意识到自己也有风险。因此是否向家人告知，以及告知时机、方式，是否、何时将影响被告知者，以及如何在寻求检测、生育或进一步传播信息中做出选择均很困难。

欧文·戈夫曼（Erving Goffman）曾经描述过带着污名的个体一般如何努力管控这些信息，这很难[20]。但对家族遗传病，人们管控的信息也与他人有关。社会学家塔尔科特·帕森斯（Talcott Parsons）也认为"患者"承接权利和责任时应豁免某些义务，这样才过得下去[21]。有遗传风险的人必须做出信息公开决定，包括是否把自己和他人都置于危险中，以及这个决定意味着什么。

总的来说，我发现每个信息告知都涉及错综复杂的决定，包括告知内容、方式、时机、原因及告知对象。这些问题在三种疾病中始终贯穿。

是否该说

人们纠结是否需要他们告知他人基因信息固有的遗传性，如果是，应该告诉谁。许多人觉得这些信息会影响家人，他们有义务透露。然而这种告知势必牵涉复杂的逻辑推理和利弊权衡。

一种极端情况是，有些人守口如瓶——即使对直系亲属。西蒙（29 岁/会计/有亨廷顿舞蹈症基因突变但没有症状）说："除了丈夫，我没有告诉任何人，包括兄弟姐妹。"但这些不公开信息的人往往没有明显症状。疾病症状会自动昭示诊断结果。

许多人不愿告诉家人，除非家人专门问起或特别想知道。但问题是如果家人渴望了解，如何确认这种意愿。卡伦（律师）谈到她潜在的乳腺癌易感基因时说："我只会告诉妈妈、爸爸和姐妹，如果他们想知道。"

然而, 在家庭中隐瞒信息可能很困难, 或者基本不可能。

家人彼此很容易泄露隐私。家庭里同时存在保守秘密和泄露隐私的习惯。有时消息非常容易走漏。弗朗辛 (非裔/HIV携带者/患乳腺癌/没有症状/没有做检测) 说:

> 家人都很八卦——大家肯定会聊起来。我们心里藏不住任何事情。所以我必须小心选择和谁说。如果我们被告知"不要告诉那个人", 我们就不对他说。但是我们会告诉其他人。事情就是这样。

这些习惯根深蒂固, 难以改变。

告知内容

究竟告诉家人什么信息, 受访者也在做激烈的思想斗争——从说自己怀疑可能有症状或突变 (即便他们其实已经做过基因检测), 到承认他们已经着手遗传咨询或者拿到结果。

只有疑似症状时他们并不会开口。奥利弗 (有亨廷顿舞蹈症突变/决定要拿到博士学位) 表示, "我只要发现手有点抖, 就去麻烦妈妈和妹妹吗? 很可能不会, 除非我相当确定。"他担心这些不确定信息只会惊扰他人, 引起不必要的恐慌。

某些人可能会透露一些模棱两可或一鳞半爪的消息。某人可能会说他或她已开始遗传咨询, 或打算这么做。琳达 (艺术教师/没有症状/怀疑自己有亨廷顿舞蹈症突变) 说:

> 除了妹妹外我没告诉家里任何人我在做基因检测。她知道我在做基因检测, 但不知道这个过程需要多久。母亲和继母认为我还在咨询阶段, 其实我已经抽过血了。我从来没告诉过她们。我发现检测结果是阴性的那个晚上, 我告诉了她们。我不想任何人……察觉我行动的迹象。我很擅长掩饰, 我以前从来没有这么擅长过。

她想给自己和别人一些时间适应可能的基因突变。

有些人会透露说这个病只是可能发生——尽管它实际已确诊。他们可能会承认个别症状, 却不会提到诊断本身。例如, 有人宁可说这是"运动失调" (行走障碍), 也不会说是亨廷顿舞蹈症。同样, 那些α1-抗胰蛋白酶缺乏症患者更愿意承认自己仅仅有肺气肿，而不是基因突变。或者他们说诊断结果只是有可能而不是确定发病。亨廷顿舞蹈症的症状被说成多发性硬化、酗酒或者"紧张"。家人之间甚至可以助长这种模糊与欺骗。家人相互询问时沉默以对其实就在助长谎言。伊夫琳（丈夫反对她做亨廷顿舞蹈症基因检测/咨询过占卜师/不时跟她已经患亨廷顿舞蹈症的妈妈去亨廷顿舞蹈症诊所了解相关信息并寻求帮助）说：

> 我女儿问"你要去哪"，我回答"医院"。孩子们知道我要来这里。他们认为这是来看癌症，我说"我要参加一项检测研究，这项研究是针对那些照顾患者的人。"总是有那么一点点善意的谎言。

如她所言，谎言的大小和程度各不相同——"一点点"和"很多"，"善意"和"恶意"——伴随不同的道德含义。善意的谎言暗示着清白和无辜——表面上让说谎者少受道德质疑。

尽管很多人起初试图掩盖病症，但发展到一定程度后将无法隐藏。沃尔特（有亨廷顿舞蹈症/被政府认定为残疾人/每天去健身房）说："我尽量不动，所以人们不会在意——所以我可以试着像正常人一样走路。"他被作为"正常人"看待的想法反衬出亨廷顿舞蹈症其实是被大家当作"不正常"和受歧视的。

α1-抗胰蛋白酶缺乏症患者也希望隐藏一些症状，但这基本上不可能。一个人需要携带氧气的时候，就会特别麻烦，因为它表明你生病了。乳腺癌也是如此，患者可能只透露部分信息，如基因检测结果，而不透露治疗情况。如我们所见，有基因突变的女性必须决定是否与他人讨论预防性切除乳房或卵巢手术的可能性。人们在纠结接受还是拒绝这个可怕手术的过程中最终可能选择沉默。米尔德丽德（金融业工作/有乳腺癌/做过双侧乳房切除手术和乳房再造/没有告诉男朋友她有突变）被医生敦促尽快切除卵巢："我知道男朋友会让我去做卵巢切除手术。所以我还没告诉他，但医生一直在问我手术的情况。"

他们和不同的人讨论疾病的详细程度也不同。患者发现说得越多对自己越有威胁和压力。因此他们避免这样。蒂姆（律师）告诉兄弟姐妹他有亨廷顿舞蹈症突变：

> 他们说"我很抱歉"。谈话就这么结束了。真没什么好说的。
>
> 他们提了一下自己会去做检测。但前后没说几句。

他"没什么好说的"的感觉不仅说明诊断结果令人痛苦，而且还表明这种痛苦让双方尽量避免深入讨论。

告知方式

如何告知信息也被证明是一件很困难的事情。人们不得不盘算如何提前"做好准备"，并缓冲震惊。告知的力度可以从突然到平缓。人们可能发现直截了当太过惊悚，因此会含蓄间接地谈及遗传风险。间接讨论时可能故作幽默。比尔（销售/无症状也无检测结果/自认为和父亲很像所以可能也会患亨廷顿舞蹈症）说：

> 我和妹妹从来没谈论过这种病，或许有天我们会。但是我猜我们谈的时候也不会说什么。她可能会说"你知道吗，总有一天我们会得这种病。"我会说，"知道了。"但我们不会细谈。我们只会谈论患病的兄弟……然后取笑他的一些疯狂举动。

比尔觉得他们应该多谈谈，但这个话题对个人很有威胁性——尽管医生告诉他如果到了 36 岁他还没发病，他可能永远都不会发病。不过，由于其威胁性，他发现家人宁愿以后再谈也不愿未雨绸缪。他们的沟通很委婉——比如说，心照不宣地暗示着彼此的焦虑不安。

家庭中的沉默折射出文化和宗教的巨大影响。例如，疾病和性的禁忌就妨碍人们谈论乳腺癌。乔伊斯（水疗中心工作/乳腺癌患者/天主教的女信徒）说："对于美国中西部的天主教家庭来说，癌症是一个不好的字眼，谈论乳腺癌就像谈论性一样，我们只能私下议论。"

告知的理由

为什么说或者不说、对谁说，都是问题。他们选择是否告诉兄弟姐妹、父母、孩子和远亲（表兄弟、阿姨和叔叔）的原因各不相同。对于大多数人来说，遗传病的最大问题在于它预示家族中其他成员也有患病风险，然而彼此关系不同，透露信息的动机也有所不同。当然，某些问题和担忧有其共通之处。

一旦出现症状，患者可能公开信息，因为这样做不可避免且很有必要。乔治娅（记者/有亨廷顿舞蹈症症状/三年前被妈妈告知家族中有亨廷顿舞蹈症）谈到她的诊断结论时说："我真的认为我过不了正常人的生活，只有几个很亲近的人才知情。"她需要帮助以抵御疾病带来的多重压力。

一般来说，家人有权知道自己是否有风险。因此，从对家人健康的责任感出发很多人会透露病情，以使他人能够根据自身状况寻求合适的医疗措施并制订保健计划。透露信息可以避免将来把突变传给后代。成年子女认为父母即使不想对有害基因了解更多并设法处理，也有责任在某天告诉他们。

透露消息可能会毫不犹豫，因为它被当作一种习俗或家规。家人可能只是想知情。尽管某些家族成员沉默寡言，但其他人却很健谈。巴勃罗（拉美裔/艺术家）谈到亨廷顿舞蹈症时说：

> 我们喜欢和别人讲，尤其在我们乡下。万一有一天父亲过世，他为什么死了？为什么他们不告诉我们？整个家族都知道，我们必须完全坦诚，不然他们永远不会原谅我们。

他没有症状，也没做相关检测，因此公开信息对他来说相对容易。

对于乳腺癌患者，公开信息也有助于适应并接受诊断结果。卡伦（律师）向他人透露自己有乳腺癌，以提醒自己设法应对，"让我和我周围的人能坦然接受。但有些时候，想到这病会让预期寿命缩短，我会被指指点点，我就焦虑。"

纵观历史，随着时间推移，议论疾病的规矩和禁忌会变。近年来随着奥普拉（Oprah）、杰瑞·斯普林格（Jerry Springer）[①]和脸书（Facebook）的普及，信息传播会更加公开。而老一辈可能更多地把基因突变作为秘密掩藏起来，因为这些突变让人无法理解，还可能最后让他们更丢脸。金格尔（60 岁/医务助理/患 α1-抗胰蛋白酶缺乏症）说："我奶奶 20 世纪初去世了，家人不知道是什么原因。那时人们不谈这个。"

不告知的理由

一些人可能拒绝告诉他人，尤其是年迈的父母，以免伤害他们。但总会出现事与愿违的情况。避免惊扰他人的想法通常源于以往的经历和反应，但这样做也会常常引出负罪感。因为疾病是遗传的，可能已经压垮了年迈的父母。查尔斯（芝加哥一家大公司的会计/曾吸烟）并没有告诉母亲他有α1-抗胰蛋白酶缺乏症，尽管她怀疑过。家人能凭直觉猜出家里人的病情，但出于对隐私的尊重，他们不会直接提及。查尔斯选择隐瞒消息，但这样做代价很大：

---

① 译者注：奥普拉和杰瑞·斯普林格是美国两位著名的脱口秀节目主持人

　　我不想让她担心，所以保持沉默。她很聪明，所以我想她最
终会怀疑。如果天气不错，人们一般会去散步，但我通常不会。
她从不问我真正的原因是什么。她观察力强，心细。我想她认为
如果我不愿告诉她，她就不打听。有一次，我帮她擦窗户，喘不
上气。她终于说："看，可以了。"但我们从来没讨论过到底是什
么问题。

　　害怕麻烦父母的心理也反映出他对自己过去让父母失望而愧疚。查尔
斯不想打扰母亲，但又对自己酗酒不安，因为这经常让她难过。他说："我
年轻的时候很疯，妈妈总是等我回到家才去睡觉。"

　　另一些人则担心，如果告诉父母，父母可能会在某种程度上因为传递
突变基因而自责。这种顾虑可能不理智，但一直存在。吉姆（医生）描述
了获知自己有亨廷顿舞蹈症突变时的一些感受，他说：

　　是否和父亲讲让我很为难，不是因为隐私问题，而是担心他
会因此内疚……因为可能是他把突变遗传下来……医生曾告诫他
不应再生孩子。

　　羞愧、对污名的恐惧和希望"保全颜面"的心理，都妨碍了他们公开
信息。

　　障碍不仅存在于信息披露，而且存在于其后关于家人遗传分享的持续
讨论。琼［精神病学家/做过基因检测/有明确乳腺癌家族史（包括她的女儿）
/没有任何症状/尝试"开导"家人］说：

　　我们家里不谈这个。如果我对女儿说："妹妹已经得了乳腺癌，
你该做些什么来应对乳腺癌风险呢？"她会说"不要说了，妈妈。"
我妈妈是家庭农场开垦者，我从来没见过父母生病。如果你病了，
你就离开，等好些了你再回来。你生病了，没有人会注意。我认
为这是"有尊严的死亡"——默默隐忍（stoicism）。

　　她对父母的默然感到惋惜，但在女儿身上也看到同样的情况。

　　家人过往的互动经历也影响病情交流。家人之间可能往来不多。萨拉
（程序员/有广泛的乳腺癌家族史）说，如果她携带突变，她会告诉大部分
家里人，但不是全部，因为她已经 5 年没见过他妹妹。有些人会认为，如
果他们的疾病不是遗传的，他们就不会联系较疏远的亲戚。

长期的对立隔阂可能让家人相互埋怨，而不是相互支持，从而妨碍信息告知。弗朗辛（母亲有乳腺癌/本人没有症状/没有做检测）说母亲一般很少与她交流：

> 她只是不告诉我。她知道我虽然不会责怪她，但会直截了当地问"你为什么现在告诉我？为什么以前不告诉我？"

家庭成员也可能会表示不想知道——如害怕影响保险。然而，这种相互沉默可能很难维持。不想被告知会使沟通和人际关系复杂化。家人思前想后再开口会很难。劳拉（设计师/从遗传咨询师安排实习生参与咨询推断出她有基因突变）最初不想知道母亲的检测结果。那样如果保险公司问起，她可以诚实地回答不知情。然而，基因检测结果很可能会成为家庭话题，这在所难免。

但是一个人是否应该始终尊重他人不愿被告知的意愿是一种两难。希望保持沉默的意愿本身就在从明确到含蓄、从正当到不正当之间变动。劳拉补充说：

> 妈妈不想知道我妹妹的诊断结果。我想，"我应该告诉妈妈我有突变吗？"她从来没有告诉我不要告知她。或者她不敢开口说不要告知她，或者她只是假设我不会告知她。

劳拉挣扎于是否告知的矛盾中，说明复杂的家庭传统观念很大程度上影响了她做决定。但是渐渐地，她和母亲谈起了这个话题，她强调为侧面打探母亲是否愿意被告知，她颇费心思：

> 我告诉她，她从来没有给我直接的印象说她不希望我告诉她。我决定（作为受试者）参加一项研究——这样慢慢开启了谈话的大门。

在亨廷顿舞蹈症病例中，精神方面的症状会进一步妨碍告知。告知者必须评估家人的年龄或可能的症状对其心理承受能力的影响，评估他们是否能够妥善处理这些信息。因此，某些兄弟姐妹可能知道一个人的检测结果，而另一些人则不知道，这样知情者就必须保守秘密。兄弟姐妹之间的情绪反应、承受能力和应对方式大不相同。例如，有些处理方式更情绪化，不够理性。西蒙（年轻会计/没有症状/订婚时才发现亨廷顿舞蹈症基因突变）谈到兄妹反应时说："得知这个坏消息，他们没问任何问题，只是哭。他们立即想到了最坏的情况……我肯定比他们加在一起还理性。"尽管如此，当从咨询师的表情中猜出自己可能有亨廷顿舞蹈症突变时，她也很沮丧，尽管她曾以为自己能应付得了这种局面。

即使家庭内部，羞耻和污名也会妨碍信息公开。尤其对亨廷顿舞蹈症，被污名化的精神症状会让这种信息永久保密。即使没有症状，亨廷顿舞蹈症的风险复杂得让人无从谈起，部分原因是这些精神症状会带来歧视和恐惧。症状意味着失控，不能痊愈。精神症状可以直接（通过症状）或间接（由症状产生的心理压力）地阻碍公开信息。这些问题会让家庭关系更紧张，进一步阻碍父母、配偶、兄妹及孩子们之间坦诚交流。因此，家人可能会显得漠不关心或不完全支持。亨廷顿舞蹈症会妨碍亲子教育，加剧问题。由于自己或祖辈也有亨廷顿舞蹈症基因，父母本身也经常遭遇麻烦。

告知对象

是否告知，以及告知内容、方式和原因随告知对象不同而变化。是否决定告知兄弟姐妹、父母和孩子的利弊在某些方面是类似的。然而，某些方面也不尽相同。

例如，兄弟姐妹可能立即互相转告，因为如果一个人有基因突变，其他人也存在这个风险。另外，关系疏远也会阻碍告知。最麻烦的情况是被告知的某个兄弟姐妹也有基因突变。此外，他们可能无法完全了解告知内容的含义。伊冯娜（接受肺部移植/现在想搬到南方生活）最初对 α1-抗胰蛋白酶缺乏症知之甚少。她认为，正是因为她得了这种病，妹妹可能也会自然而然想搬到南方。耐心解释这个问题很花时间："我想，正是因为我，她才会得这种病。妹妹和我很亲，我觉得很愧疚——因为我把这个病传染给了每一个人。"她害怕被骂作"丧门星"。她在此提到了一个常见误解：家中的遗传病意味着家里每个人都会患病，或者患病概率极大，这点我们稍后探讨。

理解能力不足也会妨碍向特定的兄妹告知信息。兄弟姐妹或许就是因为担心他们自己有风险而不想知道。西蒙（从遗传咨询师的表情上推断出自己有亨廷顿舞蹈症基因突变）问哥哥："你想知道我的基因是不是阳性吗？"他说不想。

所以，对突变知情的人对待每个兄弟姐妹可能因人而异，这在一定程度上兼顾了他们的适应能力和对早期症状的认识。即使家人想知道，也会被视作有权不知道。然而，这种不想知道的愿望实现的可能性很小，这会出现一些问题。

若兄弟姐妹的关系长期紧张，面对他们及其后代的健康问题时，他们必须考虑过去的怨恨和敌意。伊冯娜和兄弟之间没有交流，但必须克服他们之间的冷淡关系，把她的 α1-抗胰蛋白酶缺乏症突变告诉了他及他的孩子。她认识到这在医学上有好处才这么做：

> 我不和他说话，只是打电话告诉他："你的孩子需要做基因检测。"他是个混蛋并不意味着孩子们不需要知道。如果他们早发现这种疾病，他们就可以控制它——戒烟，并且服用 α1-胰蛋白酶抑制剂。

有些兄弟姐妹之间关系更亲密，不过彼此并没有感到太多伦理义务约束。他们可能只是偶尔碰面，然后顺便聊几句。查尔斯（会计/曾吸烟）从不和妈妈讨论 α1-抗胰蛋白酶缺乏症，也没考虑过告诉兄弟。他现在还不需要服用 α1-胰蛋白酶抑制剂，家人之间很少讨论这个问题：

> 我一开始得到这个消息的时候并没有告诉他。有一天他提到打网球时偶尔喘不上气。然后我说："或许你该去做个基因检测。"那是我们唯一一次真正讨论这个问题。

他兄弟被证实也有 α1-抗胰蛋白酶缺乏症基因突变。

家庭内部信息公开严重不足的另一部分重要原因，可能是医生没有提及或鼓励这种交流。查尔斯接着说："我最开始去看的专家问我是否有兄弟姐妹。我从来没有真正在意过'也许我的兄弟也会得这种病'，我从来没想过'也许我该告诉他'"。

告知子女

患者给年轻后辈（从十几岁到二十岁出头）透露信息也面临一堆麻烦。患者很少告诉年幼的孩子，但也必须在保护幼子免受这些信息的困扰和帮助他们采取积极应对措施之间做出权衡。

患者得知自己有某种突变后最棘手的事就是告诉孩子，其难度远超想象。艾伯特（警察/有亨廷顿舞蹈症突变）说：

> 最困难的事情是：如何告诉孩子们？我没想到会这么难。但我不知道他们如何反应。我不想让它消极地影响他们的整个生活。

有个儿子总想着这件事情，他认为自己也有这种病。

这个儿子实际上不一定显现出疾病的早期症状。

就乳腺癌而言，告知后代最困难的一点是如何使他们认识到自己可能携带突变。一般来说，家长希望回避长期影响孩子生活的信息。伊莎贝拉（社工）对这些信息高度敏感：

> 我的孩子一个 16 岁、一个 20 岁，她们知道我有癌症，但我没和她们这么说，"嗯，我有癌症基因，你们可能也会得病。"我并没有和她们讨论过，我试着自我安慰。她们知道我有这个基因，但我认为她们还没有意识到自己可能也有这种基因。有朝一日我不得不告诉她们—— 她们应该去检查一下……但是为什么要让她们更焦虑且一直担心呢—— 她们还只是孩子，这样做实际上没有任何好处。

她仔细分析了告知的潜在利弊—— 对孩子们可能的危害（如焦虑）和当下对他们没有好处。然后她告诉孩子们她要面对的风险，而不是孩子们要面对的风险。

父母们也面对如何向 18 岁或者稍大点的孩子透露消息的挑战。贝亚特丽丝（拉美裔/数学教师/得知自己有乳腺癌后部分出于为女儿考虑去做了基因检测）尽管对医学风险的态度实事求是，但对涉及的伦理考量却不那么确定。她仍不确定如果检测结果阳性，她将如何告诉女儿。贝亚特丽丝说："我从来没有对孩子撒过谎，我知道得告诉她，但不知该怎么说。"

告知时机

决定什么时候告诉家人也有困难，而且这个决定因时而异，包括告知对象所处的人生阶段和告知者的病情发展。对那些处在结婚、订婚、怀孕等关键时期的家人，在家庭内部公开信息顾虑更大。

很多人为避免家人承受未知的不安，选择等到可以充分回应家人顾虑的时候再透露。正如之前建议的，不要在检测开始时告知他人，而是等到有结论—— 检测结果明确后再告知。

有些人没打算自愿公开，除非他们被问到或被强迫的时候才公开。他们只会等到症状已经很明显或治疗难以隐瞒的时候才告知。奥里（犹太人/乳腺癌患者）在小女儿从大学回家之前才告诉小女儿，因为那时她已脱发秃顶。奥里后来做了基因检测以鼓励子孙后代更留心个人健康。

即使已仔细考虑告知方式和时间，但预先的决定也很难付诸现实。相反，消息很容易走漏。罗恩（摩托车手）考虑到他的双胞胎兄弟已自杀，不敢告诉妈妈他有亨廷顿舞蹈症基因突变。但后来"我们吵架的时候我把事情都告诉了她，尽管我非常不情愿这样。"尤其症状没出现时，突然得知家人携带突变，会让已经在别人家见过这种病的人极度震惊。

患者在面对孩子的时候选择告知时机尤其困难，需要随着时间的推移评估每个孩子的心智成熟度。该在哪个年龄段告知他们难上加难。卡门（拉美裔/乳腺癌和甲状腺癌患者）决定在女儿开始发育时，就把自己的基因突变告诉她。"有时她会问到我的瘢痕。我告诉她，妈妈病了，将来有一天我会跟你解释。"但很多父母还在不断打算推迟注定要来的那一天。

与之相关，有些患者采用循序渐进的方式告知，因为后代年龄不同，告知过程经常持续数十年。然而患者对子女理解遗传风险及其影响的能力和需求可能把握不准确，也会夹杂个人意愿和要求，可能对疾病轻描淡写或矢口否认。

虽然年幼的孩子对父母的疾病会难以接受，但父母的绝对沉默也会带来伤害。孩子们无意中的发现会打破这种长期隐瞒的状态。最初，孩子太小没有能力理解，但后来慢慢可以接受，然而父母却意识不到这样的转变。邦妮（24岁/有患乳腺癌的风险）说妈妈一开始对她隐瞒了诊断结果，直到后来邦妮跟她讨论乳腺癌的科学知识时，她才告诉邦妮。告知可能是间接和不自愿的。邦妮说："当时我12岁，我进房间时妈妈正在换衣服，我看到了她的疤痕，问她'你的伤疤怎么来的？'她说'嗯，你知道……'她想努力解释。"

这种泄露有时不可避免。乔伊斯（水疗会所工作/正在接受乳腺癌化疗）跟8岁的女儿住在一起。乔伊斯很害怕她死后女儿要面对的事情。她认为女儿无法接受这个现实（事实是乔伊斯虽然没有乳腺癌基因突变，但有乳腺癌和严重的家族史），但她知道瞒不住病情：

> 我没有直接跟她说。她可能已经听到我打电话。我们住在只有一间卧室的公寓，没有隐私可言。我戴着假发睡觉，因为怕她醒来看到。如果我死了怎么办？

有些人了解自身风险的时候年龄尚小。他们后来对父母在那个时候告知信息的决定有不同看法。某些信息可能有用，不过令人害怕。罗杰（开车突然冲出公路后做了基因检测）说：

我第一次得知亨廷顿舞蹈症是 10 岁。我当时压力很大,心情
低落,睡不着觉……听到我可能得那种病真难受。妈妈告诉我她
之所以生孩子是因为它最后能治好……那很困难—— 事实是我
有可能跟妈妈一样得病……我和妹妹 10 岁的时候就能理解……
妈妈在我们八九岁的时候第一次出现症状。姨妈也有亨廷顿舞蹈
症,她比妈妈大 15 岁,所以她们会跟我们说'将来有可能也这样'。

他认为他被告诉得正是时候。

现在回想起来,那是对的。她只是告诉我疾病信息好让我有
所了解。我的儿科医师也是这么做的。他本可以直接告知我们全
部事实。但他以一种 10 岁孩子可以明白的方式对我们说:'有一
半的机会',所以我能理解自己的风险,也能理解妈妈将会怎么样。

从这里再次可见,告知对象会影响告知方式(如幼童被告知的方式应与
其年龄相符)。具有讽刺意味的是,这种疾病是可遗传的,因此在其他亲属
中出现。这一事实可能使疾病不那么抽象,也更容易理解,不过令人恐惧。

回想起来,有些人会认为他们被告知得太早。他们除了目睹病状(如
父母所受的影响),还要承受他们自己也可能患同样疾病的压力。安东尼娅
(神经科学家/15 岁得知自己有患亨廷顿舞蹈症的风险)说:"我承受的压力
太大了。但父亲觉得我有能力承担。这导致我过早地成熟。"她现在觉得不
应该在 15 岁时被告知,但还不确定多大才应该被告知。

对遗传性乳腺癌,孩子们可能难以理解母亲身上的疾病及其对他们的
影响。邦妮(还是个孩子的时候亲眼看到母亲生病)说:

我妈妈在我 8 岁时得乳腺癌。我 12 岁时才开始对乳腺癌有一
些了解并慢慢接受它。长大以后我从生物课上学到乳腺癌是可遗
传的。

由于孩子们心智发展的差异很大,因此很难确定他们是否已经"足够
成熟"。对青少年,母亲生病的意义会逐步从知悉她生病转变为意识到他们
自己也有风险。

相反,其他人认为自己被告知得太迟。只有在他们即将走入婚姻时才
会被告知,以便未来的配偶在考虑生育之前了解此病。西蒙(会计)在订
婚时才被告知,她说:

> 随着自己慢慢长大，我逐渐得知家族有多发性硬化（MS）。后来，我跟我丈夫订了婚。我妈妈说——好像她一直隐瞒了一个家族秘密——那不是多发性硬化，而是亨廷顿舞蹈症。她想在我们结婚之前告知我，因为她不想让我丈夫进入一个有这种病的家族。

父母可能不会把这种风险告诉之后可能会生育但没有意识到风险的成年子女。长期隐瞒亨廷顿舞蹈症的秘密，迟迟才予以公开，会让子女怨恨。西蒙对于妈妈的隐瞒很生气，也对妈妈把这种疾病视作丑事很愤怒。她说：

> 我现在 24 岁，但感觉他们已经骗了我一辈子。我 16 岁就开始跟我丈夫谈恋爱。因此，如果她想要确定我们俩没有动真格，就应该早早告诉我。

有遗传性乳腺癌的家族也一样，后代会因为觉得被告知太晚而生气。由于长期的家庭演变，对究竟保护还是告知后代，父母可能认为很难办。苏茜（曾在 HIV 组织工作/有良性卵巢囊肿/没有乳腺癌变异）很晚才知道家族中有广泛的肿瘤遗传史，她说："我爸爸、奶奶和姑姑从来没有告诉过我。我很生气。也许他们被吓到了。我收到一封堂兄弟的邮件，是他决定告诉所有人。"

家人反应

如前文所述，第一次听说一位家人面临遗传风险，是畏惧、逃避，还是接受、检测和进一步公开信息，每个人的反应各不相同。有时家人感受到的健康威胁会妨碍他们相互同情。遗传病使家族成员都面临风险，他们可能不会充分给予关怀，甚至会排斥患病的家人。诊断结果会让其他人感到威胁和打扰，彼此疏远。多萝西（推着一个金属氧气瓶/等待肺移植手术）说自从被诊断为 α1-抗胰蛋白酶缺乏症后就很少得到家人的安慰，"没有一个人说'啊，这可真是一件糟糕的事情，我真的非常抱歉。'"

孩子们的反应或许更复杂，他们的心智和对父母的依赖度都不相同。孩子们的心情或许会从生气难过变为感激支持。成年子女对坏消息可能有负面情绪，看起来似乎不愿讨论。戴安娜（西班牙语教师/麻醉醒来发现自己已做完乳房切除术）曾为了子女做乳腺癌突变检测，但她 37 岁和 38 岁的女儿却一点也不想讨论这个问题：

我曾经尝试过，她们甚至不愿触及这个话题。一个女儿说她的生活压力已经够大。她并没有问我检查结果。因为我曾提到这将是一个不好的消息，她很快回应"哦，好吧"，却不想再谈这个事。

戴安娜的乳腺癌和相应治疗显然让女儿有些害怕。

因为子女可能疏远父母，所以父母可能根本不了解成年子女的反应。他们就是不一起讨论。艾伯特（警察/为指导孩子们的生育决策做基因检测，但为时已晚）说大儿子现在不想跟他提享廷顿舞蹈症，"我们有几个月都没有讨论过这个问题，我没问他对这件事有什么想法，他也从来不愿提及。"艾伯特检测结果的深层意义令人不安，他儿子或许已把这个突变遗传给孙辈。

成年子女也会对父母隐藏他们的反应。他们表面上看起来很支持父母，其实背后心烦意乱。谢里（女服务员/乳腺癌/没有家族史/未做过基因检测）说："我跟大儿子说，'我很欣慰你弟弟的接受方式。'他说，'他的接受方式？他挂了你的电话，然后打给我，又是哭喊、又是咒骂。'"

广而告之

是否联系尚未意识到风险的更远房的家族成员——表兄弟、侄子、侄女，以至"淡忘很久"的亲戚，是一个彼此独立但又互相牵涉的困惑。突如其来的联络使久未谋面的亲戚收到的唯一信号是他们可能有危险。然而，这里的道义责任和社会规矩远不及直系亲属那样明确，因为这些关系更不稳固，社会规定也少得多。因此，很有必要对个人隐私权和对亲属责任感盘算一番再做决定。

一般来说，对近亲的道义责任比远亲更加清晰明确，尽管也有模糊之处。对远亲的社会责任更低的原因可能就像进化生物学家指出的那样，远亲之间比与近亲之间共享的基因更少。因此，生物学家争辩说，远亲之间责任和关心也在随之减弱。血缘越近，社会和伦理联系就越紧密，生物学家理查德·道金斯（Richard Dawkins）就曾断言：基因设法自我复制。

然而基因是否出现特定突变比基因共享的百分比更重要。我与表（堂）兄妹的孩子共享 1/16 的基因，但如果其中有一些致命或可治疗的突变，这一小部分的关联就非常重要。我可能极少与这些远亲联系，我们之间共同拥有的遗传信息增加了必须这样做的理由。人们或许只会通过远亲的告知才意识到自己有某种基因突变。正如前文所述，一个人的告知才是另一个人发现风险的开始。这种交流至关重要，尽管在伦理上并非必须。

由于种种社会和心理障碍，这种信息透露的可能性非常小。令人吃惊的是，远亲之间的告知几乎很少甚至完全没有受到关注。然而，随着越来越多的基因被鉴别，这些问题日益凸显——即使基因的外显性或预测性是片面的。事实上，基因复杂含糊的潜在意义——临床应用价值有限——可能加剧决定获取、接受和解释检测结果上遇到的困难。

在此，人们在是否尝试联系远亲，如何说、说什么与何时说等问题之间拿不定主意。患者对是否告知侄辈或许犹豫不决——他们可能是年轻人，刚刚开始独立生活——信息就留给了姑姑、姨妈和叔叔、舅舅。许多人选择告诉兄弟姐妹，而不是后者的孩子们，因为孩子们会遵从其父母的判断。姐姐可能仅仅因为弟弟有女儿就告诉他自己的乳腺癌病情（因为她们的风险可能会增加）。但是，是否或何时通知年轻人就成为一个难题。一般来说，人们感觉自己对自己的后代责任更重，兄弟姐妹对各自后代（侄子或侄女）负有首要责任。米尔德丽德（金融业工作/有乳腺癌/有基因突变/做了预防性乳腺切除术和乳房修复手术/未告诉男朋友有突变）说：

> 某天，我打算把这事告诉我哥哥，因为他得告诉他女儿。告诉侄女并非我的责任，她们甚至还不到 20 岁，我可能会等到她们再大一些。我没有确切的日期和时间。'把你的卵巢切除了'这样的话对一个女孩来说确实是一件沉重的事。

然而，即使不太亲密，大家族中成员也能克服社会或地理距离保持联系。利他主义可以促使患者广泛通知失联多年的亲戚。不过，这些信息可能不受欢迎或不能有效送达。遗传信息可以通过电子邮件传送，但缺少细节和背景。苏茜（HIV 组织工作/有良性卵巢囊肿/没有乳腺癌基因突变）描述了她如何从家族中获知这种疾病：

> 我在加利福尼亚州的表姐给我发电子邮件，说刚刚发现她有一个 BRCA 基因突变……她谈到了各种手术，吓我一跳。我不习惯通过电子邮件了解医疗进展。她一片好心，坦诚、毫无保留。但我很震惊，我不知道那是什么，也不知道该怎么办，所以我都闷了很久——两年。

当苏茜能够幸运地被这个表亲联系的时候，其他人甚至没考虑过通知可能有危险的亲戚。避开这种接触会减少疾病对个人的影响。奥利弗（律师）既没有在患乳腺癌后进行检测，也没有联系亲戚：

> "我的表兄妹都死了，他们有下一代，但我没想过要找他们。"
>
> 她说，"从我这一边来说，这就是有意且不计后果的忽略。"

其他人会考虑或尝试联络远亲，但是也有困难。患者可能根本就不知道如何找到亲戚。这些亲戚因难以联络而失去获知完整家族史的机会。

许多人对他们的大家族知之甚少，进一步证明他们之间缺乏交流。地理距离反过来影响社会关系，地理位置的邻近也可以让社会关系更紧密。但即使有联系也可能交往不多。这种老死不相往来的状态其实是相互加强的。"这就像联系一个陌生人，"卡尔谈及他家族的亨廷顿舞蹈症，"我们因为家族史而联系，但感情上并没有什么共鸣。"他强调了血缘关系与感情纽带的区别，特别是有精神症状的疾病会削弱相互交流。

同样，一些人也知道亲戚的存在，但仅仅感觉不够亲近而不对其透露——问题是，什么决定了沟通门槛，个体如何评估。

个人必须在警告亲属与使之不安之间取舍。避而不谈遗传信息很简单，特别是它还不明确时。安娜（40 多岁/秘书/患糖尿病/有严重的乳腺癌家族史/有一个乳房良性囊肿）没有告诉表亲这个囊肿，因为诊断结果还不清楚。她盘算再三，觉得与其警告他们使之害怕倒不如先不提。

对检测结果的误解也能影响告知决定。萨曼莎（演员/乳腺癌/没有突变）的医生建议她的表姐妹最好检测乳腺癌。不过，她并没有告诉这些亲戚：

> 因为如果告诉她们，她们就很担心。然后可能因担心而诱发癌症。有个亲戚平时就爱自寻烦恼。乳房 X 线检查辐射太多，我认为我得癌症不是因为遗传，如果有一个确定的结果，我就告诉她们。

她综合考虑了表姐妹的脆弱情绪及她的信念，即她的癌症是由环境而非基因造成的。

一个人也可能避免对家族中的更多人提及，因为担心他们会过度关心或过分强势，反过来反复刺激自己关注病情和疾病的最坏结局。薇拉（亚裔/高管/有乳腺癌/携带基因突变）没有告知她的亲戚，担心他们会因此频繁探视。她比较喜欢安静和独处，因此拒绝告诉他人：

> 只有我的直系亲属知道此事。否则，每个人都会来医院看我。

那让我很崩溃——不胜其烦。现在，每个人每天都给我妈妈打电话。我需要安静片刻。

那些决定向亲戚透露消息的人则必须考虑如何传递最好。信件和电子邮件可能让人困扰，因为这些信息可能被断章取义，且完全无法预料。此类信件的语气很难斟酌。为传达这种复杂而敏感的信息，电子邮件的使用越来越多，但也有局限性。面对面的交流可能最好，但有时也会因为负面情绪避免见面。

大家族告知内容

人们向近亲透露什么信息面临困难，对于远亲也一样。社会距离可以减少信息传递量。此外，在对告知给近亲带来过大压力的担忧可能在远亲间稍微淡化。患者可能以为，与近亲相比，远亲支持可能会随着距离增加而减弱。距离影响因此具有两面性。

天各一方的家族成员也可能不知如何回应，或提供什么帮助。由于困难重重，那些许久不往来的亲戚的忠告可能会被忽略或遗忘——信件可能会被丢在一边，所有都会被忘掉。正如伊夫琳（丈夫反对她做检测/随即去算命）所说：

> 我知道家族中有亨廷顿舞蹈症的那天，父亲交给我一封信，是妈妈的堂兄写的，信上说有人得了亨廷顿舞蹈症，问家族里还有什么人出现症状。这封信有些年头了，在他抽屉里躺了三四年。父母以前忽略了它，也没有回复写信人。我多么震惊，家族里有人伸手求援！你知道就在家族中，而你只是打算不告诉我们！

这种神秘性让伊夫琳渴望了解真相，她不顾丈夫的反对做了基因检测。

分歧不仅会出现在是否告知近亲的问题上，还会出现在如何答复所收到的信息上。对于远方（相对于关系密切）的亲属而言，社会和伦理的纽带通常较弱，这与对亲属的反应知之甚少互为因果——即使他们后来做过检测。

大家族的成员可能根本不想要这样的沟通，他们拒绝面对，甚至在被敦促的时候也无动于衷。罗杰（驾驶时突然冲出公路后主动做了亨廷顿舞蹈症基因检测）说："我姐姐（妹妹）试着联系我的堂兄三四次，但他不回她电话，他很可能是因为害怕。"

家人可能明确要求家族成员不要告知特定亲属。西蒙（直到订婚才知道家族中有亨廷顿舞蹈症）谈起她的叔叔说，"他告诉我妈妈，但不希望他的孩子们知道，也不准我告诉他的孩子们这些信息。"西蒙对这种限制不满。

简而言之，社会关系的疏离可能会降低彼此守护他人健康的责任感，遗传信息常促使人们重新考虑这些传统。许多人认为，携带可遗传的基因突变时，这些社会联系应该比其他联系更频繁。

告知姻亲

告知姻亲时也存在紧张情况。尽管姻亲没有疾病风险，但他们的情绪会受家族突变左右。他们可能会误解、有偏见，甚至会反对家庭成员携带突变与他们联姻。儿媳和女婿被发现有基因突变，可能会被视作一种耻辱而遭到歧视。玛丽（家庭主妇/有亨廷顿舞蹈症早期症状）害怕她公婆发现而指责她：

> 在我知道有这个突变之前，我丈夫的家人就非常苛刻……现在更糟。他爸爸说，"我真希望我有个会笑的儿媳妇。"他们的房子干净整齐，我从不打扫。所以我从没想过要让他们知道亨廷顿舞蹈症。如果他们发现了，他们会想夺走我的孩子，"我知道她疯了。"

然而，隐瞒和沉默的怪象随之而来。她不想告诉公婆，所以她和丈夫同意都不告诉双方家人。然而她却偷偷告诉了娘家。

其他什么人掌握这些信息是一个相当复杂的事情。玛丽继续说：

> 如果丈夫知道我娘家有这么多人都知道这事，他会很生气。我没有告诉他我告诉了我妹妹。他觉察出来了，我陷入了谎言的纠缠。我不知道我告诉了谁，没有告诉谁。她笑着开着只有我们俩知道的玩笑，也许是我说话结巴，也许是做了比较古怪的事情，只有她懂的……我的丈夫仍旧以为别人不知道。但是我的妹妹告诉我妹夫，而他知道我丈夫并不知道他知情。

因此，突变信息本身是秘密，有谁知道这个信息也是一种秘密。但保守这种秘密很难，需要深思熟虑。玛丽企图通过吸大麻来部分掩饰她的症状，然后把任何可疑迹象都推到大麻上："任何与亨廷顿舞蹈症有关的行为，包括行走不稳或跌倒，我都怪运气……我只能说我嗑药了。"

然而，随着病症发展，他们很难再掩盖真相，保持沉默更难。姻亲会显得冷漠。患者可能遭遇姻亲的误解和偏见。罗杰（驾驶突然冲出公路后做了基因检测）讲述他的亨廷顿舞蹈症：

> 我的姑嫂不知道我有亨廷顿舞蹈症。她们很封闭，也不会理解。我最后一次见到她们，她们问我为什么吃得这么多。我姐姐说，"哦，他的新陈代谢总是比较快。"但下一次，我的其他症状将更明显，我没法再瞒下去。

他人透露

之前研究表明，患者的诊断信息可能在没有经过本人同意的情况下不是被这个人就是被那个人泄露。消息一传十，十传百。谁该被告知、谁不该被告知就出现了分歧。

一些患者向他人透露消息的时候，特别强调要求听者保密。伊夫琳（父亲曾隐藏一个亲戚关于亨廷顿舞蹈症的来信好几年/丈夫反对她做基因检测）描述了家中一直延续的这个秘密："姨妈很坚决，一定不能告诉她的孩子们。"伊夫琳答应保密，因为她觉得与堂兄妹之间的关系并没有亲近到让她有义务告知。

然而，很多人要么没有料到，要么尝试阻止向第三方透露。此外，二次泄露可能不受患者控制。

消息进一步扩散时，不管如何控制局面，患者、被患者告知信息后又透露给第三方的人，都不得不决定做何反应。消息一旦泄露，就无可挽回地四处传播。二次泄露者可能要求第三方发誓保密，但无济于事。消息在家族中的传播路径和对传播路径的了解都是一本糊涂账。信任遭到背叛，结果可能有害，也可能没有。谢里（服务员/有乳腺癌）说：

> 我的大儿子告诉他岳父，他岳父是医生，于是他岳父打电话给我。后来我儿子也打电话给我。我说他岳父曾经给我打过电话。他说，"我真的对他很生气！他没有按照我说的，还是打电话给你了！"

家人检测

人们面临的两难不仅在于是否将基因信息告知家人，还包括是否鼓励家人寻求检测、接受治疗或进行预防。患者向家属透露信息时就必须决定是否推动他们做检测，如果鼓励，达到什么程度和什么时候做。如前所见，决定是否要做一项基因检测时，人们通常要承受家人的需求和压力。人们做基因检测，不仅因为他们意识到这样会帮助近亲，还可能出于亲戚的明确要求，甚至推动他们验证。这项决定需要平衡利他主义与自主性。决定给他人做基因检测施加压力，就使责任感、家长式作风和个人在他人心中的权威性进入一种两难境地。每种疾病在流行病学、预防和治疗方面不同，需要多大程度上推动他们做决定是有冲突的。成年人必须在本身彼此矛盾的愿望和责任感，以及对他人权利的认识之间做出平衡。这种压力可能促使一个人做检测，或者只是引发不满。

有时，这种鼓动可能直截了当，不会引起争议。对亨廷顿舞蹈症，一些人想要父母做基因检测，这样他们和他们的孩子都不需要再检测。伊夫琳对母亲说："我想让你为我们做基因检测。"如果伊夫琳母亲的结果呈阴性，伊夫琳的孩子们就不会有危险。

乳腺癌也是如此，检测结果阳性可能激起给父母也做基因检测的念头，看这个标记来自哪一方，可以判断谁还会有危险。贝亚特丽丝（部分因为她已有孩子而做了乳腺癌基因检测/想让她母亲做检测以判断是否要与她的另一边表亲联络）说："如果突变是从她那一支来的，那我们就不用再联系父亲那一边。她是独生女。但如果她的结果是阴性，我就得给父亲那边的亲戚打电话。"身为数学教师，贝亚特丽丝比许多其他受访者能更自如地考量这些决策点。

然而，通过第三者检测来评估他人的患病风险会产生矛盾。第三者对检测信息的风险受益的看法可能不同，可能拒绝检测。考虑这种得失，亲戚可能会有被利用的感觉，不得不在他（她）自己的权利与为家族承担责任的意愿之间做出平衡。

劝告成年子女或家族成员接受检测到何种程度仍存在争议。这某种程度上取决于如果发现基因突变，可以做些什么。连家族成员也经常争论，了解突变是否一定利大于弊。许多成年子女选择至少很长一段时间都不去检测。父母不得不决定要持续督促到什么程度。平衡一个人推迟检测的权利与另一个人想知道这个人是否有突变的意愿时，伦理困境随之而来。经济状况和所购保险可使一个人催促某个家族成员做检测。然而到一定阶段，对检测的反对或抗拒最终将抵消这种压力，尽管双方仍然各持己见。艾琳（护士/40多岁/研习宗教/包括她姐妹在内有乳腺癌家族史/没有症状/未做基因检测）说：

> 姐姐不做基因检测，那是她的选择，但影响了整个家族。它

让我花了 3500 美元。如果她做了检测，那么家族所有人做检测都只花 350 美元就够了。如果她检测出来是阳性，而我是阴性，那么我患病的概率就会小很多。我愿意帮她分担 250 美元，但她不同意。这是一个分配问题，有人宁愿不知道。但你必须把家族利益置于个人利益之上。我不得不尊重她的权利。但如果她选择不做，我得祈祷我的保险公司要么同意我做检测，要么干脆允许我做预防性乳房切除术。

已有症状的人面临的歧视可能较少，她们的保险也会承担检测费用。参与一些科研项目也能接受免费和匿名的基因检测。但家族成员可能还会拒绝。其他人感觉无力改变这些决定。金格尔（医务助理）的儿子是遗传学家，但她儿子也拒绝做检测，因为他害怕如果有 α1-抗胰蛋白酶缺乏症，他的心情和经济都将受到威胁。金格尔说："他担心会发现不正常的基因，我不能强迫他。"最后，如他儿子所愿，只不过金格尔会反复催促他。

父母催促孩子做检测，部分因为他们痛悔自己传递或加重了疾病。芭芭拉（50 多岁/兼职教授）因为自己的 α1-抗胰蛋白酶缺乏症认为：

> 当我看到女儿感冒的时候，我很有负罪感。我在她周围抽烟。我想下决心，但医生很肯定地说检测并不是一件随随便便的事情，因为这可能引起歧视。医生建议我们等等，让她自己做决定。

尽管医生已发出警告，但芭芭拉仍忧心忡忡，想推动女儿做基因检测，其中也因为她很懊悔遗传使女儿遭受伤害。

最后，还有许多人反对这种说服家族成员哪怕是成年子女做检测的想法，理由是这些人对这种做法的认识有局限。多萝西（前电视制片人/一边吸氧一边等待肺移植手术）想说服堂兄也检查 α1-抗胰蛋白酶缺乏症。但考虑到胜算不大，以及可能的负面影响，她最终还是放弃了。多萝西说，"他否认事实，他只是不能接受一种可怕的遗传病会在家族中发生。他突然带来一本《旧约全书》，'祈求奇迹降临'。"

那么，问题又来了，该用什么方法一定程度地影响他人预防疾病呢？对 α1-抗胰蛋白酶缺乏症，一个人如果知道他有风险或基因突变，就会避开吸烟或其他环境因素的刺激。对乳腺癌，人们可以主动定期复查，考虑预防性手术。若成年子女携带亨廷顿舞蹈症突变基因就考虑在想生孩子前做胚胎植入前遗传学筛查。

对 α1-抗胰蛋白酶缺乏症, 由于这种疾病较罕见, 不太容易被察觉, 因此鼓励哪位亲属做检测, 何时、怎样鼓励、到什么程度上也存在困境。一些人自然愿意子女做检测, 顺便了解自己的基因状况, 从而选择恰当的生活方式(如不吸烟)。阳性突变结果可能激发预防行为。贝蒂(设计师/有 α1-抗胰蛋白酶缺乏症/借助制氧机呼吸)说:"让孩子从小知道这些是好的:如果你懂化学, 请带上面罩。污染让事情变得很糟糕。如果你患了支气管炎, 请服用抗生素, 这样你就不会留下疤痕组织。"患病的负担与不便让她督促他人做好自我保护。

芭芭拉对她曾在孩子旁边吸烟内疚, 她说"孙女每次一感冒, 我就以为她得了 α1-抗胰蛋白酶缺乏症。她生下来的时候有黄疸, 这是一个征兆。我看着她, 有点反应过度。"相反, 阴性突变的检测结果会降低这种焦虑。

给儿童做基因检测也会造成歧视和不幸。一旦检出孩子携带 α1-抗胰蛋白酶缺乏症基因, 可能除了束手无策外只有承担可能的污名。

有时, 人们会试图说服别人违背意愿去做检测。一些患者并没有考虑太多后果就赶紧让后代做基因检测。很多人事后回想才觉得当初决定草率不周。给儿童做检测也可能出自缺乏遗传学的认识和培训。吉尔伯特(电子厂工人/有 α1-抗胰蛋白酶缺乏症)说:

> 我一发现(这种病)就让孩子去做基因检测。我从没有考虑过隐私, 或者雇主是否能发现。它是一个无意识的决定。作为 α1-抗胰蛋白酶缺乏症患者, 难道了解你的状况不比隐私更重要吗?

考虑到直接让儿童做基因检测的弊端, 其他患者会想别的办法。对 α1-抗胰蛋白酶缺乏症, 实验室可以直接评估个体血液中 α1-抗胰蛋白酶的水平, 而不是评估突变本身是否存在。测定表现型(而不是基因型)可以帮助检测个体是否有突变, 无论突变是纯合还是杂合。但这种检测不一定准确。尽管如此, 患者还是可以分析其后代血液中酶的含量。所有 α1-抗胰蛋白酶缺乏症基因纯合的患者, 其子女至少都被认为是杂合子(或携带者), 因此有出现症状的风险。这些儿童是纯合子还是杂合子, 取决于纯合患者的配偶是否有突变(如前所述, 杂合携带者可能有症状, 不过相比纯合子不太严重)。

一些人试图检测他们的后代, 以便后者在有自己的孩子前就了解状况。本杰明(工程师)非常清楚所涉及的概率:

我知道病情以前有了孩子。我查了他们的 α1-抗胰蛋白酶含量，它在中值范围内，所以他们可能是携带者。尽管他们的配偶都没有做过基因检测，但他们的配偶是携带者的概率约为3%。

因为孩子们有哮喘，本杰明检测了他们的 α1-抗胰蛋白酶含量。这样的含量即使出现在他们的医疗记录中，也可能不会导致歧视——因为携带者的含量仍然处于正常水平。但是，这可能意味某人有一定风险，由此会引起保险公司的关注。

为回避让孩子直接做基因检测的弊端，另一些人则试图让配偶做检测。α1-抗胰蛋白酶缺乏症基因是隐性的，如果纯合子患者的配偶是突变携带者，他们的后代将有50%的可能是纯合子。如果配偶没有突变，后代将是杂合子而非纯合子，也就可能没有任何症状。因此，一些患者试图让子女的配偶代替子女本人做检测。吉尔伯特（工厂工人）补充说："我在我小儿子结婚时让他妻子做 α1-抗胰蛋白酶缺乏症基因检测，她没有突变。他们将给他们的新生儿做检测看是不是携带者。"他儿媳同意检测，因为她可以通过一项研究匿名进行。

然而，因为父母可能离婚，问题又出现了，情况有点尴尬。珍妮弗（教师/继她的儿子之后也被诊断出患 α1-抗胰蛋白酶缺乏症）不希望孙辈做基因检测，因为可能受歧视。她儿媳可以代做检测，但儿媳和儿子已经离婚。珍妮弗现在打算直接让孙子孙女做检测：

> 多年来，我一直试图让儿媳接受检测，这样我们就能了解孩子们的状况。但她不知道这有多严重。他们已经离婚了，我带着孩子们一起玩了一个星期，但疏忽了，没有从可以保护隐私的 α1-抗胰蛋白酶缺乏症基金会那里拿到检测盒。下次圣诞节看孩子们的时候我会搞定这些。

她想给孙子孙女做检测，而且差一点在没有父母知情同意的情况下就实现了，这个事实让人感到不安。确切地说，她会怎么处理这些信息——是否告诉孩子们结果，假如告知，何时及如何告知——还不清楚。基因信息再一次把我们带进难以预料的困境。

患者社群也为是否该让更多人做检测提供了建议，一个主要的 α1-抗胰蛋白酶缺乏症患者组织，一开始赞成每个有风险的人做基因检测，后来考虑到可能的歧视而改变了立场。

有些人想要检测死去的亲属。罗恩在他双胞胎哥哥自杀后面临这个问题，由此在家族内部引发了复杂的纠纷、愤怒和负罪感。这时困境再次出现，谁有权从死者身上获取检测样本，如果亲戚们不同意，该怎么办？

> 我设法从验尸官那里获得了 DNA 样本，实际上我不能用它做任何事情，因为样本是我哥哥的一部分，所以该归他妻子所有。他妻子决定不做检测。这是一个困难的局面。如果我们有办法，基因检测就会提示我们他的孩子是否有危险。孩子一个 9 岁、一个 11 岁——在这个阶段，她必须做决定，是否告诉孩子们亨廷顿舞蹈症的信息。目前，孩子们对此一无所知。她改嫁了，试图对此置之不理。她是一个浸礼宗①信徒，决定让上帝告诉她做检测的合适时间。但后来她决定不做检测。

内疚感和复杂的家庭动荡会使问题更加麻烦。罗恩继续说，

> 她把我哥哥赶出家门。这就是她不想检测他 DNA 的部分原因。如果他是阳性，这不仅仅是孩子的问题，还是因为他有病，她才把他赶到外面。

给家族做检测和公开信息之间的两难局面很明显，对其他疾病也一样——如镰状细胞贫血。这种疾病也可以在不告知的情况下做检测。罗伯塔（曾经是护理专业学生/有乳腺癌）说她儿媳是镰状细胞贫血基因携带者。她孙女接受了这种血液病检测，但没有被告知结果：

> 我的儿媳有症状，我儿子没有。他们想知道我孙女的情况。孙女 5 岁的时候，他们发现她有症状。现在她 11 岁了。这一点也没有影响她的健康。等她结婚的时候，如果她需要知道，他们会告诉她。但是应该在她 18 岁的时候告诉她，还是等她结婚？家里的习惯一直是：如果你问了，你就会得到答案。但如果你不需要知道，我们也不会提起。

如果这些信息有助于预防或治疗，基因检测和信息公开看起来很重要，

---

① 译者注：浸礼宗（Baptists），又称浸信会，是 17 世纪从英国清教徒独立派中分离出来的一个主要宗派，因其施洗方式为全身浸入水中而得名

也许甚至是强制性的。罗伯塔在此也建议家族传统应考虑这种开放性和保密性。

然而，生理和社会层面的关系紧密度也影响了鼓励检测的力度——尤其对义务不太清晰的大家族。多萝西（前电视制作人/等待肺移植手术）觉得自己有责任告诉亲戚他们的α1-抗胰蛋白酶缺乏症风险，但不一定要采取进一步行动。她觉得即使是兄弟姐妹，稍作劝导足矣："只要把信息发给他们，就可以了。再多就是管得太宽。"同样，本杰明（工程师）因为α1-抗胰蛋白酶缺乏症给自己的孩子做了基因检测，而他的堂（表）兄妹没有做，因为他们不同意。

另一些人因为其艰辛的经历没有联系或催促亲戚，尤其是大家族中的成员做检测。卡罗尔（有乳腺癌/有突变/不顾男友的反对激进地接受了乳房和卵巢切除术）觉得她在鼓励他人追求健康方面做得很保守：

> 我的表姐妹本该接受检测，但她们甚至都不去看医生。我本该做得更多。我本该努力挽救一条生命，但我连电话都没打过。我还有其他事情要做，我们中的许多人可以帮助拯救一些人的生命，但总是有这事和那事要做。一天过下来，我已经累了。

他人保健

人们通常面临的困境是他们对帮助他人的健康到底负有多少义务——不仅推动家族成员做检测，还要跟进保健行动。既然预防不容易做到，那么该尝试改变别人的生活习惯到什么程度是个问题。亲戚们对保健的好处和代价的看法可能不一，可能会有矛盾。吉尔伯特（工厂工人）谈起哥哥的α1-抗胰蛋白酶缺乏症风险时说：

> 我哥戒烟了，但泡在烟雾缭绕的酒吧里。天知道他为什么要承担二手烟的风险。但他想过自己的生活，他想要享受生活。如果他因此少活了几年，那也认命了。

吉尔伯特虽然不同意他哥哥的观点，最终还是接受了他对生活中轻重缓急的看法："他的社交生活就是在酒吧打转，如果你把它拿走，那将不是一个好生活。"

最终他们认可，亲人有权继续不健康的行为，但这个决定至少应该是有意识的和知情的。吉尔伯特同样试图强迫他的孩子戒烟，但无济于事：

他们是携带者，还要吸烟。我一直跟他们说，直到气得我说不出话来。他们还是不肯戒烟，我最终决定不再唠叨。如果他们这样做会少活 5 年，他们就知道后果了。

每个人对某种保健行为疗效的看法也不一致。面对自己和他人的突变，人们通常要面对复杂的个体考量。戴安娜（西班牙语教师/从她未曾预知的乳房切除术中麻醉苏醒）一厢情愿地希望女儿接受替代疗法：

我相信整体分析，比每天泡在抗生素里强得多。大女儿每天都喝酒，这真的很糟糕。她应该戒掉乳品、巧克力、酒精和烟草……

然而总的来说，这些受访者最终得出的结论是，他们对扭转别人的拒绝或否定几乎无能为力。

父母可能为他们的建议被无视而沮丧，这可能是大家庭中紧张关系的一部分。父母无法控制成年子女的健康决定，干涉太多反而引发怨气。凯特（前护士/70 多岁）说：

我一直试图让两个女儿接受 α1-抗胰蛋白酶缺乏症基因检测。她们不感兴趣，而且还抽烟。我说"再抽这些烟的话……""啊，妈妈！"我最小的女儿现在抽得更凶。

医者影响

临床医生也可以影响信息告知与检测决定。然而，医生可能试图影响是否告知和告知内容，但他们可能与患者的观点相左。伊夫琳（父亲在抽屉藏了一封亲戚提到亨廷顿舞蹈症的来信）说："医生告诉了我的母亲、祖父、阿姨和叔叔，他们都决定不告诉孩子们。那真是大错特错！"

然而，人们经常会注意到医疗保健工作者的不足，他们没有让患者妥善做决定——告知的对象和内容。

如果患者拒绝，医疗保健工作者是否有责任通知亲属也有严重的遗传风险极具争议。这种患者的隐私保密权与医生更广泛的社会义务抵触的情况出现在泰瑞索夫（Tarasoff）案例[22]中。该案中一名患精神病的大学生对他的心理医生流露出想谋杀女朋友的想法后，杀害了他女朋友。这位心理医生通知了校园警察，但没有通知那位大学生的女朋友，被判定担责。本书中大多数受访者都反对医生打破保密原则，尤其对亨廷顿舞蹈症，他们认为医生有义务不告知。"这应该是保密的，就像律师或牧师一样，"蒂姆

（律师/携带亨廷顿舞蹈症基因突变）说："我认为医生不能不保密。"然而，法官已经裁定，医生有时有责任向第三方警告遗传风险[23]。

少数人对此颇有微词。吉尔伯特（工厂工人/有 α1-抗胰蛋白酶缺乏症）觉得医生应该告诉兄弟姐妹，而不是配偶。他知道医生仍然可能面临挑战，即他们如何了解患者有风险：

> 我支持医生告诉兄弟姐妹。无法摆脱的困境是：如果这些兄弟姐妹问起医生，"你凭什么认为我可能有突变？"那么医生把话挑明，"嗯，我给你哥哥做了基因检测，他有突变。"这样回答是不合适的：这将破坏保密的原则。我认为医生只能说"嗯，我有理由相信你可能有这个特殊的问题，我建议你做一个基因测试。"

是疾是健：告知恋人

有风险的单身男性和女性，在寻求长期恋爱关系时会面临更大挑战。恋爱对于建立持续互助的关系和生育孩子至关重要。因此这种情况下基因信息的告知令人担忧，可能会痛苦地遭受拒绝。

配偶是长期保持身心健康[24,25]和应对疾病[26,27,28]的重要社会支持来源。可惜，并不是所有配偶面对伴侣的疾病都镇定自若，健康恶化会降低婚姻质量，从而损害社会支持[29,30]。那么，人们是否会选择一个伴侣，无论健康还是患病都愿与之相伴？

令人惊讶的是，总体而言，健康问题是否影响恋爱的研究很少，如果有影响，在什么阶段或以何种方式来影响？一些社会心理学研究已经探索了恋爱和配偶选择的某些方面，认为存在"门当户对"，人们倾向于选择与自己相似的配偶。这项研究考察了选择中意伴侣时的社会人口因素，重点关注年龄、种族、社会阶层[31,32]，以及体格状况诸如体重、身高[33]和吸引力[34]等属性。研究建议婚前关系可以提前展开，或在很长一段时间内逐步发展[35]。但研究忽略了医学或遗传学的潜在作用。

恋爱中，两个人需要决定是否要对彼此的生活进行非同一般的投资。与友谊不同，恋爱关系可能产生后代，这大大提高了赌注。然而在恋爱中，至少从一开始，两个人通常都不熟悉，然后他们近距离仔细审视对方。

这样两个人如何开启遗传风险的话题？这些风险可能让人很难堪，牵涉疾病和死亡，也会影响后代。他们面临的挑战是什么？他们如何解决这些问题？

这些男男女女被一系列难题折磨, 包括是否在恋爱时告知, 如果告知, 时机、方式、内容及原因是什么。许多人害怕或者面临被拒绝。那么, 问题是大家会质疑伦理义务是什么? 什么义务让他们不得不公开, 如何做决定?

为避免这样的困境, 有人选择拒绝恋爱。即使没有遗传风险, 约会也很困难, 包括混乱的事先编排、相互信任和社会交往、伦理考量, 综合在一起发展成为人生最重要的伴侣。告知基因突变会加剧这些挑战。

是否告知恋人

许多隐私, 虽然感觉现在无关紧要, 但考虑未来可能涉及孩子的健康, 这些隐私以后不再无足轻重。一旦这些人决定结婚, 他们通常觉得有义务告诉未来的配偶。凯特 (前护士/有 α1-抗胰蛋白酶缺乏症/有两个成年的女儿) 说:

> 如果你想结婚, 你的基因构成不仅影响你的妻子, 还影响你的孩子。你当然有义务告诉妻子—— 如果你们打算要孩子。一个人享有基因隐私权, 但如果会影响到其他人, 另当别论。

然而, 凯特的推理却暗含了一个问题: 如果不希望生孩子, 这种义务是否减少。如果减少, 减少的程度有多少。

此外, 恋人在决定结婚或确立长期关系之前, 还有很多其他问题和不确定因素浮现。人们必须权衡所感知的告知义务和可能的分手风险。在盘算维持长期关系与承受分手的风险后, 这些人常常对该做什么出现争议。朗达 (31 岁/单身护士/6 岁的时候妈妈得了乳腺癌/后来她自己也患上了这种病并发现一个突变/做了乳房切除术) 说:

> 当你开始一段感情, 你会想"现在我打算给这个人交底。我这样做值得吗?"和我恋爱的那个人早早出现, 但我意识到他不适合我。这很好, 如果我需要, 我会告诉你。如果不需要, 我不会。

因此, 相比其他情况, 遗传风险迫使人们对恋爱关系更早地严肃对待。

为何告知恋人

他们选择告知主要出于对未来伴侣的伦理责任感。有些人很乐意告诉伴侣, 因为他们在正式恋爱前早已相识相知。正如前面所提到的, 蒂娜很快就告诉未婚夫她的亨廷顿舞蹈症风险, 因为他们早就互相认识了。事实上，他先透露了一些她不知情的隐私，促成彼此坦白：

> 我们第一次约会后 24 小时内，我就告诉他，"你要去见我爸爸，他糟透了。他得了这种可怕的病，我的祖母也一样。我也可能得这种病，也有可能会传递给我们的孩子。"他曾经有一个女朋友，因为癌症几年前死在他怀抱里。甚至在我们还没有在一起的时候他就告诉了我。

因此，向对方透露是一种互相激励、增强互信的过程。同样，个体为避免任何明显的不诚实或避免丧失信任也可能坦诚相待。

许多人认为透露基因信息是一种道义责任，因为他们未来所生孩子的健康可能会受影响。相反，一些人认为如果未来的配偶对生孩子不感兴趣，透露基因信息将更容易。罗恩（有亨廷顿舞蹈症基因突变）说："如果她想要孩子，那么我们的关系就不会再有进展了。我和那些已经有孩子的女人有过几段关系，那是最简单的。"

同样，对于女性，过了生育年龄以后再公开信息的压力也会降低。帕蒂（时装设计师/没有亨廷顿舞蹈症症状/没有做过检测）说：

> 我已经 43 岁了，没什么负担。更安全的是与我邂逅的那个人并不太多考虑家庭。我想要孩子，但是已经到 40 岁了，也许亨廷顿舞蹈症已经打消了我要孩子的念头。

与其他类型的关系类似，如果基因风险和症状最终无法隐瞒，可能也会公开。乔治娅（有亨廷顿舞蹈症症状/没有做基因检测）就告诉了男友，不然她得编造"失业原因"。某种程度上，由于症状或治疗迹象明显，透露信息可能无法拖延。

不告知恋人的原因

即使两者已经维持关系很久，害怕分手也会让透露信息更困难。这会让甜蜜转为痛苦。分手比许多其他社会关系更让人痛心，部分因为希望如此之高。罗恩（哥哥自杀）说："一个女孩直接跟我说，'我不能再和你约会了。'"他觉得"她是个混蛋"，他对她的言行格外伤心。

断然拒绝透露不仅因为症状，还因为疗效。预防性切除乳腺和卵巢会引起消极反应。戴安娜（西班牙语教师/离异/有两个 30 多岁的女儿/麻醉苏醒后发现自己做了乳房切除术）说：

　　　　我爱人曾对我很不好。乳房切除术对我来说很难处理，自然
而然对其他人来说也很难。即使这么多年，我也觉得不舒服。所
以，我保持单身。

　　她没有公开信息，而是选择沉默，选择单身。他们认为遗传风险或疾
病——尤其如果是负面或不舒服的——会让未来伴侣的反应消极。许多
（但不是所有的）女性在乳房切除术后进行了重建手术，但仍明显影响了对
自己的看法，害怕别人的反应。戴安娜也强调，恋爱问题对各年龄段的人
都很揪心。

告知恋人什么内容

　　与其他关系一样，究竟告知恋人什么内容同样面临困境——告知基因
或病情详细到什么程度。但是家人有风险与恋人有风险的意义不一样。相
反许多人试图降低自己和未来后代的风险。疾病类型、风险程度和对未来
后代影响的可能性起了关键作用。例如，α1-抗胰蛋白酶缺乏症可治愈，比
不可治愈的亨廷顿舞蹈症更容易被公开。

　　有时，人们决定只提供一鳞半爪的信息。对任何已知疾病，说一个人
有风险比说他其实有突变更简单。广义上说后一种说法看起来更可怕。罗
恩说："我曾说过我只是有风险。现在，我没有那样做，我看起来就没有任
何异常，但也不想不诚实。"他想提供"全部真相"——那就是最完整和
最新的信息。

　　个人也可能会说一种疾病是"家族性的"，而不是说它是遗传的。一个
人可能不会说他或她有风险，而说他的亲戚是这样。邦妮（12 岁知道母亲
有乳腺癌/姐姐曾被男朋友抛弃过）这样谈起姐姐：

　　　　现在她和一个正疯狂追求她的人在一起。但她还没有告诉他。
她说，"我妈妈是乳腺癌幸存者。"然后她相信他懂的。我不知道，
她是否打算透露她切除卵巢和乳房的事情。

　　但是，他有知情权吗？有人会说，如果他们打算结婚，她一直沉默可能
代表不够坦诚，意味着辜负信任。但她需要说些什么呢？她的沉默什么时候
会破坏他的信任？发展关系时，对信任的看法至关重要，因为这被视为一个
根本问题的标志。需要商榷的是，所有长期关系中值得信赖的评价最重要。

　　人们在究竟该提供多少细节时面临困境，它不仅与突变最终的致命
性有关，还与可能出现的令人不安的长期症状有关，这会给配偶带来负

担。某个时刻，一个人可能决定逐步引入对困难的认识，但这些残酷的细节让听者和说者都很为难，会打击刚刚燃起的浪漫。罗恩（哥哥已自杀）继续说：

> 我从没有和一个我想追求的女孩约会过：她明白20年后我死的时候是什么样子。我试着让她们理解：一旦症状出现，我所有的挣扎都是徒劳。我不想在那样的环境下维持关系。我想如果发病我会自杀。

他提出这样一个问题，即一个人对于未来出现的严重后果有多大的责任，尤其是当它并不一定会发生时。这些问题主要出现在亨廷顿舞蹈症上，但也可能发生在其他疾病上。

人们尤其必须及早决定是否告知影响生育的信息，如果决定告知，确切的告知时间、内容及方式是什么。有些人，但不是所有人，知道可用胚胎植入前遗传学诊断（PGD）①来防止把突变传给下一代，不过这个过程复杂昂贵。不管怎样，少数受访者向恋人告知了这些信息。西蒙（29岁/会计/订婚时才发现家族中有亨廷顿舞蹈症）认为有风险的个人在谈恋爱时应该告诉配偶胚胎植入前遗传学诊断技术："你们可以考虑下，你们可以生孩子，但必须用这项技术确保孩子不会得这种遗传病。"

与此相关的是如何告知的问题——比如如何以最恰当的方式表达信息。许多人尝试不仅提供冷冰冰的医学医疗事实，还要提供正面消息，或者至少避免全是负面信息。罗恩说："通常我会给我约会的女孩发电子邮件告诉她们，既有好消息，也有坏消息。"

何时告知恋人

恋爱时特别需要相互信任，这也影响了何时公开信息的决定。很多人非常纠结于何时开口。太早或者太晚开口都会使他们焦虑。要找到最佳时机极其困难。蒂姆（律师/有亨廷顿舞蹈症基因突变/没有症状）就在这个问题上摇摆不定。

> 我想知道：什么时候告诉她们合适。我不想第一时间告诉她们，因为这种病比较怪。但我又不想跟一个对我的病完全不知情的人结婚……如果隐瞒太久就有点背叛她对我的信任……从发现

---
① 译者注：PGD即植入前基因诊断，主要用于检查胚胎是否携带有遗传缺陷的基因

有疾病风险开始，我虽然在恋爱，但感情从来没有发展到我认为
有义务告诉对方。这是一个很重要的伦理问题："恋爱中不要太晚
向对方坦白自身的疾病"。我担心做错事情。

这两种情况他都想努力避免：过早提起这个疾病带来的社交尴尬，推
迟坦白背负的伦理谴责。但准确衡量时间的确很难。

为了做这个决定，特别是决定本身会影响到一段真挚的感情时，有些
人自有一套原则。他们预先设定一些时间节点，即达到什么阶段就告诉对
方。这些规则或固定或灵活，或独立或取决于其他因素。罗恩最后对亨廷
顿舞蹈症下结论说，最好在两周内坦白：

> 我不想弄到别人喜欢我又搞不清楚状况的地步。我最不想做
> 的是：相伴多年后再转身坦白。我不知道我的方法是否对我有利。
> 我上星期开始跟一个女孩约会，她 32 岁。我不知道她是否真的清
> 楚她想要什么样的生活。最后一个和我约会的女人 37 岁，带着孩
> 子。相对来说更易坦白。

了解一个人的期望和爱好需要时间。然而，准备结婚的夫妻也未必能
对彼此关系和生育计划做好长远打算。

罗恩通常等待两周再开口，其他人也有各自的主观标准。吉尔伯特（61
岁/工人/有 α1-抗胰蛋白酶缺乏症）说他只会等到感情看起来是真心或可能
长久的时候才会透露：

> 我会一直等到我看见是否……我可能更在意维持一段长久感
> 情。我不会告诉任何人以免对其造成困扰，除非我想把感情固定
> 下来……到那时，我会说："如果你觉得有问题，那就到此为止，
> 然后离开吧。"我从不让对方为我的疾病而止步。大多数女人——
> 至少我选择的那些——会表示理解。

他建议说，不管怎样，他会选择那些不太可能拒绝他的女人。

其他人坦言被问到才告知（或决定将要告知），以此缓解压力。金（南
亚裔/医生/有严重乳腺癌家族遗传史/没有症状/没有做基因检测）说如果她
的恋人提到这个疾病，她会告诉对方，但就是不愿自己先开口。在某种程
度上，她家族遗传乳腺癌的可能性比遗传亨廷顿舞蹈症的要低。因此，突
变得以表达的概率能影响伦理考量。因为她没有任何症状，所以她觉得自

己没有义务透露家族遗传史。相对那些有基因突变或有症状的人，透露的必要性因此降低。

然而，约会时很容易谈及家族历史乃至亲属生活，这会导致信息泄露。罗恩（双胞胎哥哥已自杀）说，"我刚交了一个女朋友，'和我谈谈你的家庭'就是接下来要谈的问题。不幸的是我的家庭一团糟：特别是我要说到曾经有个双胞胎哥哥。"家族的情况可能因此让别人伤透脑筋。尤其是一个重要的人还要常常与家人见面。

有些人的应对之道仅仅是尽可能久地回避真相，如果非要公开，他们会选择结束恋情。一些恋人直到分手以后才会告诉对方一切，假如他们那时还是朋友。帕蒂（43岁/离异/对她的亨廷顿舞蹈症基因突变避而不谈）补充：

> 我不会告诉和我约会的人。我不会让他知道，除非我跟他非常亲密。我不会提我妈妈的事情。我只会说她年纪大了有点健忘。见过我妈妈的人不多。我只是想：如果我跟一个人非常亲密，我会让他知道。我必须先让对方喜欢上我，然后才告诉他我有遗传病。（笑）如果跟他约会时就告诉他，我们只会停留在朋友关系。（笑）一个六年前跟我约会的人，现在是我最好的朋友。

她隐瞒了真相——真相是她妈妈有亨廷顿舞蹈症，不仅仅记忆有问题。帕蒂不觉得只透露部分信息不道义，因为她认为跟那些男人没有很深的感情和关系。由此，她可以把关系拉近到一定程度，获得帮助，即便这限制了感情自然而然地发展。然而，幽默遮盖了内心深处的痛苦和伦理质疑。她说如果有必要将来她会公开全部事实——所以现在推迟公布。因此可以与某人恋爱，但又保持距离，不想让关系超过一定限度。

恋人的反应

正如前面提到的，恋爱中有遗传病风险的一方透露信息后并不总是被拒绝，恋爱对象在现实中的反应令人惊讶或者难以预测——而这种时常来自被患者期望能理解自己的恋人。邦妮的姐姐因为疾病做了预防性的卵巢切除术和乳房切除术，被当医生的男朋友抛弃，这种出乎意外的决绝让她很痛苦。邦妮说：

> 姐姐告诉她的男朋友她曾经有癌症，然后他翻脸了。一周后，他们分手。他是个医生，但是他不知道该如何应对癌症！她是他

未来的妻子，但她得了癌症，他不想和一个要死的人结婚。我说："没有他你会更好的。"但是这件事还是伤害了她。

被拒绝可能涉及几个因素。对遗传风险的严重性和影响性的看法也千差万别。尤其因乳腺癌而做乳房和卵巢切除手术，以及亨廷顿舞蹈症，患者都会被拒绝。相比那些有症状、有基因突变且进行过侵入性治疗的疾病，有风险但未做过基因检测且无症状的情况不那么可怕。一般来说，那些看起来完全健康但仅仅发现自己有风险的人似乎不太可能遭遇分手。未来配偶的家族如果也有严重疾病会降低其断然拒绝的可能性。这样的人更容易接受疾病，甚至是亨廷顿舞蹈症，会对这种风险给予理解和支持——尽管并不总是如此。

告知的另一种选择：不恋爱

正如前面提到的，可能遭遇拒绝会让有些人在恋爱时犹豫不决，或者完全避开恋爱。戴安娜（66 岁/离异女性/没有基因突变/接受了别人意想不到的乳房切除术）说："无论如何，拥有一段刻骨铭心的恋情很难。有些女人很勇敢，有些不是；有些男人非常有同情心，有些没有。"

有亨廷顿舞蹈症风险的人总会避免谈恋爱，这不足为奇。部分人可能是无意识的，或是一种更深层次的焦虑。蒂姆（律师）自从得知自己有亨廷顿舞蹈症突变后就没有谈过恋爱。不得不透露亨廷顿舞蹈症风险的可能性似乎阻碍了他谈恋爱，但他又很难承认事实就是如此：

> 自从我发现有疾病风险，我就没有和任何人再走近过。我问
> 自己：什么时候我必须告诉别人？我不能第一次约会时就把这事
> 告诉别人。我只约会过几次，没有一次发展到成熟的关系。

在一堆约会中他不能让自己发展到和某个特定的女人恋爱，因为他会觉得有义务要告诉她。他害怕被拒绝的痛苦。他没有彻底不约会，只是简单避免在任何一次约会时关系更进一步。

涉及第三方的恋爱中告知

一个人不向未来的伴侣透露病情时，其他人可能想知道他们是否应该在某些方面进行干预——要么要求他自己说，要么他们将信息透露给他的未来伴侣。有时，人们觉得患者的兄弟姐妹应该向患者的另一半公开。安东尼娅说他哥哥的现任女朋友可能知道他们母亲患有亨廷顿舞蹈症，但并

不知道他们兄弟自己也有遗传风险。安东尼娅说："她已经见过我妈妈了，但我确定他还没有跟她说起他有风险的事情。她只有 21 岁，我不想和她讨论这件事，我怕这样做会把她吓跑。"但是，安东尼娅（神经科学家）仍然对哥哥的沉默不舒服。她觉得哥哥因为母亲而尴尬，所以没有让女朋友过多和妈妈见面。"他住得近在咫尺，但一个月才见妈妈一次。"不过，和其他人一样，安东尼娅通常不会将信息透漏给亲属的另一半。但他们考虑了这么做的可能性，并鼓励亲属告知——尽管通常不会成功。

因此，受访者面临着一系列的问题：是否要恋爱，如果恋爱，是否需要透露遗传风险，以及透露的内容、方式、时机。他们所公开的内容也各不相同。信息泄露可能会间接无意发生——例如，看到受影响的亲属，人们努力阻止未来的伴侣与生病的家人见面。其他患者，特别是亨廷顿舞蹈症患者，则发誓根本不谈恋爱。然而这些受访者认为何时开口很难，因此在纠结既不要说得太早也不能说得太晚。对未来配偶反应的预测可能也是错误的。拒绝尽管令人害怕，但并不总是像预期一样发生。

这些问题并没有简单或现成的答案，但是在恋人、医生、遗传咨询师和他人的帮助下，对这些问题的认识水平也会提高。胚胎植入前遗传学诊断相关的教育也很重要，有助于减少孩子对受到遗传病影响的恐惧，因为这些风险现在可以降低。对这些负面信息的管控，可能会与人们认为的诚信责任相矛盾。信任度、情侣关系的长久性、对生孩子的渴望，以及疾病的严重性和可治疗性都会影响这些决定。

小结

人们广泛告知现在和未来亲属遗传信息的过程，体现了告知的复杂性。有些人很乐意告诉家人，而有些人只提供部分或者间接的信息。告知取决于几方面因素，包括对他人处理信息能力的判断、家族内部的交流习惯，很多时候还包括个人对结果的适应能力。虽然有些人预先制订告知计划，但告知并不总是理性和可控的。有时候，这些信息会脱口而出，或者讲出来却被忽视。

告知可能由于家族先前的交流习惯和对疾病的了解而变得困难。这些信息会让人被污名化，甚至能够改变家族中的人对自己和他人的看法，更进一步阻碍信息公开。向远亲透露遗传病信息会比透露其他疾病信息更重要。因为个体自己的非遗传性疾病对大家族成员的潜在危险较小。

这些决定是动态的。距离、亲密度及沉默都会相互强化。不携带突变的人面临的困难少一些，但也不绝对。例如，他们向事实上有风险的家人告知的时候仍然有困难。告知或者不告知也会继续影响不止一代人。人们在做是否告知其他家人的决定时心情极其复杂。

在苏格兰东北部进行的一项研究[4]发现，亨廷顿舞蹈症患者觉得告知孩子的最佳时机是他们将要成为父母的时候（或者将要结婚的时候）。在美国，父母会选择早点告诉孩子这些问题，可能由于美国人的后代大部分会生孩子。医疗保险制度在不同国家差别很大，这可能也会影响透露信息的决定。然而，遗传学研究几乎没有关注这些国别差异。

受访者对告知的把握不只像之前研究的那样呈现为"搪塞与实话实说"。相反，这些信息有时脱口而出。尽管曾有研究发现，女性比男性更容易保守基因信息相关的秘密[36]，但这对于我采访的人来说并非如此。在某种程度上，这一差异出现的可能原因是那一项研究采访的女性比男性多50%，其中包括主要影响女性的乳腺癌。本书的数据也表明，个人特定突变的情况会影响信息公开的决定。过去的研究并没有评估全部这些因素，未来的研究应该做到。

这些人不仅要盘算是否告知，还包括告知内容、方式、对象，而且这种衡量不见得是理性的。人们试图管控这些让自己污名化的信息，但同时又要考虑自己对亲属及真相肩负的道德责任。《说谎：公共生活与私人生活中的道德选择》（*Lying: Moral Choice in Public and Private Life*）[37]的作者西塞拉·博克（Sissela Bok）认为，人们本质上不该说谎。相反，《消失的真相》（*The Varnished Truth*）[38]中戴维·尼伯格（David Nyberg）问："一直说真话有什么好处呢？"他认为说谎是人类生活中不可或缺的一部分。在这两个极端之间，这些受访者有各种可能。正如大家所见，考虑了各种因素（如亲密程度和家人的年龄），他们纠结于是该隐瞒还是该告诉他人真相。

临床医生很少与受访者讨论这些问题，尤其是大家族的成员。因此，在没有专业指导的情况下，患者往往身陷复杂而微妙的境地。然而，遗传咨询师和临床医生可以帮助可能存在风险的人提前考虑这些问题。

二次透露的问题也出现了：一个家庭成员被告知信息，然后他向第三方透露。临床医生可以帮助有风险的个体预测风险。当患者告诉别人的时候，可能会说明这些信息能否再转告其他人。这样的请求可能不会受到尊重，但至少要这么提出。

临床医生是否该解决这些问题，如何解决又是一个问题。一个患者可能会告诉医生他或她是否透露了信息，但同样重要的是要讨论具体交流了什么——患者具体透漏了什么或者预言了什么结果（如部分还是全部）。医生和患者也应该消除将信息传递给可能受益亲属的障碍。而患者可能不愿与那些不太往来的家族成员交流，部分原因是之前来往不够。然而这些信息可能至关重要，需要传递。医生需要帮助患者提前考虑应该向亲属公开的内容、方式和时机。

意识到这些挑战，专业培训和公共教育也需要加强——特别是因家族中的遗传病导致家庭关系紧张时。心理健康工作者也可以帮助处理这些问题。

甚至走进遗传咨询室之前，人们就在苦苦思索这些问题。他们可能有风险，但多年来却没有意识到这一点。即使成年人，也可能间接地、不完整地或者很久以后才断断续续收到一些消息。认识这些潜在障碍，对于确保那些能从基因信息中获益的人尽可能意识到潜在风险极为重要，这样才能帮助这些人面对随后的问题。

第三部分

基因与心理：解因

第 4 章

罗夏墨迹测验：为什么是我

"为什么中招的是我？"本书中的受访者不仅要决定是否该做基因检测或披露其结果，还要决定如何理解检测的风险和结果。他们想努力弄明白基因信息对其个人生活的影响，并竭力寻找其意义。一旦出事，人们总要刨根问底，对坏事更是如此。我们总想知道悲剧为何发生，谁或什么事该为之担责。遗传病概莫能外，即使答案可能并不清晰。疾病发生时，责备自己还是怪罪他人，是否规避可能加剧病情的因素，可都不是一桩小事。

一些研究者认为，人们对"个体化"风险的看待方式因人而异，且非常主观。问题在于，人们究竟是如何做到这一点的，又呈现何种规律。鉴于基因的不确定性，患者、家人和医疗保健工作者又该如何选择、形成或看待各种解释？

"为什么是我"的疑问在很多疾病，尤其癌症中常常提及，但从遗传学视角给予的关注和认识却远远不够。面对常规疾病，病患可能会问"为什么是我"，并逐步从精神层面寻找可能解释[1]，这类解释时而坠入宿命论，或充斥着命途多舛的慨叹。疾病面前，无论医生还是患者，都会时常思考精神层面的问题，包括"更高维度的力量"对诱导发病和治愈疾病所起的作用[1,2]。尤其当病因不明时，患者可能会寻求特殊的"解释模型"，来理解自己的遭遇[3]。

遗传病患者如何看待其面临的遗传风险，答案仍未可知。自由意志与宿命论的对抗，已渗入我们的文化；希腊神话、希伯来神话和日耳曼神话中都曾提及，确有某种先天特质或外在力量影响着我们。科学家在解释自然现象时也会诉诸因果。托马斯·库恩（Thomas Kuhn）曾指出过去的科学家是如何改变他们的研究范式的[4]。当同一时期持续共存的两种理论体系可能互相冲突时，一些科学家试图坚守其中一种理论，直到最后放弃。但患者也是这样吗，还是有其他不同做法呢？

很多学者提出过数套理论，用以从整体层面来理解疾病。例如，个体可能会大体接受以下三种解释理论之一——环境因素型、行为因素型或隐性原因型——每套理论对应不同的干预手段、治疗方法及相应结果[5]。在考虑遗传因素和其他病因时,贝唐·亨德森(Bethan Henderson)和布赖恩·马圭尔(Bryan Maguire)[6]认为遗传病患者遵循如下三种遗传模式之一:体质论(一个人的体质是经遗传获得,体质可弱可强)、基因论或分子论(人仅由化学物质组成)。亨里克·伍尔夫(Henrik Wulff)根据遗传作用的强度把疾病划分为 5 种类型:强遗传型、弱遗传型(如虽然存在致病基因,但不足以引发疾病)、基因与环境共同作用型(如有遗传易感性基因)、部分遗传型和非遗传型[7]。约翰·韦尔(Jon Weil)[8]则将疾病解释为医学和个体的"特异性"共存。

一些研究者也认为,比起疾病的客观数据,患者对疾病的主观感受可能对其产生更大的影响。患病所带来的恐惧和逃避感,会让患者产生完全不同的反应。当患者意识到自己携带危险而不可控的基因突变时,他们可能更加臣服于命运[9]。疾病如果是部分可控的,又常常让患者堕入希望(疾病可能得到治愈)与自责(对疾病无能为力)的漩涡。

然而,疾病与健康行为如何相互作用,其研究结论仍未取得共识。有些研究认为,基因检测会让人们平添宿命情愫,也有研究显示,个人可能会把检测获得的风险信息融入他们对病因的固有看法[10]。

科学家对很多疾病的病因仍争论不休。例如,阿尔茨海默病已有临床医学、神经病理学、遗传学等多角度的解释。神经病理学家倾向于认为它是神经病理性的,而遗传学家则更倾向于它是遗传性的[11]。从 19 世纪这种疾病被最初记述时起,阿尔茨海默病能否成为一个独立病种一直争议颇大,它可能不仅仅是单因素疾病,即非"先天性"疾病,而是"后天形成"。一般来说,科学家可能会从单因素理论逐步转向多因素理论[12]。但对患者、家属和其他人来说,他们如何理解这些模糊性概念、如何看待相应问题,以及为何做出这样或那样的判断,却依然是个问题。

虽然既往文献很关注遗传咨询的结果,可有遗传风险的人实际却往往接触不到遗传咨询服务。因此,仅仅因为他们无法理解而产生对病因的成见,人们可能会完全拒绝基因检测。

个人看待基因信息的方式可能千奇百怪。尽管尚不清楚,可能仍有规律可循。人们如何理解科学数据的不确定性或无结论性,包括如何在不同理论间做出抉择,如何看待相互矛盾的解释及各自利弊,有哪些认知与情感因素影响决策过程,个人经历如何让抉择更加扑朔迷离等问题,人们的答案还未可知。因而,试图彻底切分如此多维而交联的问题几乎不太可能。

故后文的描述可能会出现一些重叠。

关于"命运"

人们常常追问"为什么是我？"其答案往往既是科学的，又是玄学的。患者需要直面纷繁复杂的概念，并从左右为难的困境中做出抉择。为了能发现任何可干预因素，减轻自身的压力和焦虑，他们迫切期望了解所处困境的缘由。人们通过各种方式处理问题，平衡潜在的冲突观点，并逐一克服面临的困境。虽然有一部分人会以非黑即白的态度看待病因——如不是先天就是后天，不是基因就是环境——但其他人仍然相信，这些因素之间存在更为复杂的相互作用。即使是一些看似相对简单的情况，如某种单一突变或单病因疾病，人们也会面临"为什么是我"的终极问题。

基因检测潜在地提供了关于一个人未来的可能信息，这一事实不可避免地驱使着人们追寻及诠释其含义，并试图将其融入生活，赋予其希望。基因检测天然的内在不确定性，也会导致人们深陷迷惘和压力，对"命运"的追问唤醒了人们对于因果、责难及运气等复杂概念的自我思索。

另外，遗传学给出的未来信息，即便仅仅只是一种概率，也可能被当作冥冥定数。对很多人而言，命中注定的感觉意味着有种外在的强大力量左右着他们。这种想法会冲击人们对于自主权与自由意志的观念。因此，一个人到底是基因及外部力量的副产物，还是完全基于个人意愿的自我主宰者，人们不得不在这两种观念间纠结徘徊。

面对上述困境，基因检测的结果就像罗夏墨迹测验这类心理学测试一般，受到心理、文化、个人特质、内在需求及内心信念变化的广泛影响。人们努力把疾病和基因融入生活——他们的叙述使生活具有延续感。

然而，试图将假定的遗传因素与人们固有的生活观念有机结合起来，这种努力显然难度颇高。比起混沌与概率，遗传病患者更希望把握意义和关联。对潜在死亡风险的遗传预测不断冲击他们的心理防线。因此，在尽力寻求遗传信息的意义及其应对之策时，人们深受一系列因果观念的影响——从自然到运气、责难甚至迷信。

命运的含义

很多人相信，疾病能左右命运，然而命运一词的含义实在过于广泛。"命运（fate）"这一术语在哲学、精神、文化上有着丰富内涵，人们对它的认识变化游移，且不具有逻辑连贯性。

许多人认为基因突变不仅是永久性的，而且无可挽回。然而，在理解其对未来的影响时，人们却常常只关注这一宿命的特定方面。对某些人，基因突变的宿命感意味着持续的症状，或者说疾病进程，即使可以通过治疗使其缓解，但最终也无力回天。"过去我也遇到过其他严重的状况，我都挺过来了。"贝蒂（设计师/携带制氧机）如此描述，"但 α1-抗胰蛋白酶缺乏症并未消退。往昔的痛苦真真切切。"

当人们面临未来可能遇到的种种挑战，诸如是否延续医疗保险兼或就医需求时，他们对生死有命的感觉会格外强烈。很多人可能不得不与这种在劫难逃的恐惧感终生相伴。芭芭拉（兼职教授/对因自己吸烟而让孩子们暴露在烟雾中悔恨不已）这样谈起她的 α1-抗胰蛋白酶缺乏症，"我知道自己活不久了。我的肺部功能只剩下原来的六成，我见过一个人，两年前的肺功能有 40%，而现在只有 15% 了。当你的肺部功能少于 20% 时，你就只剩下一年时间了。"

基因突变不仅可以提示病因，而且暗示一个人的寿限。因此人们不得不努力应对这种困境。"我没指望活出高寿，"查尔斯（会计/即使知道烟草会加剧他的 α1-抗胰蛋白酶缺乏症症状，也仍无法戒烟，并时常出没在烟雾缭绕的酒吧里）说，"当你确定自己 35 岁就要离世，你就会有不同的看法。"基因标记让他成了宿命论者，这反而让他选择继续暴露于恶化疾病的环境中，由此加速危害了健康。

即使我们都清楚自己终有一死，但很少有人能如此坦然地直面自己携带或可能携带致命突变的事实。生命垂危和时日无多的真实感本身就足以加剧压力。"大家都说，我可能在过马路时就倒地身亡了，"查尔斯叹口气说，"对我来说，死亡就是如此真实的存在。"如果人们通过检测了解到自己携带某些基因突变，或他们具有疾病家族史，这就足以让疾病风险变得真切无比。

这种宿命论的认识不仅影响自己，而且影响后代。"身处险境最让人难受的地方，莫过于知道自己在劫难逃，"安东尼娅（神经科学家/检测发现自己没有亨廷顿舞蹈症基因突变）说，"你可能 50 岁就早死，而且还会把这种风险传给孩子。"

人们必须决定如何回应命运的安排，是坦然接受、夜不能寐还是全然拒绝，人们对此选择差异很大。查尔斯就试图逃避这些痛苦的想法，"我不怎么花时间为这事发愁"。

检测前，许多人对自己是否有基因突变的假设就像一种直觉，这也映射出他们对命运的理解。回首过往，很多人说他们不仅感觉到命中注定，并且预见未来。他们或隐晦或明确地引用了超自然的想法——他们可以提前感应未来。他们祈望自己的人生经历前后契合，并对事关生死的预言深信不疑。这种预感可能出于对某种迹象的察觉，如可能的早期征兆，但也有很多人认为，这种预兆从根本上来说，比形而上学还要迷信。艾琳（护士/研究宗教）这样谈及她的乳腺癌风险：

> 很多女性告诉我她们早就知道了：她们做过梦，这是一种直觉，这种直觉让她们格外警惕。如果你对乳腺癌忧心忡忡，那么你就会患乳腺癌：通过感应知觉（extrasensory perception，ESP）、圣灵感应（the Holy Spirit）、意识涣散等，诸如此类超越临床科学的领域。我一直都直觉敏锐——20 年来我一直在写一本梦中日记。这令我确信我需要每年都做一次乳腺 X 线透视。

其他人会倾向于支持这种对预感的看法，即使他们不曾有过任何类似感应。很多人希望自己能够预感，这表明在面对极度不确定性时，人们内心多么渴望确定性和预测力。苏茜（曾在 HIV 组织工作/有卵巢囊肿和乳腺癌家族史/无临床症状/乳腺癌基因检测结果阴性）说："我继母曾问我，'你得病时有什么预感吗？人们总说他们有过。'我的表姐妹确实也有类似感应，但我不知道，我倒希望我有呢。"这种预感也可能带来焦虑、过度紧张等麻烦。这些信念加重了人们对于是否要进行基因检测，以及自检频率的困扰。

病因之见：从物质到精神

受访者不仅要了解命运由何构成，更想拷问它为何降临于己。遗传分析造成了这样一种感觉，即未来可以部分或完全地加以预测，因此可以事先做好安排。这些观念进而促发了如此困惑，即它们是什么，又是如何出现的。命运究竟取决于自然还是神力，答案莫衷一是。

人们借用了一系列概念模型为之注解，从纯粹理性到纯粹抽象，再到兼而有之。然而，即便已有学者建立模型框架的基础，本书中的受访者还是在此展现出理解的复杂性和细微差别。

持续不断的不确定性，与日俱增的恐惧担忧，以及冷冰冰的现实都激起人们对超自然性的彻底纠结——例如，是否命由天定，如果确实如此，到什么程度？一个人的精神观念也能反映其一贯的信仰。正如金（南亚裔/医生）所说，"我真不确定我该信什么，它可能位于真实上帝和某种神秘力量之间的某个角落，而且一直在变化。"

有些人不相信某种特别的使命或个体的算计，但他们觉得冥冥之中可能暗藏一种秩序，绝非简单纯粹的随机混沌。反映到亨廷顿舞蹈症上，卡尔（曾被患亨廷顿舞蹈症的父亲性侵）说："这事可没法事先策划，但其中肯定存在某种极其复杂和难以捉摸的规则。只是我没意识到这一点而已。"他的经历让他在这个问题上很是困惑。

很多人更甚一步，认为灵性（spirituality）在他们的遗传风险中扮演了某种角色。灵性可以解释疾病，或被疾病证实。疾病可能不被视作为责罚，而是上帝存在的证明。卡门（拉美裔/前牧师助理）认为她的乳腺癌、甲状腺癌和乳腺癌基因（*BRCA*）突变是"上帝赐予你生命的证明——因此你必须经历和承受这一切。"她的反应类似约伯（Job）[①]受难的感觉。

物质因素

另有人认为疾病仅仅或主要由物质因素所致。一些严格的唯物主义者，会全然否定诸如"命中注定"或"救赎"等超自然的概念。他们也探寻希望，承认涉及某种神秘、未知的过程，但最终会将之解释为生物学因素而非（天赐）神力。即便如此，这些倾向于生物学解释的人仍需面临并权衡各种各样可能的物质解释，尤其是它们还可能受到一系列因素的影响。

有些人认为，宏大的超自然问题虽然很吸引人，但太过缥缈而无从回答，因此不值得探索。卡尔想知道他父亲的性侵行为到底多大程度归因于亨廷顿舞蹈症：

> 每个人都会问"为什么是我？"可世界就是如此。有些人天生就是左撇子，这已经有了生物学解释。但如果你试图找出这股掷骰子的宇宙力量，想弄清楚为何你有这些遭遇而其他人是那样的终极原因，这可不太值得。

相比之下，许多有症状或有基因突变的人，如果他们之前在成长中没有受过太多创伤，则一般会倾向于直截了当的物质因素，即使这些因素仍不确定。他们常常从多种可能中寻找选项进行解释。

然而，物质因素仍然面临几个悬而未决的问题：基因和环境如何相互

---

① 译者注：约伯（Job），《圣经》中的正直、敬虔之人。为证明约伯的正直，撒旦得到耶和华准许，降下众多灾难给约伯。经过试验，约伯证明了自己的忠贞不渝，上帝使他从苦难的环境中转回，并加倍地回赐他

作用诱发疾病，为什么是这些基因而不是那些基因在表达，等等。面对这些困惑，有人倾向于遗传因素，有人更关注环境因素，有人则两者兼顾。然而，整合这些相互冲突的解释仍属不易，人们渴望掌控的欲望，并深受先前观念的影响。

遗传决定论

由于牵涉诸多未知因素，各种机械性解释众说纷纭，细节不一。一种极端情况是，人们索性完全用遗传学术语来解释"为什么是我"及相关问题。珍妮弗（教师/儿子做完基因检测后自己也去做）平静地描述自己患上α1-抗胰蛋白酶缺乏症的原因："人们会问，为什么是我？为什么是我得了病？对我来说，我祖母家就有人得过肺气肿，这就是我也得病的原因。"

疾病类型会影响人们对遗传决定论的认可度。总体而言，有亨廷顿舞蹈症风险的人更倾向于把疾病当作遗传性的（他们的命运仅仅因基因突变而转折），而对乳腺癌高危人群而言，因为其致病突变影响较少且难以预测，他们会更多地考虑其他原因。泛泛而论之外，一些关键差异存乎其中。对于文中所述遗传病而言，无论是环境因素还是玄学因素，都对遗传决定论发起挑战。

有一小部分亨廷顿舞蹈症高风险的人会接受纯粹的遗传学解释，而排斥其他假说。他们认为厄运是一种随机现象，而非命中注定。作为一名神经科学家，安东尼娅在某种程度上就持这样一种事实性观点："你要么有这个基因，要么没有。不管怎样，你的命运因遗传而定。"不过，也许正是她自己并无亨廷顿舞蹈症基因突变的事实，让她比较容易接受这种观点。

反遗传决定论

一个人命运的关键几步，是由掷骰子（某个无法移除的基因突变）决定，这一观点着实令人难以接受。本书中大多数人因此拒绝认同遗传决定论，他们更愿意接受因果观（casual view）①，而不是单纯的遗传论。即使是亨廷顿舞蹈症这一致病突变"明确"的遗传病，基因的修饰作用和不确定性仍给人们留下巨大困惑。这些受访者认为，除了基因，其他因素可能也会影响他们的发病时间和严重程度。

---

① 译者注：因果观（casual view），最初由著名哲学家苏格拉底提出，也称因果定律或因果法则，是指任何事物的产生、发展都有一个原因和结果。一种事物产生的原因，必定是另一种事物发展的结果；一种事物发展的结果，也必定是另一种事物产生的原因。原因和结果不断循环，永无休止

人们抵制基因决定论的部分原因在于，他们畏惧这种可怕的暗示，即遗传病会摧毁自己和他人的健康。威尔玛（有双相情感障碍）发现自己患单侧乳腺癌后，拒绝接受基因检测，部分原因在于她觉得"如果查出我的癌症是由基因引起的，那我另一侧乳房癌变的风险也很高。"这种可能性让她心生恐惧。

遗传决定论也会冲击希望贯彻自由意志、渴望独立自主，以及相信环境与行为因素同样可以发挥作用的信念。本书中受访者拒绝这种自己无法主宰生命，或至少无法掌握其关键方面的观点。他们强烈排斥这种威胁自由意志的感觉，迫切希望感受自己生来自由，并可以如己所愿地全然感受自我。即便对亨廷顿舞蹈症而言，为什么某人会获得这一基因突变，突变何时以何种方式表达等问题，遗传学的机械认识也无法完全做出解释。在缺乏更多科学细节的情况下，迷信与信仰填补了空白。

亨廷顿舞蹈症高风险人群也觉察到这种灰色地带的模糊性。虽然亨廷顿舞蹈症具有 100%外显性，但患病个体仍希冀通过其他疾病表征或行为特征，判断自主选择如何在某些方面影响遗传性。"易感体质"（predisposition）不代表一定得病，这引起了人们对这个词定义的质疑。卡尔（不确定父亲的性侵行为到底多大程度可以归因于疾病）说：

> 同一基因在两个人身上不见得会以同样的方式进行表达。即使你有某种遗传倾向，也不意味着它是绝对的……很多事情都可能发生，也可能会有很多其他因素或相互作用。个人选择也参与其中。事情整个稀里糊涂，对此你真的一无所知。

然而，对遗传因素究竟如何与其他因素相互作用的看法也差异巨大。很多人感觉是"先天与后天的共同作用"，但很难进一步区分。

人们试图通过行为遗传学①中的类推法②来了解不同因素所带来的相对影响。但在这片新兴领域的认知泥沼中，人们的理解大不相同。其中，尽管不是全盘接受，有些人仍倾向于遗传论。他们将行为和心理特征视作可遗传的，这在一定程度上反映了某些普遍的看法。卡尔补充：

---

① 译者注：行为遗传学，该学科为基于生物学、遗传学、心理学、统计学等基础上的交叉学科，集中研究遗传在人类/动物行为中扮演的角色，主要研究行为特征的继承性。人类研究中，通常针对双胞胎或收养的子女开展分析研究

② 译者注：类推法，通过不同事物的某些相似性类推出其他的相似性，从而预测出它们在其他方面存在类似的可能性的方法

当你在父母和孩子身上都看到一些相同的东西——如固执倔强、自由精神、以自我为中心，甚至任性妄为——你可能感觉心里咯噔一下。也许我们传递给后代的东西比基因更多。

为了理解这种复杂性和灵活性，人们开始追寻实例并探索隐喻。本书中的人们常常观察到，心理与行为特征可以部分——不完整，也无法完全预测——传给下一代。这一细节令人困惑不已。安东尼娅（神经科学家）认为，她的性格继承于祖母，然而父母的基因如何融合并影响后代，对此的解释却并不完全：

> 在某些地方，基因可能被弄混了。我最像我的祖母（爸爸的妈妈）。她是一位相当强势的女性。我也挺像我姑妈（爸爸的姐姐），但我的父母和兄弟就不那样。

人们常常引入额外或未知的不确定生物学因素来形容基因的表达。所谓的正常遗传修饰基因（指基因本身并非异常，但通过自我表达增加了变异出现的可能性）就会涉及。但要理解这种因素，还需要较高的科学教育基础。希尔帕（印度裔/医学生/有乳腺癌家族史/无症状/没有检测）运用所接受的科学训练来思考这种可能性：

> 你可能携带某种基因，但因为 mRNA[①] 的表达，你并不会得这种病。科学家还不了解这背后的细节。每 10 例携带 BRCA1 基因（突变）的患者，只有 3 例最终会得乳腺癌。因此，显然还有很多我们不知道的变量存在，如可能影响基因剪切的蛋白质或激素等。

环境因素

人们也会疑惑，是否涉及环境因素，如果是，涉及哪些因素并产生何种影响，抑或是否有可能减少这些影响。环境因素可能对常见的所谓复杂性疾病（如心脏病）起到特别重要的作用。因此，人们常常援引这类疾病作为范式，帮助理解自己的疾病，并时常选择这类疾病的相关科学发现，来塑造或佐证对自身疾病的既有认知。

---

① 译者注：mRNA，信使核糖核酸（messenger RNA），是由 DNA 的一条链作为模板转录而来，携带遗传信息，并指导蛋白质合成的一类单链核糖核酸

许多人相信环境因素确实起作用，但究竟有哪些具体因素，以及如何产生影响却难以甄别。一系列环境现象都被广泛怀疑会诱发或预防疾病——从有针对性的到相对宽泛的，从影响个体的到影响群体的。

分析病因时，很多人会将注意力集中在自己和家人身上。有些病患如果没有家族史，或其基因检测结果呈阴性，他们就认为自己得病不是遗传原因，而是环境所赐。然而诚如前文所述，实际上，人们对家族病史的了解、识别或认同往往并不完整。

通常，关于环境因素可以治愈或改善疾病，尤其是癌症相关疾病，民间偏方尤为盛行。希尔帕（医学生）和其他人一样，认为不同地理区域对疾病影响重大，如城市地带可能因为"污染物或手机信号发射塔"而比其他地区更为危险。

媒体的推波助澜，则可能使这些观念变成市井传言甚至谣言的源头。这些传言未必正确，但生命力颇强，这反映了人们对各种环境危害疑虑重重。

为了说明对谁会得病而谁不会得病情况的观察，人们还会区分不同地区的有害程度。正如威尔玛（乳腺癌/双相情感障碍/部分因为相信环境因素影响而不做基因检测）所说：

> 报道说，曼哈顿东区比西区更容易发生乳腺癌，这听起来难以置信，但新闻就是这么说的。长岛地区也有很多乳腺癌患者。科学家正在研究土壤和其他各种因素对其的影响，我认为是综合性的。

主观倾向让人们形成对特定地区是否较安全或较危险的不同看法。避免自责的愿望也会影响人们的观念。乔伊斯（在水疗中心工作/有乳腺癌/没有基因突变/和8岁的女儿生活在一起）说：

> 我曾以为是芝加哥的生活让我得了癌症。纽约的生活时不时让我精疲力竭，但它就像对抗癌症的符咒。在纽约尽管生活如此艰辛，但不会得癌症。这真像一种迷信。

患病却没有检出遗传突变的事实，让她更容易接纳这类疾病是非遗传性的观点。

有时，人们会把遗传性疾病和家族性疾病区别看待，他们不觉得众多家族成员都得的病就一定是遗传病。相反，人们会认为，因为家族成员都暴露在相同的生活环境中，是环境中的某种有毒物质，而非遗传因素，使他们发病。这种看法可能因病而异。例如，有乳腺癌的家族，如果成员未做基因检测或未检出突变，与成员检出过基因突变的家族相比，前者更倾向于接受疾病是由非遗传因素引起的假设。

然而，如果某人具有乳腺癌家族遗传史，即使她的基因检测结果阴性，也仍可能携带潜在的尚未被科学家发现的突变位点。不过罗伯塔（非裔美国人/曾是护理学生/有乳腺癌/未做基因检测）说：

> 这种病可能在家族中肆行，但我认为这不是遗传性的。我的细胞正因某种不明化学物质的影响而出现问题。每个人都有自己的代谢方式，还把自己暴露在各种各样的东西中。有人说，如果你生活在高压线辐射下，你就会得这个病。谁说不是呢？

人们通常会寻找可以支持自己假设的证据。正如罗伯塔所述，因为家族成员曾有多种癌症，她觉得自己的癌症是环境使然。为证明自己的观点，她和其他人试图从流行病学数据中发掘证据。而谣言与传闻都能为这类因果理论添枝加叶。罗伯塔继续说：

> 我认为更有可能是环境因素。我的家人以前在路易斯安那州生活，他们经历了二十世纪七八十年代的石油繁荣期。我妈妈去了那儿，再回来就得了乳腺癌。我老家有十六七岁的表弟，得肠癌死了。这些疾病从何而来呢？从上往下，从芝加哥到新奥尔良，人们把所有无法过滤的东西都排入密西西比河。新奥尔良的水是世界上最糟糕的水！水中的有毒化合物就会作用于你。你为什么15岁就得了癌症？小孩子又怎么得了白血病？我的祖母在年岁很高时才因为心脏不好去世。但现在呢，好像每个人都有癌症。你或许说，噢，这也许是遗传来的，但除非有人能证明，否则你不能这么说。

她觉得，最终，家族中的疾病与其说是遗传，倒不如说是工业污染所致。她认为自己和家人是那些强势且为所欲为商业巨头的受害者。这一信念可能在一定程度上受到她身为非裔美国妇女的人生经历，以及对美国经济与社会不公平性认知的影响。

特定疾病流行率的上升，也推动了环境病因学理论的发展。萨曼莎（27

岁/演员/有乳腺癌/没有家族史/没有乳腺癌基因突变）说："这些得乳腺癌的人中，99%的人都没有家族病史！17岁就得了乳腺癌！这全失控了！"她的检测结果显示她没有遗传突变，这使她更加坚定自己的看法，即环境因素提高了她这样年轻女性的患病率。

行为因素

有些人认为，诸如运动、饮食、心理状态等行为因素也可以影响疾病的发展，包括影响疾病是否发生、如何发展，以及到怎样的程度。他们会精准考量行为因素如何影响疾病、影响到何种程度、是否与生物学因素共同作用。心理因素和环境因素（包括压力）可以相互作用，并会同时得到控制。威尔玛认为，"持续存在的压力和不良应对方式，会影响你的激素水平，破坏你的身体系统。"她相信，比起遗传因素，更主要的是这种压力状态（部分源自她的精神疾病）诱发了她的乳腺癌，这使她放弃进行基因检测。

共同作用

总的来说，人们倾向于把疾病要么归咎为遗传，要么归咎为环境。在病因不明的情况下，同时考虑遗传和环境因素显得尤为困难。此时，人们会追寻一个"终极"原因——某个单一的罪魁祸首。因此即使是那些承认可能是基因与环境共同作用机制的人，最后也会倒向一边。大多数人想划清界限，确认哪一方应承担主要责任，看看自己的疾病到底是先天还是后天影响，而不能容忍势均力敌的观点。丹尼尔·丹尼特（Daniel Dennett）和一些哲学家提出的"兼容主义"①，在一定程度上整合了自由意志与决定论的观点。然而，尽管颇有潜益，这一概念在情感和心理层面都难以维系。这可能反映出我们大脑的工作模式，即人类如何逐步寻找主要原因、产生主要反应并找到相应干预手段。而且，人们似乎难以忍受和解决不确定性及模糊性。一般来说，亨廷顿舞蹈症高危人群倾向于认为遗传决定论具有支配地位，而乳腺癌患者则倾向于认为是基因与环境的共同作用引发了疾病。然而，这些看法会受到各种因素的影响。希尔帕（印度裔/医学生）谈到她姨妈的乳腺癌时这样说：

> 她在一个小山村长大，那里没有商业氛围，也没有手机信号

_____

① 译者注：兼容主义，是一种认为自由意志（free will）和决定论（determinism）可以在不存在逻辑矛盾的情况下相互兼容的哲学观点

发射塔。所以我认为她得病是因为遗传，但环境也是她得病的一项重要因素。

希尔帕从心理学和存在主义出发，因而反对遗传决定论。她觉得人们常常会有这样的误解，即一旦他们发现自己有某种突变，就认为一定会患上这种疾病。她为这种宿命论感到担忧。她补充，"我不希望家人觉得，只要他们携带某种基因，他们就大难临头，注定患病，确信无疑。"对减少宿命情愫的内在渴望，也会影响个体对病因的看法。希尔帕的描述，表明了对遗传决定论的不同认可程度。人们可以反对完全或严格的遗传决定论，但仍会认可基因在一定程度上难辞其咎。

科学训练并未让希尔帕成为纯粹的机械主义者，反倒是宗教信仰影响了她对待病因的态度。通过观察许多病患，她了解到，即使存在此基因，也不代表命已注定。因此她反对遗传决定论。

然而，她仍然需要面临如何理解如此多不同因素带来的影响的问题，也不清楚如何把这些彼此冲突的因素加以整合：

因为我姨妈患有乳腺癌，那么我自己患乳腺癌的概率有多大呢？大概对半开吧。这时，我还可以做点什么影响疾病的发展。但如果我妈妈最后也得了乳腺癌，我会想，"噢，天啊，我的患病概率变成 75% 了。"

她试图解析单个因素的相对权重。她对各个因素的贡献值都给了一个百分值，量化各个因素的相对投入，并做出估计："我觉得 50% 是遗传因素，50% 是环境因素。"

她认为，因为基因与环境因素都参与其中，除非还有其他因素，否则两者应各占 50%。这样的统计并不科学准确，但反映了她对这种遗传风险的理解和为此付出的努力。

探究隐喻

人们设法用类推法来厘清多基因遗传和环境因素间的作用关系，即使这种关联错综复杂，又知之甚少。特别对于复杂疾病，人们竭力探寻基因突变对他们到底意味着什么，不是简单的统计意义上的，而是在他们的身体里，基因、环境和行为究竟如何相互作用着。尽管科学家还无法确定机械遗传决定论的相应细节，但人们对这些细节的追寻仍锲而不舍。

最终，很多人推测是一些非遗传因素（如压力）刺激突变产生了有害影响。受访者对这种"触发器"概念的理解大相径庭。有人猜想可能是某种因素以某种方式（如数量增加）打破了原有平衡，或启动了潜在病程。

然而，要识别究竟哪些特定环境因素牵涉其中，以及它们如何影响疾病发展，这可并非易事。一些研究结论显示，遗传的表现形式是众多现象相互作用的结果，试图将这些现象条分缕析只能是徒劳。卡尔（无法确定他父亲的性侵究竟多大程度上归咎于亨廷顿舞蹈症）说："许许多多因素都在相互作用，然后事情就发生了。不可能去弄清楚哪些因素在什么时候导致了事情的发生。"

这样的想法在乳腺癌中尤为突出。有些人认为癌症的出现是再正常不过的——这一事实含蓄地质疑了纯粹的遗传决定论，并把基因突变仅仅视作一类附加（而非决定性）的致死因素。卡罗尔（有乳腺癌/有家族史/检出基因突变后选择切除乳房和卵巢）说：

> 我们每个人体内都有肿瘤，这就是个触发机制的问题。有某种特定物质会触发并启动癌症。就我的例子来说，这个（突变）基因肯定就是那个额外的触发器。如果每个人都有 X，而我既有 X 又有 Y（基因突变），然后这两者结合产生了 Z（癌症），那这个多余的 Y 就只是激化了业已存在的癌症而已。

一些人试图建立这样的基因-环境相互作用的概念，即基因决定疾病是否发生，环境因素调控何时发生。尽管有突变和家族病史，卡罗尔仍把她的症状归结于自己的特定紧张状态：

> 我得癌症是迟早的事。扳机就在那儿被扣动了，得病只是时间问题。我知道自己是在什么时候：就是我压力很大的那段时间。一段友情的破裂让我心都碎了。我都不知道到底发生了什么，就再也没有了她的消息。这真的让我很挫败，我从没失去过任何一个朋友。她不想和我有任何联系了。就在那时我诊断出乳腺癌。9·11事件后，我又诊断出卵巢癌，后来我还去了一趟原爆点（Ground Zero）①。他们正在那儿谈论空气污染问

---

① 译者注：原爆点（Ground Zero），直译为"地面零点"，为一军事术语，狭义指原子弹爆炸时投射到地面的中心点，广义指任何大规模爆炸的中心点。一般提到"原爆点"时，常指1945年广岛市及长崎市原子弹爆炸中心点，2001年9·11事件后也指遭恐怖袭击摧毁的世界贸易中心双子星大楼原址

题。就我而言，癌症可能已经在身体里恶化，而压力让它完全扩散了。

她借用了"枪（'扳机被扣动'）和炸弹"的比喻。她同时也表示，这一压力机制使她更容易受到遗传因素的伤害，从而决定了疾病何时发生。

这些"扳机"可能属于基因或环境的、直接或间接的、速效或长期的。例如，劳拉（平面设计师/有乳腺癌家族史/有乳腺癌基因突变/无症状）想知道是否存在某种毒素，使她的父母或祖父母的配子发生了突变。她拒绝将责任全都归咎于基因，并试图分析环境中的有毒物质是否也会带来一定程度的风险。"我的病情可能与环境无关，"她说，"但我祖父的精子可能会因为环境因素发生了突变。"

即使检出基因突变，人们在思考疾病机制时也不会只考虑基因，还会考量细胞层面的问题。许多乳腺癌基因突变阳性的女性，认为癌症发展和扩散不全是基因单独作用的结果。她们觉得自己虽然无法直接改变基因，但可以影响自己的细胞。瑞秋（有乳腺癌/有乳腺癌基因突变位点/因为众多家族成员已在大屠杀中身亡而不了解家族史）说："我从细胞层面更新了我的身体，我在精神和情绪上都会比以前更好。也许癌症就不会复发了。"

甚至亨廷顿舞蹈症也会激起这样的想法，即环境因素可能有重要的时效性。有些人认为压力可以加重或增强症状，尽管他们也意识到这种情况难以说清。伊夫琳（有症状/在丈夫反对她做基因检测时去求神问卜）说："我知道那些病症是经历过一段压力后才产生的，只有听闻某人的死亡，我们才会注意到这种疾病。或者说可能只有在死亡这一刻，大家才开始关注。"

其他人则认为，疾病的遗传基础并不意味着疾病必然发生，它只是适时推进了疾病的进程。身体或行为的其他方面也可能使疾病恶化。乔伊斯（水疗中心工作/将她的癌症归咎于城市生活压力）说：

我是这样理解癌症发展的：你可能具有遗传倾向或基因损伤，所以你可能比其他人更容易得癌症。但这并不意味着它就是不可避免的。

患乳腺癌却没有检出基因突变的事实，强化了她对非遗传因素作用观点的认同。

还有一些人寻求用更复杂的概念模型来区分主动与被动、内部与外部的进程。人们试图弄清基因型与表现型之间的相互作用。例如，环境因素可能会促使基因由内化状态向外化状态的转化。金（有乳腺癌家族史/没有症状/未做基因检测）凭借自身的医学教育经历，在一定程度上认为："你可以具有遗传易感性，但环境因素会使这种遗传易感性更容易表达出来。"

同样，为试图了解这些过程，很多人会引用"感染"来打比方，这比用遗传学更容易理解——对感染而言，外部要素肯定难辞其咎。由此，突变可以被看作一种潜伏的休眠体，类似潜在的生命入侵体。邦妮（无临床症状/未做过基因检测/少女时期见证母亲患乳腺癌）想努力理解自己的患病风险："如果你有遗传倾向，你可能就有致病基因，但我们并不知道它们是否是休眠状态，还是会对你身体中的某种物质做出反应然后致病。"她琢磨用特定种类的感染因子作类比，如朊病毒（prion）①可能有几十年潜伏期，"可在体内休眠 30 年，然后发展成疯牛病等疾病"。邦妮存在发病风险但并未患病的事实支持了这一观点，这反过来让她倾向于不做基因检测。

传染性病原体也被视作可能的触发因素。伊莎贝拉（社会工作者/有乳腺癌/有乳腺癌基因突变/没有家族病史）觉得可能是发霉的公寓刺激她的基因发生了改变。家族史资讯的缺失可能让人们判断失灵，频生困惑。然而，正如我们所见，家族史也可能极不准确或并不完整。伊莎贝拉竭力想弄明白她为什么会生病：

> 我家族中并没有乳腺癌基因。为什么癌症会到我身上呢？假如我住在一个空气清新、水源洁净的地方，假如我更快搬出那间发霉的公寓，癌症还会找上我吗？

尽管起初她说自己并没有疾病家族史，但后来她提及自己有位阿姨也有乳腺癌。由此看来，人们在回忆和考量这类信息时可能是有所选择的。

即使携带遗传突变，一些人还是会把他们所面临的疾病认定为传染性疾病，而非遗传性疾病。这突显出人们对主要与次要（或速效与长期）"病因"的定义和理解。萨拉（程序员）认为，癌症最终来自病毒感染，而非遗传因素。这在一定程度上呼应了她有疾病家族史却没有症状或突变的事实。她认为乳腺癌基因（*BRCA1/ BRCA2*）事实上只是"抑制因子"：

> 我想它们都会变成病毒性的致癌物，最后对你的免疫系统造成损伤。我从遗传咨询师那里得知：*BRCA1/ BRCA2* 不会引发癌症。它们实际上是肿瘤抑制因子。如果它们功能不正常，或发生突变，

---

① 译者注：朊病毒（prion），是一类具感染性的致病因子，并能引发人及哺乳动物的传染性海绵状脑病。朊病毒是一类不含核酸、仅由蛋白质构成的致病因子，但可自我复制并具有感染性

你就无法抑制癌症发生了。但它们不是"病因"，原因在别的地方。每一种癌症所发现的真正病因，都被证明是病毒性的，如幽门螺旋杆菌（*H. pylori*）①和人乳头瘤病毒（papillomavirus）②。或许人们与这些病毒共存时原本相安无事，直到免疫系统被重创时（才发生病变）。

她企图找到疾病的罪魁祸首，但答案可能涉及多重因素。这意味着病因非正式定义多么混乱。与本书研究的其他两种疾病相比，乳腺癌基因突变最难预测，因而寻找其诱因也显得更为艰难。

自然与超自然

当人们单纯用自然因素解释他们所遇到的困境时，答案往往不尽人意。因此，人们开始尝试将这些表面上互相冲突的世界观加以整合。在这一过程中，超自然因素展现出一定程度的独特魅力。基因突变或许可以解释一个人为什么会有症状，然而基因突变又从何而来，则难为人知。更为宏大的哲学问题贯穿其中，即究竟是什么首先诱发了基因突变。一些人会或明确或含蓄地把基因突变归咎于上帝或"伟大的超越者"（the great beyond）。彼得（曾在加利福尼亚州经商/现领导一个α1-抗胰蛋白酶缺乏症关爱组织）就表达出不可知论③的倾向："我不知道是否有上帝，如果有，他早搞砸了。"这与他对待人性及保险公司的清醒认知是一致的。

另一些人则认为，虽然疾病发生的根本原因在于上帝，但个人行为，特别是饮食和运动，也可能改变疾病进程。即使疾病的根本原因已非人力可控，个体仍有可能影响自身基因表达的时间和程度。安娜（非裔美国人/秘书/有糖尿病和乳腺癌家族史/没有临床症状/未做过基因检测）认为，上

---

① 译者注：幽门螺旋杆菌，也称幽门螺杆菌，是一种革兰氏阴性、微需氧的细菌，生存于胃部和十二指肠各区域，会引起胃黏膜轻微的慢性发炎，甚至导致胃及十二指肠溃疡与胃癌。超过80%的带菌者不会表露症状

② 译者注：人乳头瘤病毒（HPV），是一种DNA病毒。该类病毒感染人体的表皮与黏膜组织，感染者大多数时候没有临床症状。若反复感染某些高危险性且又没有疣等症状的HPV类型，可能发展成为癌前病变，甚至是侵袭性癌症

③ 译者注：不可知论（agnosticism），或称不可知主义，是一种哲学观点，认为形而上学的一些问题，如是否有来世、鬼神、天主等，是不为人知或者根本无法知道的想法或理论。不可知论包含着宗教怀疑主义，不像无神论者一样否认神的存在，只是认为人不能知道或确信其存在。不可知论者认为人类不可能得到真理，他们通常被算作非宗教的、世俗的，但是不一定没有信仰

帝做出了规划，但人们仍可对其产生影响：

> 上帝为每个人都做好了安排。他不会无缘故无地送我去看医生。所以，如果发生什么不对劲的事情，我去看医生的目的就是找出答案。这疾病是遗传的，没法预防。但无论是精神还是物质上，它都算给你带来了帮助。

她认为疾病不能全然预防，但病情可以得以缓解。即使基因决定了疾病是否发生、何时发生，许多患者仍然认为他们可以在某种程度上影响疾病的发展。安娜的精神信仰也劝阻了她接受基因检测。

然而，这些精神信仰也可能不够坚定。伊莎贝拉（社会工作者/有乳腺癌/有基因突变）觉得，她过于强大的理性——怀疑超出了想要深信的意愿——阻碍了她从精神力中获益。她并不太清楚自己的内在遇到了怎样的障碍，但又不得不对此全然接受：

> 我生平第一次希望自己笃信宗教，是发现自己得了癌症时。我虽然是犹太人，但并没有在宗教家庭中长大。犹太人的身份对我来说很重要，但并不是以宗教形式体现，如去礼拜、信仰上帝或者祷告。我看到人们通过信仰上帝、祈祷、修行、礼拜获得巨大的力量。我对此真是羡慕不已：有可以为之专注的东西，并且从心追随一个超然的存在，这就足以使一切都好起来。但我没有那样的东西，我真希望我有。可不管是什么原因，我生命的此时此刻，我想我都是疑心过重了。

她难以跨越这种困惑获得她所希望的信仰的力量。

鉴于这些症状和可能的证据如此变幻莫测、转移不定，许多人的观念也会因此有所动摇。信仰并非生来就有，它更像一种个人基于不断变化的需求所做出的回应。因此，对信仰的渴望，已足以影响信仰本身的性质与内容。金（南亚裔/医生/有乳腺癌家族史/没有症状/未进行基因检测）说："我不确定是否有命中注定这回事。有些时候我认为只是一片混乱，而其他时候，我想我们被有目的地安排了我们可以承受的考验，冥冥之中自有定数。"

症状的逐步恶化会激发人们去追寻更宏大的目标，而健康状况的改善则可能减少对这些问题的关注。她继续说：

> 我相信当下需要我去做的事情。艰难时刻来临时，我感受

到一个更宏大的图景，某个人真的在高处关注着我：一切发生自有定数，而我将从中得到启示，找到我内在的力量。凡事皆有目的，这目的必然存在。我不能不问缘由放过这一切。但当事情好转一些时，我会想得少一些，也不会有这种追寻什么的强烈感受了。

尤其在生病的时刻，她觉得更宏大的意义非常必要。虽然她本身并非宗教信徒，但如果没有这样的目标，生活就太痛苦了。

决策因素

其他几种因素也会影响人们对因果理论的理解。尽管常常受到其他条件的限制，教育仍发挥着关键作用。较高层次教育，尤其是系统的科学训练，可以帮助人们更好地理解遗传相关概念。希尔帕（印度裔/医学生/无临床症状/未进行检测/有乳腺癌家族病史）的医学训练经历，比她的印度教背景更具影响。而她在印度乡下生活的姑妈，即使已远离了工业致癌物仍患上癌症的事实，也很大程度地印证了她的观点。希尔帕说：

> 我的科学教育背景起了很大作用。大多数人认为，如果他们有某种疾病基因，他们就会得病。社会上存在这种误解。我对他们说，事实并非如此。如果你有某种基因，代表你只是更有可能得这种病，但还有其他可能影响得病的因素，如你的身体状况、蛋白质表达情况、激素水平和其他各种不确定因素。

然而她也认为，人们内心会天然地期盼确定性，而对模糊感到不适。这一现实需求会阻止人们把概念体系复杂化。"人们通常想要一个明明白白的答案，"她说，"也许医生没时间解释所有事情，事实上，他也无法表达模棱两可。"因此，人们可能不愿放弃某个明确的答案，即使它并不正确。

同样，许多人认为，自己所受的教育不足以让他们全然理解和判断这些问题。戴安娜（西班牙语教师/计划外做了乳房切除术/无乳腺癌基因突变）根本无法确定自己的癌症究竟源自遗传还是环境因素。她认为自己缺乏足够的科学知识，因而这一问题不应该由她作答。她自觉的无知，其实并不代表她接受的教育不够，而是现代医学知识的缺乏。"我真不知道我的癌症是否有遗传因素，"她说，"这不是我能决定的，我可没有'科学'方面的知识。我想也没人知道。"过往经历也让她深刻地意识到医疗活动的不确定性。

教育水平可能与社会阶层和种族等其他因素相关联，可是，一旦信息量太大，也会使人不知所措，困惑不已。贝亚特丽丝（拉美裔/数学教师）觉得自己接收的信息太多了，她同时也表达了对其他非英语母语患者的担忧：

> 我曾试图决定是否要接受放疗。当医生向我解释这一过程时，我得努力回想大学所学的生物学知识。我还有硕士学位，可其他患者该如何处理这些信息呢？想想都觉得可怕，我感觉自己就像刚刚参加了一场生物101①考试。如果还有患者不懂英语，那可怎么办啊？

科学发展如此迅猛，硕士学位并不会为你提供个人所需的遗传学知识。她强调加强公众教育仍非常必要。

心理因素

对模糊的容忍

确认病因时，诸如模糊容忍度等心理因素可能极为关键，但也差异巨大。人们对灰色地带的处理能力迥然不同。如前所述，诗人约翰·济慈（John Keats）用"消极能力（negative capability）②"一词来描述这一能力。

要想充分理解这些风险性概念并非易事，如基因突变可能只是偶然出现，也可能会显著表现。薇拉（亚裔/高管）这样描述她的乳腺癌基因突变：

> 我老板曾说："你觉得难，是因为你不擅长处理灰色地带。你喜欢知道问题具体是什么，弄清楚并解决它。"但现实实在太模糊了。所以我不能说，"噢，我要这么做，"然后去搞定它。不是这样的。医生都有可能是错的。

某种程度上来说，薇拉的移民背景和经验，以及她父母的背景经验，都促使她积极寻求这种确定性和安全感。

---

① 译者注：在美国，对教学选课目录中入门级别的课程一般都以101作为课程编号开头，所以101渐渐引申为任何初级或入门知识的代名词。

② 译者注：消极能力（negative capability），消极能力说是浪漫主义诗人约翰·济慈的诗歌理论原则之一。他强调主体（如作家、诗人等）在追求美（创作）的过程中应保持客观态度，还艺术以艺术的本真和美感。伟大的诗人在于能"接受这种处于不确定性或怀疑的状态，而不必急躁地寻求事实或理由。"后来诗人和哲学家常常用"消极能力"来描述人们感知、思考和操作的能力

当我父母离开亚洲时肯定一切都不容易。他们来到一个语言不通的国家，在那里有所成就，然后一无所有，东山再起。他们努力应付所有状况。他们砥砺前行。这些都是我的榜样。

可她也完全没有预料到基因检测的结果。

一些人则因为生性多疑和谨小慎微，不太能容忍模棱两可的状况。弗朗辛（没有临床症状/没有接受基因检测/母亲有乳腺癌）觉得自己确实不知道癌症的根源，并担心这只是商家和媒体的炒作：

> 我不知道患病的原因。他们说特定牌子的苏打水可以帮你清除毒素。但你得拿出证据来。我可不是那种听风就是雨的人，即使我看到什么，我也只能半信半疑。

作为一名无权无势且携带 HIV 的非裔美国女性，她对此明显感觉无能为力。她不信任任何机构和权威，而只相信切实的证据。

这种容忍模糊的能力本身也非一成不变，反而会随着时间推移而转变。接受心理治疗、个体逐步成熟等因素，都可能增强人们接受模糊性的能力。因为并未检出亨廷顿舞蹈症的致病突变，卡尔的观点也有所改观：

> 最近，我有些能接受（万事）无尽的模糊与差别了。部分原因是我成长了。接受心理治疗也让我变得更加灵活。我曾经非常焦虑，不喜欢任何不确定的事情。现在再出现不确定时，我会再想想，"让我们看看会发生什么吧。"

证据选择：关于疾病流行的个人之见

这些受访者也时常尝试发展个体流行病学理论，并逐步分析随时间推移带来的可能证据。人们可能会因为知道自己携带有突变位点，而否认先前对疾病是传染性或非遗传性的看法。即使面对坊间或媒体对环境因素巨大危害的大肆渲染，突变位点的发现也可以帮助人们更好地理解他们的家族病史，减轻自责愧疚，并改变他们过往的因果观念。米尔德丽德（就职金融界/有乳腺癌/有家族病史）说，在知道自己携带基因突变前，她一直认为是环境因素，如长岛、红酒或海滩，促成了疾病的发生：

> 每个人都可能得癌症：肺癌、乳腺癌、前列腺癌，等等……我们都说，"是水的原因"或是"下水道（污染）"。现在我的想法有点不同了。有些人可能会说，"也许这是多重因素的混合。"我

不这么认为。我一直觉得，携带致病基因的人更有可能在中年患上癌症。我觉得我就完全符合。一开始我左侧先有乳腺癌，然后是右侧。有人说，发生这样的事情就像被闪电击中。这就是基因。

她的阳性突变检测结果和连续两次患癌的事实，让她改变了过往的想法，最终接受了预防性乳房切除术。

然而，在考虑疾病预后①时，很多人又拒绝相信表面的流行病学数据，觉得统计资料对自己并不适用。许多人以为，与人群平均值相比，他们更健康、更年轻，与人口统计数据完全不同，因而并不适用上述数据。他们试图保持这种怀抱希望的状态。

以瑞秋（家族成员大多在大屠杀中身亡/有乳腺癌/有基因突变）为例，因为拥有健康的饮食习惯，她认为这些疾病统计资料并不适用于自己。她觉得自己的健康饮食习惯有助于改善疾病预后，这一观念鼓舞她更加积极乐观，避免沮丧情绪：

> 我习惯吃素，这应该会降低我的患病风险。我并没有沾染大多数的有毒物质，所以我认为我这样的人，不会像这些统计资料所说的在什么时候死掉。有人可能会说，"呃，这可是基因，有就是有，没有就是没有。"但我仍然认为我不是统计数据说的那类人。如果我以前能更好地调整自己的生活环境，也许一开始我的乳腺癌就不会发作了。

这表明了她对于获病的懊悔，也颇含一厢情愿的意味。即使已检出有阳性基因突变的表达，她仍试图相信自己可以在某种程度上掌控命运。

因为难以分辨可能致病的环境因素，患乳腺癌的年轻女性（如二三十岁时）可能生存期并不长。因此，当她们试图明确其疾病原因及发病进程时可能面临更多压力。朗达（31 岁/护士/突变阳性/曾目睹母亲死于乳腺癌/23岁被诊断出乳腺癌）承认遗传学很重要，但她认为其他因素也会影响其精准治疗。身为一名护士，她能通过阅读医学文献帮助自己思辨。她认为自己不同于年长女性，因而过往的研究结果并不真正适用于她：

> 统计资料都是基于 40 多岁的女性得出的。文献说如果你喝太

---

① 译者注：疾病预后，指根据患者当前状况推测未来经过治疗后可能的结果。若用于统计学总体，预后估计可以是相当准确的，然而很难将此转移为对个体患者的预后预测。常见的疾病预后评价指标包括治愈率、病死率、缓解率与复发率、致残率、存活率等

多酒，或吃太多红肉，你就会生病。但我只是喝了两年酒，也不吃肉。当时还没有基于 30 多岁女性的疾病统计资料，更别提二十几岁了！医生只能说，"那就把你自己和 40 岁的人归在一起看吧。"

　　她拒绝用根据其他人群得来的统计数据决定自己的命运，并积极寻找支持自己观点的证据。她并不愿意将这么低的生存率数字套用在自己身上。事实上，她接受激进的预防性手术，也是因为她相信自身疾病确是遗传性的。

　　那些患癌症但并未检出突变的人更倾向于关注环境因素，并根据广泛的流行病学趋势来丰富其理论。如前所述，他们认为表面上癌症发病率的上升，恰恰证明了环境因素的影响，哪怕具体细节仍不清楚，或某些人本来就携带基因突变。

　　人们也会用环境因素解释为何仅有部分家族成员生病。薇拉（因为自己是亚裔而接受基因检测）说自己是家族中第一个乳腺癌发病患者。她将这归咎于文化因素："我在家里最小，也最西化。我总吃快餐，整天坐在电脑前。所以癌症肯定找我，而不是我的兄弟姐妹啊。"虽然她检出了基因突变，但这些个体差异让她淡化了遗传因素的影响。

　　很多人希望准确判断哪些环境或行为因素与疾病有关。要做到这一点绝非易事。卡门（拉美裔/前牧师助理/有乳腺癌和甲状腺癌/检出乳腺癌基因突变/无已知家族史/教育程度一般）也将自己的患病归咎于环境：

　　　　我住在发电厂旁边，我的女儿得了哮喘。我不知道女儿的病是不是因为工厂的影响。很多人都说就是这个原因，可我不确定。

　　　　我年轻时抽烟，吃避孕药。我想这可能是我得乳腺癌的原因之一。

　　作为一名较贫困的女性少数族裔，她对减少可能的不良环境因素着实无能为力。对她来说，疾病和工业污染物都是她难以掌控的。正如后面将讨论的，强烈的政治观念也会影响人们的判断。尤其对于较为贫困的有色人种女性，她们会感到更加无力改变强大的经济政治力量。

　　即使其他证据就摆在眼前，人们也可能极度固守自己的政治信念。例如，劳拉（平面设计师/从遗传咨询师让实习生来旁听咨询猜出自己有基因突变）提到，家人最初认为他们的癌症源于当地工业污染。但现在，检出阳性突变的事实使她不得不对此重新考量。她陈述了家族整体对这一难解病因的想法：

　　　　我妈妈和她的姐妹已经得过三次癌症，但她另外两个姐妹却从未得过癌症。人们会说："她们在一个大炼油城长大，可能是污染的原因吧。"但为什么其中两个姐妹遭遇如此严重的打击，而另外两个却不会呢？这一状况让我们困惑不已。

然而，因为并非每个家族成员都会有基因突变，这种疾病仍有可能就是遗传所致。劳拉的描述呈现出一种常见误解，即遗传病总会影响家族中的每一个人。

随着时间的推移，进一步的观察、检测和诊断结论都可能会冲击已有逻辑，但政治观点和意识形态却很保守。即使数据事实确切无疑，这种制衡仍会阻碍人们改变病因认知。例如，劳拉发现自己携带基因突变的事实，一定程度上淡化了她对环境影响因素的看法。但在深入思索病因时，她作为环保主义者的信念却仍然挥之不去：

> 我更多地认为，这个地区的化学物质和我的病因没有任何实质性关系。但因为我是环保主义者，我也没法忽略环境污染因素的影响——即使遗传学家对此嗤之以鼻。

她和其他人一样，试图将其病史、流行病学观察和政治观念加以整合，形成自己对疾病的一套看法。

那些患乳腺癌但未检出致病突变的人也因疾病的复杂性和模糊性困扰不已。有些人的遗传病家族史很明显，因此他们认为，即使还没有发现任何突变，也必然涉及遗传原因。有些人则更关注环境因素。丹尼斯（银行家/硕士学位/有乳腺癌/基因检测结果阴性/因为家族史，选择进行双侧乳房切除术，而非乳房肿瘤切除）说：

> 我敢打赌，很有可能就是某个基因的原因——只是我们还没发现它而已。有时我会想，突变基因是不是放射线造成的。我以前做乳房 X 线检查的次数比一般人多。我想知道，得病是否就是因为我做的乳房 X 线检查太多了。但我的直觉还是认为是遗传因素。

她所言"打赌""直觉"，体现了她被内在不确定性困扰。

萨曼莎（演员/有乳腺癌/未检出基因突变）描述过往生活，尤其是近来遭受的个人创伤，形成了她对疾病的独特看法。与男友分手令她心碎，随后她查出乳腺癌。在她看来，相比更宽泛的环境压力，个人情绪的负担与疾病的关联更大。为证明这种因果推测，她也投身于证据探寻与演绎推论中。例如，她非常怀疑，如果疾病由环境因素导致，为何人群中的乳腺癌却没有更普遍：

> 如果环境因素很重要，那为什么不是每个人都得癌症呢?我并没有暴露在大量辐射中，但因为我持续承受压力，所以对乳腺癌更加易感。我的免疫系统很可能受损了。

她质疑环境因素假说，并提出了反驳意见。科学哲学家卡尔·波普尔（Karl Popper）[13]曾提出这种假说，即科学与"伪科学"不同的一项基本特征，是可以设法建立"证伪性"假设（例如，如果环境是发病原因，为什么疾病不会更广泛传播），然后加以思考。萨曼莎此处的推理非常有效且使人印象深刻。

归罪之需

遗传学提出这样的谜团实在不足为奇，即人们自己或其他人，是否或在何种程度上该为其患病承担过错，而这又意味着什么。人们为避免自责，会将责难转嫁或推卸，这往往会影响他们的因果观念。

大众观念、媒体渲染及科学家时不时地自主发声，都将各种疾病归结于人们的不健康习惯，从吸烟到压抑的愤怒情绪，不一而足。因此，患者可能自认为（或其他人也如此认为），因为他们耽溺于不良习惯且不知悔改，所以自该为疾病负责。

根据《牛津英语词典》（*Oxford English Dictionary*）解释，"责备"（blame）一词源于希腊语中的"亵渎"（blaspheme），这个词在拉美语中意为"辱骂"（revile）和"责备"（reproach），现在也解释为"挑刺、指责、责骂、归责"（to find fault with, to rebuke, scold, accuse, and fix responsibility on），或可用作名词，指"为不好的结果或过错承担的责任"（responsibility for a bad result or something wrong）。因此，虽然"原因"（cause）可能与好和坏的事件都有关，但"责备"（blame）却承载了道德意义上的"错误"。对其他诸多类型的疾病而言，其责任问题一直有所探讨，但对遗传疾病的类似讨论还远远不够。人类学家埃文斯·普里查德（Evans Pritchard）描述了非洲阿赞德部落（the Azande Tribe）如何看待疾病（或其他灾难）的责任问题，并引用了他们如何归结责任的具体逻辑[14]。针对艾滋病案例，保罗·法默（Paul Farmer）等就责难如何加重羞辱感开展了研究[15]。美国公众更倾向于指责那些他们认为活该得病的人[16]。但对那些业已获病或存在患病风险的人们而言，他们如何看待并经历疾病，才是真正的问题所在。

少数人会因为获病而自责不已。过去的创伤经历（如乱伦、被羞辱或成为少女妈妈等）会让他们将疾病归咎于自己。如果感觉自己犯了根源性"错误"，遗传诊断结果就很容易成为这种直觉的证实。这些人往往因其内心想法而情绪低落，而这种情绪状态反过来又会影响其观念看法。

而多数人则试图努力摆脱这种自责感，包括疾病带来的羞耻感，以及莫名的罪有应得感。内在的愧疚，以及对外界非议的恐惧，共同促使他们竭力避免自责。本书中的人们就会将疾病归咎于其他因素，而非自己。然而，冲突也接踵而来。

得以解脱

如前所述，无论是好是坏，遗传解释都可视为对个人或社会责任的弱化。对乳腺癌而言，一些人认为阳性检测结果可以减轻人们对获病的自责。乔伊斯（水疗中心工作/将她的癌症归咎于芝加哥和纽约的生活压力）说，如果她检出了阳性突变，"我可能就会觉得，我不需要为癌症承担任何责任了。"相反，她并没有检出突变，某种程度上就只能怪罪自己了。

责难可能暗含某人获病是罪有应得，因而会带来沉重负担。基因检测前，别人可能会责怪癌症患者，如说他或她可能饮食不健康、缺乏运动或存在其他不当行为，生病是咎由自取。而检出基因突变则可能消除这一指摘。

运气作用

当一些人相信上帝时，另一些人则诉诸时运。在未知的科学因素、显著的随机性和潜在的责难等多重困境面前，许多人会把希望寄托在运气上。这一信念对原因（cause）和责任（responsibility）的界定意义深远，使人们认为他们可以凭借好运克服困难。

运气的概念通常以隐喻的形式存在于科学中。医学论文中却极少关注此概念，其含义一直不甚清晰。我搜索了美国国立医学图书馆数据库（Medline），发现自 1948 年以来，标题中有"运气"一词的（英文）文献有 183 篇，但没有任何一篇医学科学文献对其进行定义。大部分稿件会在标题中使用"运气"一词，然后文中却不见踪影。患者调查中也会提及运气，但其含义也含混不清。

根据《牛津英语词典》（OED），"运气"源于低地德语①中的"luk"，随后演化为德语中的 Glück [意为"好运，幸福（good fortune, happiness）"]，也可能起源于赌博术语。《牛津英语词典》接着对运气定义如下，并列出一些相关但实际上有所区别的现象：

> （运气的）效果是一系列不可控的、影响个人利益（有利或不利）的偶然事件的总和……某人具有的明显幸运或不幸的运势……被认为是好的或不好的机会（有时拟人化为幸运女神）[17]。

医学上对此研究寥寥，而哲学家和心理学家的研究刚刚展开，只是两个学科对此概念的内涵理解、学科背景和研究侧重各有不同。哲学家看起来对运气如何制约伦理责任饶有兴趣。如果你是不幸的，你的责任可能会减轻[18,19]。心理学则倾向于从其他维度分析运气，包括人们是否可以掌控事态的发展——例如，人们对运气的日常直觉是如何在指向外部事件（个人无法随意控制）或个人（行动可能部分自控）时相互矛盾的。"幸运"主要对人而言，而"机会"则更多地指外部环境事件，代表某个外在的或不稳定、不可控的原因[20]。个人可能被视为具有某种掌控事态的能力（运气极好）。个人也可能产生"尽在掌控的错觉"[21]。此外，如果事件可能变得更糟，当下则可能被认为是幸运的[14]。与其他可能发生的事件相比，马利诺夫斯基（Malinowski）[22]和人类学家还描述了运气和神灵的信仰体系，用于从宗教或文化习俗角度来解释自然现象。

但总体而言，医学、心理学和哲学文献对诸如运气、神力和可控性的观念仍然关注较少。因此，心理学、哲学、人类学和医学的见解能否有效整合，如果可以、该如何整合，仍是重要问题。

本书中受访者常常在试图理解突变的出现或缺失及其表型变化的意义时，诉诸运气。许多人觉得自己要么福星高照、要么命途多舛，这一概念早已悄然诞生且广泛使用，并在社会文化中根深蒂固。

当人们说起运气时，意思是他们不愿自我责备，而希望有外力担责。这一概念与许多哲学家的观点不谋而合。卡尔（童年时期被性侵）观察到人们常会用"基因"和"运气"减少自己对问题的责任：

> 人们不愿为自己的行为承担责任。他们会想，"失败可不是我

---

① 译者注：低地德语（Low German），也称低语（Low Saxon），是西日耳曼语的一种，主要在德国北部和荷兰东部使用。低地德语曾是重要的书面语，也曾是北海与波罗的海地区的通用语。标准德语发展以来，低地德语因其功能受限，被划分为方言范畴，也有学者认为应将其视为独立之语言

们的责任，那只是运气不好罢了，"或"我们不保证你一定能行，
那可需要好运气"：成事在天。

比起将疾病责任归咎于个人，人们可能更倾向于认为遗传事件是运气所
致。虽然卡尔觉得霉运最终来自于人们的错误判断，但他认为包括父亲在内
的大多数人都该为他们的行为和由此产生的影响——包括错误结果——承
担责任。然而，卡尔也认为，运气不仅帮助人们从责任的桎梏中解脱，而
且还给人带来一种秩序感，带来一种"原来如此"的解释。这与哲学家、
心理学家和人类学专家的观点彼此呼应，尽管这些学科的观点并不互相支
撑或彼此包容。

对运气的理解也是情随境迁，而非一成不变的。人们可能会为了不承
担其决定的负面影响而改变其观点，将事情的结局视为不走运，而非自己
做错了决定。相反，人们也可能认为因为他们做对了决定，从而创造了好
运。卡尔对此感受强烈：

> 运气是人们创造出来的，这取决于你如何把握当下。你可以
> 抓住随之而来的所有机会，也会放过一些。你会从经历中学习，
> 当你犯了一些愚蠢的错误时，你会说："也许下次我就不会这么做
> 了。"一个人如果拒绝学习或不善于利用机会，他的运气可不会好。
> 善于从错误中学习，乐于接受新鲜事物的人则往往好运连连。

但在某些特殊情况下，人们可能否认运气的存在。本书中的患者和旁
观者就对运气是否发挥作用意见不一。卡尔继续说，"我有个朋友认为自己
运气很差，他感觉自己永远被困住了。但事实上他的运气并不差，他只是
因为自己没有做出好选择而倒霉罢了。"

然而，个人能否掌控一切也颇有争议。旁观者所感知到的运气好坏程
度，可能与当事者自己的认识并不相同。

正如人类学家埃文斯·普里查德（Evans Pritchard）指出的，在原因未
明的情况下，运气很可能被当作影响因素的一个"替身"——如在本书中，
即指未知基因。因此，运气得以填补尚不能为科学圆满解释空白。例如，
本杰明（54 岁/工程师/有 α1-抗胰蛋白酶缺乏症）认为自己很幸运，他目前
仍然健康，因此，他相信自己比很多患者的基因都要好：

> 我觉得自己很幸运，与我相比，很多得 α1-抗胰蛋白酶缺乏症
> 的病友早早就走了。如果这种疾病存在相对缓和的情况，再加上

更好的基因，那我一定两者都占全了。我甚至还吸了 20 年的烟！

他的表达与科学上所谓的"基因修饰"（指那些仅导致个体差异，但对人体无害的突变情况）不谋而合。然而，科学家还无法解释个中细节，这为运气留下了认知空间。

当人们无法预期疾病进程，也没有其他明确的科学解释时他们就会诉诸好运。正如吉尔伯特（工人/有 α1-抗胰蛋白酶缺乏症）所说："很多吸烟的人却没有一丁点得病的迹象，他们应该就是运气爆棚。"

面对巨大的不确定性，患 α1-抗胰蛋白酶缺乏症的本杰明和吉尔伯特一样，为了避免"折损"运气，他们会犹豫是否应该得到（或被给予）好事。相反，还算健康的卡尔则认为，人们会竭力撇清承担糟糕事件的责任，以免受到责罚。本杰明和吉尔伯特痛苦地意识到健康的脆弱性与潜在不稳定性，这使得他们选择对命运谦恭臣服，而非恣意妄为；这两种态度都基于这样的假设，即冥冥之中，自有定数。

其他人则认为运气非己可控，更像上帝福音的降临或缺席。卡门（患乳腺癌及甲状腺癌/携带突变/天主教徒）说："我认为上帝让一些人如愿以偿，而其他人则无法享受祝福，这就是运气。"她视上帝为所有事件的最终推动者。由此看来，个人如何看待运气与灵性的关联及其程度，也有所不同。

本书中人们强调了评判运气时如何产生分歧，又如何达成妥协。有时人们并不认同特定情况下运气是否应该或在何种程度上纳入考量。有些人可能会说自己只是运气不好，而其他人则可能认为，这是他或她做出一连串错误选择的后果。

出人意料地，《牛津英语词典》并没有说明运气应该如何或在何时加以考虑。科学家和患者面对医疗事件中难以理解的不确定性时，他们可能会这样考虑，例如，为什么一个人会与预期情况不一致，提前或延迟发病等。《牛津英语词典》也未提及运气是否会减轻责任。如果某人自己确实没有过失，但疾病仍然恶化，那就不是不良饮食和缺乏锻炼的责任，而是时运不佳了。

因此，原因不明时，运气就出现了，它既可作为因果解释，又可充当道德理由，化身为一种有助于减轻疾病（而非不伦理行为）责任的复合体。本书中人们将运气视为一种外在兼或内在的力量。因此，这些受访者援引了哲学、心理学和人类学的观点，将它们与运气理论加以融合，作为科学面临的不确定性的一种解释和开脱。然而他们也指出，因为迄今为止关注太少，这一概念仍颇有争议[14]。

应对之道

原因和责任的多重性会影响人们的应对方式。发现遗传原因可以帮助人们接纳自己的疾病。最初得知自己携带遗传突变时，有些人会感到宽慰，这意味着他们不再需要为生病担责。特别对 α1-抗胰蛋白酶缺乏症，遗传诊断结论比吸烟导致的肺气肿的负面评价轻得多。因而，即便只是检出阳性突变结果，患者的罪责感就足以减轻。因此，基因突变的发现能否降低人们对"败坏"的感受，取决于与什么水平的对象重新比较这种耻辱感。对患者症状诊断或解读的改变，可能会改变患者的难堪程度。贝蒂（设计师/随身携带氧气瓶）说："比起肺气肿，α1-抗胰蛋白酶缺乏症让我不那么丢脸，因为这不一定是我的错。这不过像抽签，运气不佳而已。"对她来说，运气意味着生病并非她本人的错，因此不用那么羞愧。

对亨廷顿舞蹈症而言，基因突变可以解释这一令人恐惧或难堪的病症，尤其是认知和精神问题，而不用归咎于个人。如果患者认可疾病发生并非己意，且无法控制，就足以帮助患者建立更切合实际的心理预期。玛丽（家庭主妇/母亲）在确诊患有亨廷顿舞蹈症前常常自责：

> "我实在太懒了。我应该做这个或做那个。"不给孩子读书、不洗衣服的感觉简直快把我逼疯了。现在，我感觉好多了，我会给自己更多的休息。我知道：自己并不是真的那么懒。过去我常常忘事，现在我承认自己记性不好，所以我会把它们都写下来。

遗传病患者可能因为精神症状而受到特别指责。威尔玛认为她的躁郁症（bipolar disorder）是遗传的，而乳腺癌则是环境因素引发。她认为精神紊乱比癌症更令人难堪，也不愿为前者承担任何责任。因此，部分出于此原因，她拒绝接受基因检测。

了解疾病由遗传所致，可以减少歧视。遗传解释不仅表明人们的获病并非己过，还说明这种疾病没有传染性。对传染性的恐慌会引发歧视。对那些见识过亨廷顿舞蹈症发病，却对其遗传基础不甚了解的陌生人而言，他们会直觉性地担心自己是否可能被传染。罗杰（在驾车冲出道路后才做亨廷顿舞蹈症基因检测）说："我必须向人们解释，亨廷顿舞蹈症是一种遗传病，不会通过空气传染。我有一个朋友就很害怕，担心它经空气传播。你只要说是疾病，有些人就会觉得你会害死他们！"

如果一个人不了解亨廷顿舞蹈症的遗传病因，他可能不仅难以对患者表达责任心，还会粗暴对待甚至虐待他们。因此，对亨廷顿舞蹈症而言，责难被认为是一种针对患者的愤怒，因而可能特别具有伤害性。基因测试会减少这种误解和不满。约翰（因亨廷顿舞蹈症家族史而放弃研究生学业/后来并未检出基因突变）解释说：

> 姐姐的病症让她的丈夫变成了魔鬼。他总是欺负我姐姐。很长一段时间，他都认为我姐没有亨廷顿舞蹈症，所有这些都是我姐自己的错。他非常生气。我希望我姐姐能生活在一个真正的"家"里（远离她的丈夫），尽管她真的想继续留下做他的好妻子。

接受基因检测不仅能缓解对当前症状的责难，还能缓解没有提前做好预防的负罪感。例如，安娜（非裔美国人/前秘书/曾有糖尿病/有乳腺癌家族史）认为，如果她的病是遗传性的，她就不用再因过往行为失当、饮食不良或运动不足而受责难。某种疾病的发生具有遗传基础，这一事实足以令人宽慰，因为这意味着"我不是因为做错了什么而得病。"

安娜没有做基因检测，也拒绝承认自己的行为在疾病中起任何作用的可能性——她不愿承担任何责难。此时，人们再一次倾向于把责任归于外界，对受访者来说，他们更愿意把疾病看作单纯遗传性或非遗传性的，而不是混合病因引起。

基因检测结果不仅可以消除负面影响，还可能提供积极含义。例如，对那些生活颇为健康却仍患癌的人，阳性检测结果可以为其积极的生活方式平反和提供支持。对试图遵循健康生活方式却依然生病的人，旁人会觉得他们的遗传诊断结果似乎带有一丝讽刺，这意味着疾病确诊与"健康"自我的形象格格不入。而那些不屑于未雨绸缪之人，会因此觉得自己极有先见之明。知晓某人患病是因为基因突变这一事实，会刷新人们对世间"公平"的概念。瑞秋（有乳腺癌/有基因突变/家族成员死于大屠杀而家族史不明确）说：

> 我的饮食绝对健康。我家里没多少垃圾食品，我也一直在服用维生素。当孩子们过来玩的时候，我会给他们买些冰淇淋或饼干，而不是奇多（Cheetos）芝士或者多力多滋（Doritos）①。其

---

① 译者注：奇多（Cheetos），是美国菲多利公司旗下知名的膨化食品品牌，多力多滋（Doritos）是百事公司旗下知名的玉米片食品品牌

他母亲还开玩笑说我是个坏妈妈。但当我知道我携带这个疾病突变时，其他人会觉得，"好吧，即使做了这么多努力，我指那些健康食品，也没法让她不得病啊"。他们觉得，我得乳腺癌是对这些健康行为的惩罚。所以，发现这其实来源于基因突变时，我感觉好多了。它让我说得出来"这不是我能完全控制的。"

检测出阳性基因突变可以让一个人恢复自尊和对公平正义的感知。

相反，基因突变阴性可能增加患者的自责。如果没有发现突变，有些人会觉得是自己的原因造成了疾病。乔伊斯（水疗会所员工/有癌症/无突变/认为自身获病是因为城市生活环境）继续说道：

> 有时我会因得病而自责，我想这应该与压力有关，我离婚了，单身母亲，经济拮据。9·11事件前的一个月，我的祖母和我的父亲相继去世。接着9·11事件发生了。然后我被诊断（得了癌症）。

在某种程度上，由于她并未检出乳腺癌基因突变，她觉得自己得病和基因一点关系也没有，为此她更加自责。

然而，除了减少可能的污名外，遗传学解释也能以患者为本增强社会关心。如果患者知道自己的疾病有遗传基础，这可能会让他感觉轻松一些。正如罗杰（开车出事后才做基因检测）谈起他的亨廷顿舞蹈症时说：

> 如果人们能理解发生了什么，他们就会帮助你。我说："你介意给我拿个盘子吗？""当然，没问题。你需要我帮你把食物切开吗？需要我为你写支票吗？"这就是为什么我需要解释到底发生了什么。如果他们不明白，他们会说："自己写支票，懒鬼！"

降低责难可以帮助遗传病患者进一步向他人披露病情而免受指责。比尔（销售员/无临床症状/未进行基因检测/与父亲很像）现在非常关心患有亨廷顿舞蹈症的弟弟。比尔认为，比起其他疾病（甚至HIV），亨廷顿舞蹈症更容易向他人提及和透露，因为这不是患者的错：

> 很多艾滋病患者会隐瞒病情，因为他们觉得自己和同性恋、吸毒等不被社会接受的危险甚至非法行为有关才得病。但你如果出生的时候就带了什么，你又对此无能为力，那为什么要藏着掖着呢，这又不是你的错。

没有临床症状将有助于患者公开自己的疾病风险。无论是遗传性还是其他类型的病因，都可能对患者获得他人的同理心（empathy）至关重要。

减少自责的可能性也会促使人们接受基因检测。简（有乳腺癌/检测结果突变阴性）希望自己的结果是阳性，这样可以减轻她对自己生病的负罪感。同时，因为检测结果与家人不同，她也希望得到相关的遗传学解释：

> 如果能弄清楚为什么我是家族中唯一得乳腺癌的人，并且能找到线索的话，我想我会安心很多。找不到遗传学联系就完全不知道原因究竟是什么。如果我检出阳性结果，至少我还知道为什么得病。

事实上，还曾有人责难她说"如果你不吃药，可能就不会得病了。"因此她认为，知晓基因突变的存在实在利大于弊。

另一些人则认为，突变阳性测试虽然对减少羞辱有好处，但仍有坏处。获知携带突变实则喜忧参半：虽然减轻了责难，但终归是坏消息。不过，对 α1-抗胰蛋白酶缺乏症而言，因其可治疗性，则是利大于弊。芭芭拉（兼职教授）对自己在女儿旁边抽烟这件事十分内疚：

> 诊断结果让我既宽慰又受伤。我松了一口气，我知道了患病原因——这种神秘感一度令我自责不已。我还曾想过，也许是我没吃对东西，或者心情太过封闭。可后来医生握着我的手说，"你没有做错什么，你只是生来如此。"这让我好多了。我知道我的很多问题都与得病有关，如我总是疲劳、焦虑或暴躁，如果我无法顺畅呼吸，或氧气不足时，我就会烦躁。遗传诊断对我有帮助。现在，我学会了自我调整。

原先她以为是自己的吸烟行为加重了病情。基因检测的结论让她轻松很多，没那么自责了。

个人之过

患者认为如果个人对疾病发展有影响，即使程度很轻，也会增加如何理解这种可能性的困扰。鉴于尚存的不确定性，他们往往无法清晰分解责任、内疚和自责。遗传因素和非遗传因素（行为或环境）的综合影响常常难以把握，不易整合理解。人们渴望得到非黑即白、或全或无的答案，即他们是否该为生病负责。然而，即便有可能，量化责任在实际操作中也极其困难。本杰明（工程师）谈起他的α1-抗胰蛋白酶缺乏症时说："人们会问我，'你抽烟吗？'我不喜欢这个问题，因为我只能说'是的'。或者我可以说'是的，但我得病是因为其他原因（遗传原因）。'"他承认自己的行为，但仍然希望免受责难。

患者可能希望因为不知道"不当行为会致病"而能自我开脱。查尔斯（会计）从前也吸烟，他认为α1-抗胰蛋白酶缺乏症带给他的"好处"是"这是自己一手造成的，尽管那时我还不知道自己得了这个病。"然而，即使知道自己有遗传倾向，他和其他许多人一样仍出入烟雾缭绕的酒吧，也继续置身于险境："我们这群人可在那里待了好多年了。"他把这种不当行为合理化为一种习惯，况且自己也不是唯一一个。由此可见，减少高危行为也并非易事。

环境政策

如前所述，宽泛的政治观念也会影响人们对环境因素的性质及其对疾病作用的看法。尤其那些自认为无权无势和受到歧视的人，会认为资本主义的贪婪可能已给环境带来各种已知或未知的危害。伊尔达（非裔美国人/保健员/有乳腺癌/有家族史/未进行基因检测）觉得她的癌症是因为工业化对环境的漠视而致，同时因为自己的种族原因，她只能获得较低质量的医疗照顾：

> 布朗克斯（Bronx）地区的人们更容易出现癌症和呼吸问题，在这里习以为常，却不会出现在曼哈顿。我知道这就是事实。水，所有一切，这里还有更多的垃圾和垃圾填埋场。合作公寓（coop city）就盖在这些东西上面。对此，我想了很久。人们比过往任何时候都更容易得癌症。我不相信它源于神的旨意或遗传。它就是环境造成的。

她觉得大公司对其不当行为的漠不关心，使边缘性群体，包括她自己的生活环境进一步恶化。这种因果观念也削弱了她做基因检测的念头。

此外，政治上的弱势地位可能让人感到无法抵抗这些势力，甚至连获得一些相关信息都困难重重。邦妮（24岁/无临床症状/未经基因检测/母亲和姐姐患乳腺癌）很担忧环境问题，"我们根本不知道呼吸的空气和吃的食物中有些什么，"她说。

在某种程度上，因为潜藏的政治观念，环境因素可能影响对病因的观念，而过于倚重遗传学解释尤其容易让民众聚集怒气。本书中的不少人认为，如果人们过分看重遗传学解释，可能会减少政策对重要环境危害的关注。邦妮继续说：

> 基因检测使人们麻痹大意。也许从遗传上来说我还行，但我仍会因为环境得乳腺癌。你必须时时关注环境，否则一旦出事就为时已晚。

目睹自己母亲和姐姐的癌症后，她很害怕患病。她极力强调强化政府的作为。她觉得虽然自己不能决定自己获得何种基因，但至少可以推动周边生活环境的改善。

考虑到特定人群在疾病发生和治疗中所能发挥的重要作用，各种综合性的社会问题一并显露出来。卡尔（小时候遭受性侵/无亨廷顿舞蹈症突变）认为：

> 遗传学是人们避免担责的借口之一，如"社会并不导致人酗酒，有错误基因的人才酗酒"，"这是遗传问题，不是社会问题"。

他的言谈颇具讽刺意味，他相信社会力量实际上也起到关键作用。他认为遗传给了人们一个不合理的托词，他们原本该为社会问题承担责任，并做出决策。这些此消彼长的力量彼此并无清晰明确的边界。因此想把这些互相冲突的想法加以整合也极为困难。

坐以待毙：宿命抑郁

人类生而渴求希望、逃避绝望，这些心理需求与内在观念互为因果。通常，宿命论似乎会加剧抑郁，而精神信仰则能宽慰人心。

不管接受何种因果观念，本书中的患者仍纠结于是否可以通过努力影响命运，如果可以、如何进行。多数人希望相信万物皆可控，但经验证据可能并不——至少肯定不像人们希望的那样——予以支持。企图战胜疾病的欲望可能会导致错误观念。即使支持科学解释的人，也常常想在更宏观的普世哲学体系中审视这些原因，重获掌控感。个人经常将超出我们掌控的世间力量理解为随机性和偶然性。哈丽雅特（教师/有广泛乳腺癌家族史

/没有临床症状/无结论性检测结果）觉得，命运终将无法改变："为什么是我？这真的超出我们的控制范围了，当细胞开始增生的时候，有什么东西一定乱套了。"

失控感可能令人困惑和沮丧。戴安娜意料之外的乳房切除术，让她感受到了命运的不可控。突如其来的手术让她倍感无助。从那时起，她虽然更为坚强，却仍然无法确定这些不同观念的相对优劣：

> 手术后，我更愿听天由命了。以前，我特别相信生活取决于个人，你可以决定你想过怎样的日子。然后，疾病不期而至、毫无计划，这改变了我的看法。也许这样更现实些，谁知道呢？

降低影响：寻求掌控

人们通常希望掌控自己的命运，但对大多数人，是否觉得自己确有能力、能做到什么程度、如何实现的想法不大相同。他们渴望有掌控力，可实际上，疾病能否有所调控，还是仅仅由上帝说了算，人们心里并没有底。一般来说，掌控力度随几种普遍的非遗传性生物因素有所变化，如容易干预的（如饮食和运动）、无法干预的（如空气污染）或较难干预的（如长时间的紧张工作也可能导致疾病）。

面对遗传病风险，反遗传决定论者相信他们可以通过积极思考改变疾病进程。这些观点在一定程度上反映了人们更广泛的信仰和普世心理，削弱了遗传决定论的严苛必然。因此，这些观念，包括反主流文化的新时代思潮等，不免都暗含形而上学的意味。为支持他们的观点，有些人还为此寻找科学证据。希尔帕（印度裔/医学生/无临床症状/未进行基因检测/有乳腺癌风险）试图把辩证和形而上学整合起来，她说："量子物理学认为，我们通过思维控制命运。你的真实不过是你所相信的真实。"

尽管许多人认为，行为因素至少可以一定程度地推动或扭转疾病，但问题仍然在于何时、如何，以及达到何种程度。许多人相信，或希望相信，他们可以控制生活的某些方面，并期待将这种自主性扩展到个人健康上。卡尔（部分因为其受到的性侵）说：

> 我不相信我们只是一团基因的堆砌，四处游走，只做基因规定的事情。生命存在很多自我意识。我们的行为、感觉、经验都是由很多事物共同决定的，基因只是其中的一部分。你对很多事情都能产生影响，如我自学了音乐，并且玩得很溜。

他并未检出亨廷顿舞蹈症基因突变的事实影响了他看待问题的态度。和其他情况类似的人一样，医疗现状和经验影响了他们对遗传决定论还是自由论的抉择。

许多人感到，尽管作用机制不同，意志力也可能起一定作用，如能直接或间接地减少疾病。意志力可能不完全消除疾病，但这种信念的存在可以减轻压力，从而影响疾病进程。人们通常认为，一些诱发心脏病和其他常见病的特定行为，可能也会影响遗传病及其并发症。另一些人认为，简单了解一些所患疾病的风险和可能的预防方案，就可以减少自己的无知感，帮助提高应对能力。邦妮（母亲和姐姐患癌症/无临床症状/未进行基因检测）说，"我自学遗传学知识，这样我心里更有底。如果我没接受过有关当前可行的基因检测或医学的教育，我可能感觉很无助。当我理解一切后，我就不再有无助感了。"

为证明行为和自由意志可以克服或影响遗传学效应，很多人还用民间传说模型和行为遗传学案例，如同性恋，做对比说明。安东尼娅（神经科学家）说：

> 人的自主意志最终会比遗传力量更强大。你出生携带的某些基因决定了你将成为什么人，同性恋天生就是同性恋，这是遗传。你可以选择压抑这种倾向，也可以认同它，随它而去。

虽然同性恋倾向尚未证明是遗传性的，但安东尼娅和许多其他人都觉得，最终会确认事实就是如此。

减轻压力

许多人更进一步，将这些想法付诸实践，采取他们觉得有益的行为，如减轻压力。他们相信，阳性检测结果并不是命运的全部，他们仍然可以通过某些行动掌控自己的命运。例如，如果压力会加剧症状，那么减少压力将有好处。有些人还会吸纳新时代思想或东方哲学的观念，责备压力打破了身心平衡，进而导致疾病，并对此观念保持宗教般的虔诚。戴安娜（西班牙语教师/接受了计划外的乳房切除术）部分因其基因检测结果阴性，开始寻找疾病发生的心理因素：

> 我生活中许多不顺心的事情可能就是诱因。如果身体失去平衡，就会有相应后果。我小时候过得不太好。父母关系不好。我

妈生了七个孩子，那时刚好战后，一家人的生活并不容易。我的整个童年都充满压力。

儿童时期受到的压力是否会导致成年后得乳腺癌尚不可知，但此处描述更重要的意义在于，她和其他人一样，希望利用过往经历来理解当下的疾病。他们试图将遗传信息融入他们先前对生活的叙述。基因由此成为他们人生故事的组成部分，而不是摧毁生活的祸首。

然而，那些检出有基因突变的人认为其他非遗传因素也起到作用，有时他们还援引一些非遗传性作用的自然机制作为支持。触发器理论（如前所见，"触发器"可以是遗传和其他因素的混合）也为控制观念留下空间。有些人认为，他们的疾病是由被压力削弱的免疫系统所致，因此他们可以通过减轻压力来缓解疾病。瑞秋（家人在大屠杀中身亡/患乳腺癌/检出有乳腺癌基因突变）竭力希望了解遗传与非遗传因素的因果关系，她说："假如我以前能控制处理压力的方式，我的疾病基因就不会表达出来了。压力会削弱免疫系统，我的父亲因此去世。所以，减压是最好的抗氧化剂！"

她借用了抗氧化剂可以起作用（但尚无事实证明其有效性）的流行假设。这一坚定信念反映出她内心深处不愿接受命运摆布的愿望。她认为，比起压力是否产生影响，何时及何种程度才是考量压力作用机制的关键。"某种程度上，我可以掌控自己的生命长度，"她说，"方法就是尽可能地消除压力，我会更积极思考，因此我也常常感觉幸福。这是我生活中最可预测的因素之一。"

然而，减轻压力也并非易事。从特殊压力到普遍压力，那些可能导致癌症发展的心理压力类型广泛，而且可能难以避免。同样，存在许多与现代生活方式相伴的压力。基于自己有家族病史却未检出突变的事实，奥里（犹太人/患乳腺癌）得出如下结论：

> 我无法确定是否可以消除特定行为。我认为自己的病不是遗传的。也许因为我睡眠不足，透支身体，饱受压力，T细胞（免疫细胞）没法干活。我很内疚让免疫细胞不能继续工作，护卫我的身体。我们生活在凡事都有截止日期的世界，这让我压力山大。

饮食、补充剂和替代医学

许多人认为，饮食不当可能加剧疾病，而饮食得当则有益健康，因此，患者常常尝试改变其饮食习惯。邦妮在看到母亲和姐姐都得了乳腺癌后，转变成一位有机素食主义者。"我的家人经常吃肉，都得了癌症，"她说，"过度加工的、转基因的和基因改良的食物都可能伤害我们。我很少吃加工食品，这让我感觉更健康。"尽管目前还没有证据证明基因改良食品可能损伤消费者健康，但她流露出一种强烈而坚定的想法，即至少其中某些事情或某些替代性因素应该承担责任。

无论他们觉得自己的疾病是遗传还是环境因素所致，他们都不得不决定，是否应该减少，或做出多大努力来控制这些风险行为，还是继续放任自流。

相反，如果人们发现自己携带某种遗传突变，这会让他们减少一些看起来多余的预防行为。某些个体会因为突变存在，更相信宿命，因此更不愿改变既往的饮食习惯。米尔德丽德（金融业工作者/接受基因检测以确认是否可以避免实施预防性切除手术/不幸在结果中发现阳性突变而选择手术）说："我知道自己有乳腺癌后，就开始吃有机鸡蛋和有机鸡肉，后来，我的检测结果证明我的疾病是遗传的，好吧，这一切全丢到脑后去吧。"

一些人承认遗传因素的存在，同时也认为环境和行为因素发挥着重要作用。人们渴望健康，认为意志行为能干预遗传因素，因此基因检测多此一举。

医生通常不怎么赞同痴迷于补充和替代医学（CAM），有时甚至持反对意见。有些患者觉得，医生经常串通起来抵制这类替代疗法，大量医学研究因无视这些被医生视作江湖骗术的偏方而徒费时间。萨曼莎（演员/有乳腺癌/无家族史）说：

> 没人告诉我要改变饮食。我在化疗期间还在喝百事可乐。医生说这样没问题。现在，他们不希望我服用草药。我正在接受很多替代治疗，但这些我都没告诉医生。有个女人给我介绍了大肠水疗（colonics）。她用这种方法治好了自己的子宫癌。

整体医学（holistic approach）①理论经常被认为是对现有医学模式的挑战甚至颠覆。萨曼莎认为，饮食、替代医学和意志力密切相关：

> 这是一个彻头彻尾的癌症阴谋：那些介绍如何治疗癌症的书，

---

① 译者注：整体医学（holistic approach），指从人的整体出发，将医学各领域最先进的理论知识和临床各专科最有效的实践经验分别加以有机整合，并根据社会、环境、心理的现实进行修正、调适，使之成为更加符合、更加适合人体健康和疾病诊疗的新的医学体系

都不会真正点破，因为很多人会失业，如药厂。我认为人们不都是如此邪恶，但有些事情就是被忽视了。人们会因为恐惧，而反对所有情感维度的因素。

有时，医学和政治观念相互交织，界限模糊。例如，资本主义社会让人们压力巨大，导致癌症蔓延。萨曼莎补充说：

> 整个社会一团糟，人们看问题的角度太多，而女性承担的压力太大了。也许这就是为什么每个人都得乳腺癌的原因。有一半美国人都便秘！

她认为医生过度强调遗传因素，她用发病率上升来证明乳腺癌是环境因素，而非遗传因素造成。因此，她认为医生误诊了她的病情："我去看了四位不同的医生，他们根本没有考虑任何其他因素，完全忽视了其他可能性。"

萨曼莎仍然对现有医疗模式心存偏见，她觉得现代医学太过强调用药。她虽然也在服用抗抑郁药，但觉得自己精神状态的改善应归功于替代医学而不是现代医疗。她认为整体疗法确实让她更加健康。一系列政治、经济、心理学和意志力理念，而非科学（甚至是反科学）的态度，形成了她对于病因和治疗方式的看法。她继续说：

> 两个大师都发现了我结肠中的毒素，他们俩互相并不认识。每个人都说，'你比以前看起来健康。'我还在服用左洛复（Zoloft）[①]，只是这药用起来有点失控了。

然而，包括萨曼莎在内，即使人们认为自己可以改变命运，他们也仍然面临一样的问题，即究竟能改变什么。在强大的遗传病面前，人类到底可以改变多少、如何改变，人们仍在为此纠结。很多人相信，一定程度的干预是可能的，但随后，他们会试图盘算意愿和干预力度、性质及影响范围。金（南亚裔/医师/无临床症状/未做乳腺癌基因检测/有家族史）认为，即使机会渺茫，也仍然值得努力改变：

> 我尝试保持乐观的态度、健康的生活方式，并保持积极的心

---

① 译者注：左洛复（盐酸舍曲林片），英文商品名为 Zoloft，是一种选择性 5-羟色胺再吸收抑制剂（SSRI）类抑制药，用于治疗成人重度抑郁症（MDD），也用于治疗儿童或成人的强迫症、恐慌症和社交恐惧症。通常具有腹泻、恶心、躯体震颤等不良反应

态。你可以影响（可能无法完全阻挡，或百分之百改变）你的身心治疗，因此可能改变一部分结果。也许有些东西稍微可控的松动已悄然就位。不管你想或不想，命运就在那里，但我也许可以影响点什么。

其他人就对自己影响基因的能力没那么乐观了。金认为，即使这些可能的预防努力无法证明行之有效，但因其成本相对较低，而受益却很高，因此任何时候开始都为时不晚。但其他受访者觉得即使如此，代价也仍然太大。改变行为就能缓解疾病的信念并不总是随时间延续。但宿命论带来的彻骨悲凉，仍推动着心存疑惑之人积极追寻方法。戴安娜（无家族病史/无突变/做了预防性乳房切除术）说：“我清晰地意识到，癌症会复发，但是‘一切不可知，不必苛求，顺其自然’①。也许正如印度教所描述的，这其中存在某种新生。”她对轮回的精神信仰虽不确信，但仍时有沉思。她所遭遇的预防性手术切除，以及她没有家族病史和遗传突变的事实，让她对命运的不可预测深信不疑。

另一些人则认为，致病因素可能改变，可人们并非总能感知到这种变化。此处的逻辑限制可能有些模糊。环境因素可能因为过于普遍，即使存在，也难以完全消除。查尔斯（会计/出入酒吧）说：“我妻子和我真的很喜欢纽约。可污染已经是这里生活的一部分了。”他仍置自身于险境之中。

希望消除环境因素影响的愿望，也可能与人们的其他欲望需求相冲突。当患者面临困难抉择时，他们甚至不太想降低不利因素。芭芭拉（兼职教授/有 α1-抗胰蛋白酶缺乏症/有吸烟史）说：“我宁愿就在纽约活一天，也不愿在其他地方过一辈子。”为了提高生活品质，她愿意承担一定风险。

大多数人都希望手握控制权，但最终却不得不接受某种限制。虽然难以接受，他们仍然意识到了普世“公正”的局限，这也助长了宿命论。“我可能不认同所谓的命运或天意，”邦妮说，“但我不得不去接受。有些事情生来就不公平。我没有强大到可以改变命运，我又不是超人。”她也许可以改变一些事情，可绝不是基因。“我拿到的就是这么一副牌，”她长叹一声，

---

① 译者注：“一切不可知，不必苛求，顺其自然：que sera, sera（或称 Whatever will be, will be）”，是《擒凶记》中多丽丝·戴演唱的一首插曲。歌者温婉的嗓音，完美地演绎了“一切不可知，不必苛求，顺其自然”的主题。此曲传唱甚广，曾获最佳电影插曲金像奖

继续说，"看起来我可没法随时改变我的基因。"邦妮将之比喻为打牌，这印证了命运既包含固定规则，又充满随机性的特点。邦妮是悲观的，她觉得只要被赋予"坏基因"并表达，健康快乐的生活就损耗殆尽，"如果它是遗传的，就一定会出现。"

其他人则认为，他们可以改变可能的环境和行为因素，但这可能会导致其他类型的压力，从而抵消先前的优势。因此，他们会主动选择留在某种特定的紧张状态中，而非着手彻底改变。新状态可能会增加压力，从而加剧病情。因此，人们往往感觉矛盾重重，寸步难行。走投无路时，一些人会转而寻求精神宽慰。遗传诊断可以促进个体的精神探索，而这些探索又反之为他们提供了安抚和精神疗愈。这样的精神旅程既可疗愈疾苦，又可慰藉生活。珍妮弗（学校老师/儿子和自己都进行了α1-抗胰蛋白酶缺乏症基因检测）说，"我接受检测后，就加入了一个教会，这是一次重大的成长经验。在心灵成长的道路上，我还听了很多伯尼·西格尔（Bernie Siegel）①的录音带。"

贯彻如一的精神信仰是有帮助的，这可以在一定程度上加强对患者的社会关爱，协助他们解决自信心较弱等多重心理问题。她继续说，"我听到录音带对我说：'你是有价值的，你值得过更好的生活'，随后，我就开始在身边寻找和创造支持这一点的人。我正在积极组建一个康复朋友圈。"她强调了惩罚和疾病是否活该的问题到底可以多么深刻。

有些人觉得精神力甚至可能影响亨廷顿舞蹈症的病情发展——他们可以通过避免"消极思维"而重塑命运。这些观念往往映射出更广泛的文化信仰。苏（没有临床症状/没有进行亨廷顿舞蹈症基因检测）更坚信，是精神力而非基因起到决定性作用。"如果你用精神引导生活，你就可以掌控这一切，"她说，"但是，如果你拒绝相信精神力，或避而不谈，疾病可能会击溃你。"

拒绝与接受

轻视和排斥医疗，可能与膜拜超自然力量互相推波助澜，从而妨碍治疗。例如，乔伊斯（水疗中心工作）将她的乳腺癌归因于城市生活，她不觉得外婆和阿姨得乳腺癌的事实会增加她的风险：

---

① 译者注：伯尼·西格尔（Bernie Siegel），美国外科医生。他在治疗严重疾病患者过程中，探求并论证了"人体自我诱导治疗"这一边缘课题，创建了"罕见癌症患者"治疗小组。伯尼·西格尔医生曾出版《爱·治疗·奇迹》《自然疗法——人体自我康复》等著作

　　　　这简直令人难以置信。确诊以后，我觉得一切最后都会好
起来。假如我有乳腺癌，我一定不会承认。我会祈祷奇迹发生，
不会做任何化疗或放疗。可乳腺癌确实来了，这就像晴天霹雳。
我受伤、愤怒、恐惧、抓狂。一个家族姐妹对我说：有家族遗
传史不是坏事，这会让你积极治疗。我很吃惊，我从未这么想
过。我不觉得自己的淋巴结阳性和家族成员的脑瘤或癌症有任
何联系。

　　即使家族史清晰，人们还是可能因为遗传的外显率和预测的不准确性，
否认风险存在。这一观念也促使她很长一段时间都不愿接受基因检测。新
时代信仰中的积极思考力量可能因此阻碍或耽搁个人及其家族成员接受随
访治疗。

　　人们对如何看待因果关系与可控性的模糊程度也有不同考虑。一些人
仍然无法明确回答这些问题，即使它们实际可以得到回答。反之，他们试
图接受这种没有答案的状态并保持内心平静。他们承认干预是有限度的，
并努力继续。朗达（护士/年幼时目睹母亲死于乳腺癌）反思道："你不知
道答案，但不得不迈过这道坎，接受现实，做你该做的。"她认为人们最可
期待的是治疗、预防，并增强意识。

　　亨廷顿舞蹈症也是如此，这些疾病天生的不可治愈性，导致人们只能
穷于应付当下。"你必须务实，"卡尔总结道，"我兄弟现在就病了，问题在
于，此刻我怎么才能帮助他？我如何处理这些问题？"

　　这些因果观念也可能潜在地影响其他健康行为，包括基因检测、结果
告知和接受治疗。如果人们认为自己的疾病更有可能是环境而非遗传所致，
他们通常不大愿意做基因检测。

责备父母

　　人们不仅会纠结是否该责备自己，还会纠结是否应该怪罪父母。虽然
看起来不合逻辑，但是否应该将基因突变归咎于父母，以及患者是否可能
受到后代责难，或患者自身是否对传递这一突变而内疚等，诸多窘境依然
持续存在。既往研究表明，部分患者可能会将得病归咎于其母亲[23]。同时，
他们的母亲也会因为携带类似基因差错而感到内疚和惶恐。事实上，父母
不仅要面临被赋予致病基因的愤怒，也充满了将之传递给子女的愧疚。伊
莎贝拉（社会工作者/乳腺癌患者/检出突变/无家族史/将癌症归咎于发霉的

公寓）说道：

> 这种内疚完全不合逻辑，但我就是这样。不管从什么角度来说，这种内疚感都太荒谬了。但这种感觉就摆在那里。我觉得这其实很常见，因为我们深信我们应该为孩子负责。如果我妈有这个突变基因，她肯定也会有类似感受。如果你知道自己的孩子也有类似基因，你肯定非常难过。我们会把很多东西传给我们的孩子，但是把这种突变基因且还有50%的概率也带给他们，这太可怕了。

她曾一度希望自己没有孩子。正如我们即将阐述的，她觉得孩子也有50%的癌症患病可能——这本身是一种误解。

下一代将如何看待这一情景仍然不甚清楚，即基因检测现今虽然存在但并不总是投入使用。虽然不合逻辑，但害怕子女指责自己遗传了不好基因，可能使部分成年人放弃生育。

父母不仅会因遗传因素而苛责自我，还会对环境导致子女患病而内疚不已，即使某些环境因素看起来很普遍，这种内疚依然存在。金格尔（医务助理/患 α1-抗胰蛋白酶缺乏症）谈道："我很担心，我儿子还小的时候，我和丈夫总在吸烟，这会影响他吗？"她对于自己置孩子于烟雾的不良环境而自责不已，同时也对丈夫的类似行为感到沮丧和愤怒。

对于患亨廷顿舞蹈症的父母而言，因为疾病可能对孩子的养育造成损害，这种内疚和责任感令人尤为揪心。正如我们所观察到的，亨廷顿舞蹈症可能诱发精神、身体或其他方面的虐待行为。虽然遗传诊断可以解释并让人理解疾病引起的精神症状，但试图分辨哪些是疾病行为而可以被原谅、哪些是父母真正的虐待行为则非常困难。此时，哪一个基因突变在多大程度上单独诱发了症状就具有至关重要的意义。而对于后代而言，是否把所有的伤害行为归咎于一个突变基因，或者将之完全归责于亨廷顿舞蹈症，这本身就很残酷。卡尔不愿将父亲的行为仅仅归咎于疾病，他说："很多人会因为各种原因对自己的孩子不好，我不觉得这就一定是亨廷顿舞蹈症的错。很多人的父母都难以捉摸。"

然而，他也很难厘清这些复杂而矛盾的问题。亨廷顿舞蹈症损害了父母的抚养能力，甚至可以一定程度地解释父母过往对孩子实施的反常或恶劣行为。因此，由于疾病症状特点，想弄清楚究竟哪种程度的虐待属于父母可控的范围显得尤为困难。卡尔继续说：

现在，我终于有足够的勇气，可以和父亲谈性侵了。他说，"我什么都不记得了，"他应该实话实说。也许他还没准备好承认，或者只想埋葬事实，谁知道呢？也许他在侵犯我时确实疯了，也许不是。有那么多得亨廷顿舞蹈症的人，他们不会性侵自己的孩子啊！我从没想过生他的气。不管出于什么原因，如果他因为这病死了，我可能会觉得"我不该愤怒"，"也许他就是无法控制自己的行为，也许当时我的判断太苛刻了"什么的。但这对我来说太困难了。

要梳理这些错综复杂的不确定性、因果关系、愤怒与哀恸，并使他们和解可能极其艰巨。卡尔竭力想弄明白，父亲的过错到底有多少可以因为意志力缺乏而被抵消。卡尔对遗传学的模糊性十分纠结，即遗传到底是单一原因还是多原因组合。

希望辨别哪些不当行为是（因而也可归咎于）亨廷顿舞蹈症而非个人意愿所致，这样的努力也尤为困难，这令他十分挫败：

我不能说，"这部分是因为亨廷顿舞蹈症，那部分是因为其他原因。"这是最令人困惑的地方——不能区分应归咎于亨廷顿舞蹈症的行为。就是没有办法知道。

即便这种疾病具有外显性和可遗传突变，也会造成歧义。在不确定的情况下，只有时间——尤其还涉及其他生理症状进展时——才可能回答这些问题的原因所在。事实上，因为症状表现形式可能变化，所以希望完全根据突变来判定行为显得十分困难。

渴望归责也会与难以确认最终病因产生冲突。卡尔补充说："我希望他为此负责，但我也觉得这可能对他不公平。"在此情境中的人们相信，哪怕是极微小的个人意志，而非完全的生物学原因，都会阻碍家族成员之间表达宽容、人际互动、充分和解及全然接纳。"他拒绝和我谈论性侵问题时，我就不和他说话了，"卡尔说，"我甚至没过问他的葬礼在哪里举行。他已经离开我的生活很久了。"事实证明，即使过去了很久，卡尔还是觉得非常不舒服。最终，很多人会听天由命，不再那么愤怒和指责，不过这也并非易事。

虽然略显荒谬，有些人甚至一想到要责备父母传给自己遗传疾病就觉得难过。查尔斯（会计/仍然经常光顾烟雾缭绕的酒吧）对他的 α1-抗胰蛋白酶缺乏症开玩笑说："我并不怪我自己，这也是我父母的错。"他半开玩笑，但不确定到什么程度。他的故作轻松展现了内心的矛盾。

另一些父母则承认，子女确实可能因为父母没有采取适当方式（如采取产前检查或胚胎筛查等）来阻断不良基因传递而怪罪父母，但他们同时也与其他家人一样驳斥了上述观念，并为自己是否应该承担这一责任而辩解。即使不合逻辑，污名和内疚确有可能影响父母直面他们可能将突变传给下一代的事实。正如珍妮弗（教师/有 α1-抗胰蛋白酶缺乏症）所说：

> 我姑姑曾说："你可不是因为我而得病的，你母亲也总是上不来气。"我姑姑的妹妹死于肺气肿，她家里所有人都有这个病。但她拒绝谈论这个，这让她丢脸。

对其他人来说，责备父母是个荒唐的想法——没有父母，你甚至都不能存活下来。这些孩子明白，父母永远不会故意遗传不好的突变给他们。正如贝蒂（设计师/有 α1-抗胰蛋白酶缺乏症/携带制氧机）所说，"父母肯定不会希望疾病发生在我身上，他们在其他方面已经做得够多了。"

小结

人们会努力理解所面临的遗传病的原因。过往的个人经历和政治观念与对病因的看法相互作用，也相互影响。对自己先前的看法、重大的政治和社会问题，以及心理需求（如拒绝或希望）可能让人们相信因果，同时又被这种想法左右。反过来这种态度又影响人们应对及治疗遗传病、进行检测和告知、进行生育决策。

相应的科学解释仍然十分有限。科学家承认这一局限性，并期待未来通过更多研究可以获得答案。而在缺乏客观事实的情况下，很多患者（也许还有一些科学家）会转而求助于神灵与运气。

遗传学的预测与希腊神话的预测显然大相径庭——遗传学基于生物学，而神话则源于超自然。但它们都存在相似的悖谬和问题。对于古希腊人，命运业已注定，即使可以忤逆，也必将遭受天谴。卡桑德拉（Cassandra）①预见了未来，却没有人相信；俄狄浦斯（Oedipus）②试图逃脱命运束缚，却

---

① 译者注：卡桑德拉（Cassandra），为希腊、罗马神话中特洛伊（Troy）的公主，阿波罗（Apollo）的祭司。因神蛇以舌为她洗耳或阿波罗的赐予而有预言能力，又因抗拒阿波罗，预言不被人相信。特洛伊战争后被阿伽门农（Agamemnon）俘虏，并遭 Clytaemnestra 杀害

② 译者注：俄狄浦斯（Oedipus），是希腊神话中忒拜（Thebe）的国王 Laius 和王后 Jocasta 的儿子。因为德尔菲（Delphi）神殿的神谕，称俄狄浦斯会弑父娶母。不料神谕成真，俄狄浦斯竭力挣脱，仍在不知情下，杀死了自己的父亲并娶了自己的母亲。俄狄浦斯王也是外国文学史上典型的命运悲剧人物

终被摆布。与古希腊人一样，我们通常曲解、忽视并否认未来信息，尽量设法避免厄运降临。人们总是认为他们可以躲过一劫，或使它合理化。

同时，希腊神话的预言与现代遗传学的不同在于，遗传学的某些预测相对更准确。然而，这种现代预测仍然包含模棱两可的部分，且通常只涉及某些事件可能略微升高的概率。希腊预言是语义学上的模糊，而遗传学预测是统计学上的模糊。两者内在均蕴含不确定性。

几千年来，哲学家一直在思索因果，看不见的力量究竟如何产生看得见的现象，自由意志与决定论之间的矛盾。这些访谈正反映了这些隐含的冲突，即人类真正感受自由的程度，并不受身体的限制。哲学家丹尼尔·丹尼特（Daniel Dennett）曾探讨自由意志论与决定论的两极争论，并指出第三条兼容并包的中间道路[24]。这些患者也强调了类似的紧张感，还有他们在日常生活中与朦胧复杂的搏斗。遗传学敦促患者通过各种尝试。诸如区分这些对立概念是否有、在何时，并以何种程度相互联系。整合内在的自由意志与自主决定。

人们似乎天生就想掌握未来，因为这样做很有价值，可以未雨绸缪，减少对未知的焦虑。但预言往往容易出错，这种期望知晓未来的内在动力不仅有好处，有时也有坏处。同时，它也可能激发深层的预感。

与此同时，本书中受访者更多展现出我称之为"单一因果观"的倾向，即相信结果由单一原因产生。理解两个或更多的因素如何相互作用确实十分困难。人们寻求将责任与过失归咎于他人，而不是"共同承担"，甚至想弄明白这意味着什么也非易事。人们很容易将怒火集中一点，即找出罪魁祸首，而不是把愤怒分散开，也不知道如何或多大程度分散。

然而，现实生活中许多症状都是多因素的，理解简单性的愿望与现实复杂性之间会产生冲突。患者很难驾驭这种紧张局面。芭芭拉·卡茨·罗思曼（Barbara Katz Rothman）和其他一些学者曾批评过分看重遗传因素致病的做法。有趣的是，受访者往往希望获得一种简单可靠的原因。他们并不一定选择相信遗传学。可是，即使真的不信，他们也仍在寻找别的单一因素，然后发现更多难以掌握的复杂组合。他们可能会以各种不同方式把理论解释糅合起来，如决定疾病什么时候发生，但最终往往仍选择相信其中一种。当要整合两种或两种以上解释时，你会发现每一种解释都有内在模糊性，因而区分彼此相互作用及其错综复杂的界限就成为一种挑战。由于这一系列因素，人们对于应该相信哪些论据的意见也不一致，如很多受试者会选择逃避事实，也有人仅仅基于自己的既往因果认知，就尝试接受一些事实。

当科学解释已普遍从单因素原因转向多因素原因时[11]，患者仍倾向于寻找单一病因。在某种程度上，患者更是局中人。因此，这些问题不仅仅是认知上的兴趣，还有其深刻的情感内涵。因而，人们常常试图获取掌控，避免无助，寻求希望。虽然学者常常争辩说，避免恐惧是人类直面疾病的核心心理状态[9,25]。这种情况下，对希望的追寻会有影响。人们试图避免的不仅是焦虑，还有沮丧与绝望。因此，基因检测可能有所裨益，帮助患者降低羞辱感，提供相应的患者组织，帮助他们寻找生命意义的新源泉。特别对于含义未明的基因标记，个人可能试图通过将其视为可控的方式，以减少威胁感。人们可以责备基因，但无法改变它以寻找可能改善命运的方法。

在确定复杂疾病的综合病因时，受访者往往根据个人、社会或政治信仰，以及心理需求的相对强度和显著性等基础对各种理论做出取舍。人们倾向于寻找一个确切的原因，无论是某个人、某个公司、神明还是运气。尽管一些心理学家[26]认为，过分强调个人的遗传来源，会让人们更容易感觉疾病难以避免，但即便如此，人们仍会尽可能寻找预防疾病的方法，即使疾病确实与遗传标记有关。此外，对疾病究竟多大程度上由遗传决定的看法在不断变化，其解释有很大的主观性。少数学者认为，人们可以用以下三种视角来看待遗传疾病，环境型、魔幻型或未解之谜型[27]，事实上人们也经常将这些观念与其他视角结合在一起。他们整合了不同理论的元素，每一理论解释了疾病过程的某一方面，如是否、何时发病，以及诊断的不同程度等。

然而有些研究者认为，基因检测检出某些不可控且致命的标记时，人们常视这种疾病为命中注定[9]。事实上，对疾病是否可控可防的认识，并不统一，可能也有主观成分。即便面对既定遗传标记，人们也会在评估疾病是否发生、何时及严重程度时寻找"回旋余地"。这些病患试图逃脱命运，并认为这些疾病在某些方面仍可以干预。他们对哪些因素牵涉其中流露出不同的态度和意见，常凭个人和他人的经验构筑自己的观察，以符合他们先前对某个特定因素的看法。

一些社会学家展示了把干预当作希望源泉和自责原因（如当个人在阻止可控问题失败时）之间的矛盾[9]。在此不同个体在这两种观念之间表现不同。例如，他们会临时性分化成在当下能对某些方面施加影响、不能在过去对其他方面施加影响。过往的自责感也会促进这些观念的形成。人们根据主观偏好过滤客观数据，有时甚至筛选无可辩驳的事实。个体会把每一组数据或信念的不同领域或功能概念化，并把这些认识的主观与客观数据进行不同程度的整合（例如，所感受到的"触发器"，区分内外部、近端效应或远端效应的基因）。

　　同时，少数学者认为，疾病的主观表征比客观数据更容易影响患者行为[28]，如果主观表征站不住脚，人们就试图改变它们。本书中受访者正好说明这一过程的复杂性。病患努力编出让自己满意的解释。首先，他们否认某些证据，并竭力维护某些与事实不符的信念——因而他们不断寻找其他事情来证明自己。其次，如果人们发现自己有遗传突变，他们可能选择不做基因检测，以逃避宿命感的压迫。相反，当他们觉得神灵、环境及行为因素都将影响他们的疾病风险，他们可能责备时运不济，而不会觉得是自己的责任。如此，运气常常难辞其咎（在某些设置中，甚至被人格化为"幸运女神"）。为了维护这些认为不是遗传因素的信念，人们可能选择不做基因检测，从而避免收到相反信息。

　　随着时间推移，人们可能质疑、怀疑、修改和调整因果观念。尽管研究人员先前认为对失控的恐惧导致了压力，并让人倾向于不做基因检测[9]，本书中的人们认为他们也可能改变对遗传突变潜在影响的看法。对掌控的渴求影响人们对现实的认识，即使为此误解遗传学也在所不惜。

　　疾病表征可能会影响人们的健康行为，但也不一定[29]，它涉及复杂事件、误解，以及对运气和超自然力的信仰等因素，两者的相关性也有所降低。

　　研究人员以往还提出，基因检测结果可能增加人们的宿命感，不过尚无太多实例，至少在一项关于酗酒的研究中没有证实这一点[9,26]。但基于不同的遗传学观点，这些问题也呈现出不同模式。人们不能将所有的遗传病都混为一谈，疾病所携带的突变位点的外显率、复杂性和可治性都对其有影响。如果人们可以在某种程度上控制风险，则某种疾病的遗传基础可能并不意味着更重的宿命论。

　　这里引入了"遗传风险的作用"概念，类似于"患者作用"（这是一种早期描述，指患者应该为所患的病症承担责任）[30]，但两者有本质区别。遗传风险的作用并不一定意味着疾病表征的存在。此外，患者的作用假设当事人会竭尽所能做到更好。但对遗传突变来说，人们即使可以做一些努力，但程度也相当有限。当个体面临遗传风险时，他们可能因此改变行为，或强调应改变行为，即使这些努力事实上未必奏效。尽管如此，对病因的追寻，至少可以产生一种秩序感，帮助人们更好地应对现状。

如上所述，疾病模式有所不同。基因检测对乳腺癌的预测性就比亨廷顿舞蹈症或α1-抗胰蛋白酶缺乏症都要低。然而，对这三类患者，所有人都试图扼住命运的咽喉，控制这不可捉摸的宿命。总的来说，遗传疾病的诸多类似问题将会逐步浮现。

本书中受访者还揭示了疾病原因是什么、贡献因素有哪些、有何决策等广泛问题。个人通过自己所认识到的明显证据、心理逻辑需求、过往社会及政治观念的组合，寻找疾病原因。与科学家不同，这些病患试图挣脱绝望、追寻希望的情感诉求强烈深沉，这些都将有助于他们做出自己的决定。正如我们将要看到的，这些抉择也将对他们生活的其他方面产生重大而深远的影响。

第 5 章

"缘因？"：遗传身份

"有时我以为自己是健康的，其实面对疾病也在劫难逃，"伊莎贝拉（社会工作者）说，"我虽然现在身体健康，但背负诅咒。"

人们尝试认识遗传风险时，不仅纠结他们身处困境的原因，更为人格认同（personal identity）而烦恼。有人会说："基因塑造了我们。"但究竟达到什么程度及如何塑造？我们每个人遗传与非遗传特征的分界线在哪里？怎样划分？几千年来，这些问题一直困扰着哲学家和神学家。那么，大众在日常生活中是如何理解这种冲突呢？

现已发现，其他类型的疾病能改变患者的自我认识[1,2]，但遗传病可能面临更特别的挑战。虽然前文讨论中提及，身份认同是遗传风险评估的一个可能的因素[3,4]，但人们究竟怎样看待遗传风险，对他们的身份认同是否产生影响、如何产生、影响程度多大、过程怎样等许多问题仍然存在。性别、社会阶层、疾病的特定属性都可以对患者如何将慢性疾病如多发性硬化（multiple sclerosis）或是癌症，看作他们生命中的一部分[5]，并重塑自己的身份认同，进而看待自己的人生[6]产生影响。尤其对疾病歧视的看法，可能对人们的自我认识[2]带来深远影响。疾病认同亦会对一个人如何看待药物治疗及是否坚持用药产生影响[7,8,9]，同时也影响其是否参加随访复查并对这些工作进行反馈[10]。治疗过程也会对个人如何看待自己产生影响，如根治性手术①就会改变一个人的私人体貌特征和公开的社会身份[11]。

关于遗传风险信息是否对一个人的"自我意识（self-concept）②"和自我认识[12]（self-view）产生不良影响的研究分成两个阵营。有文献声称可以用量表评估自我概念和"疾病认同[8]（illness identity）"。但研究得到的不同意见揭示出大量问题，包括自我意识究竟由什么构成，对自身遗传风险的理解如何影响自己的身份认同，人们会因此面临什么样的挑战、又要怎么处理。例如，研究发现，无论突变携带者、非携带者还是有潜在患病

---

① 译者注：根治性手术，指为应对肿瘤疾病而做出的外科切除手术，以达到"根治"的效果
② 译者注：自我意识，哲学概念，指一个人对"自我"的看法，即回答了"我是谁？"的问题

高风险的人，其自我意识都受到威胁（如个人的、身体上的、遗传学上的、社会的及家庭上的身份认同）[12]，但我们仍不知道这如何造成。根据某些理论上的推测，遗传身份认同的概念可能是多层次的，并随时间推移反映到个人的不同特征上[13]。

面对这些遗传风险，人们在生活中如何处理身份认同，如何将这些风险与他们对自己的认知整合，等等，仍未可知。作为遗传咨询的基本概念体系，有人提出自我调节论，即患者会主动处理相关信息。基于此，身份认同——对疾病的感受与体验，成为遗传咨询涉及的十四个部分之一[3]。但更广泛的问题是：真正产生这种"认同"的因素是什么，如何产生又为何发生。同样带着对家族遗传风险的认识，人们会衡量自己与新发病亲人的遗传相关性，评价自身易感性，同时影响应对和干预，进而塑造对这一遗传相关性的认识。但与此同时，人们如何把对自身易感性的认识和对身份认同及自我认知整合起来又是一个问题——他们对于疾病易感性的观点如何改变他们的自我认识。患某种慢性病的患者需要重新调整自我意识，协调自己对疾病产生的新旧特征的认识。然而，遗传性疾病可能并不意味着一项"新的"特征，而是"揭露"一个事实（如一个人的遗传风险）——这是一个始终存在的特征，即使以前不知道[14]。或者说，遗传病可能已经表现出症状，由此构成（constitute）或创造（create）全新的体貌特征。

基因标记如何影响种族及民族认同也备受关注。已经确认一些所谓的祖源基因，遗传学身份与公开身份[15]（public identities）也被证明可能不一致。但这些标记的准确意义仍然是模糊的。个体可以拥有多个这样的标记，这些可能与他们对于自己的身份认同不一致[16]。已发现的疾病相关标记远超祖源相关标记。因此，疾病相关的遗传特征可能潜在地为认知个人如何理解其他类型的基因数据，以及将这些信息更广泛地整合到自我认知中提供线索。

因此，研究这些人如何应对遗传身份认同，他们会面临什么样的挑战及这些身份认同是否影响又如何影响他们关于健康相关的决定等问题都非常重要。

整合之困

人们努力处理自我认识的大量挑战。鉴于基因在许多方面塑造了我们，人们面临基因如何塑造、到什么程度、有什么影响的困惑。看待这些问题的方式非常主观，在侧重点、方式和程度上不尽相同。

这些问题在其他疾病上也有体现，但在遗传病上表现得更多，部分原因也许是有人可能携带症状尚未表现的突变。举个例子，乳腺癌不仅是一种能被治疗的疾病，也可能是仅仅停留在基因突变，未来才表现症状的疾病。

受访者的基因型和表现型多种多样，看待这些问题的方式也多种多样。他们的表型上也存在差异（如是否有症状，如果是，轻度还是重度）。尽管情形各不相同，但他们理解与解释这些状况遇到的问题都是相似的。

有种极端的情况是，仅仅有家族遗传史，自身没有携带任何症状或已知的突变，也可以影响一个人的遗传身份认同。苏茜（曾在 HIV 组织工作/有广泛的乳腺癌家族史/没有任何症状/没有基因突变）说："我认为自己现在'有风险'，这个风险是我家里大多数人的死因。这意味着，在没有科学依据的前提下，这个基因就在我们的家族里，所以我应该留意。"总的来说，即使不携带突变，通过家族遗传史得出的风险也可以影响身份认同。

预先分类

在试图掌握基因型和表现型及所涉及的各种异常状况的过程中，人们经常借助社会中已经存在的划分方式。他们在纠结是否用"易患病（predisposed）""病了（sick）""重病（diseased）""健康（healthy）"或"残障（disabled）"划分。如果是其中一种情况，那么这些不同的分类是什么含义。不过，这些已有疾病相关分类通常证明不适用或有问题。以 α1-抗胰蛋白酶缺乏症为例，许多人想知道他们是否确实会患病（disease），而不是简单地被答复这是一种"影响健康的异常状态（condition）①"。不过他们已经开始努力辨析这些术语。一些患者关爱组织②鼓励他们不要给自己贴上"疾病"的标签，因为它可能带来负面含义，但患者往往对这样区分的原因不甚了解。查尔斯（会计/经常出入烟雾缭绕的酒吧）说：

> 我不知道这个定义是什么，但是我总认为"疾病"就如同你出生后才签署的合约，而不是与生俱来。它到底是什么非常重要。疾病有可能是自找的。

基于疾病传播方式、严重性和患者的责任，他尝试厘清可能的区别。相比之下，吉尔伯特对这些状况做出不同区分："这种疾病表现为肺气肿，但具体病因是 α1-抗胰蛋白酶缺乏症。"

---

① 译者注：如慢性病或间歇性疾病
② 译者注：患者关爱组织，指病友结成团体，通过聚会等活动，交流治疗经验与心得，相互鼓励，增强康复信心

其他人觉得他们自己有患病趋势，希望区分其与真正生病的差异。但是，他们所倾向的定义也可能是模糊的，具有不同的生理、临床和病理学意义。本杰明（工程师/曾吸烟）对这个术语提出质疑，因为它不是完全可以预知的，也无法干预。他觉得行为才会影响他的 α1-抗胰蛋白酶缺乏症风险。他说：

> 如果我有高危行为，我才更有可能得这种病。高危行为是指吸烟，喝酒可能也是高危的，因为会导致肝病。其他高危行为可能是在化工厂工作或使用香水。高危行为并不一定意味着"错误"行为。它只会提高你得肺病或肝病的风险。我真希望以前从不吸烟。

他不仅纠结患病体质（predisposition）的涵义，同时为避免绝望而寻求能改变自己命运的某种微弱力量。对 α1-抗胰蛋白酶缺乏症，当他试图区分吸烟等高危因素（他把它称为自找的，因此这"该受谴责"）和职业因素暴露在化工厂环境下（这意味着"无辜"）时，伦理问题也相伴而生。本杰明试图区分"坏"的两重不同含义——精神上的不良品行和身体上的生理伤害。他认为自己有疾病易感体质，但自己在尽可能控制。他还渴求"无辜"的经历，即希望自己从未吸烟——因为关乎健康的原因及其隐含的责任（他因此造成生病，认为自己应负责）。

在某种程度上人们对自己属于"生病"或者"健康"的哪一类看法也不同。例如，尽管有乳腺癌和突变，但几名受访者，包括朗达（护士/目睹母亲死于该病）仍然认为自己健康。她说：

> 我不觉得我是个'患者'，我觉得我很健康。我认识那些自认'我有癌症'的女士。但我从来没有这样想过。我认为自己"没病"，我会去检查，但这绝对不影响我的日常生活。

她暗示对"生病"与"健康"的功能定义，不是基于她是否患病，而是基于她是否感觉日常生活被影响，并涉及身份认同。

患病风险的时间不确定性和医学不确定性也促使人们自行探寻其他术语和分类方式解释。特定疾病的各种特征会影响这些划分。因此，携带 α1-抗胰蛋白酶缺乏症突变的人可能认为自己介于患病到健康的中间状态——认为 α1-抗胰蛋白酶缺乏症更像一种慢性病。伊冯娜（因 α1-抗胰蛋白酶缺乏症做了肺移植/现在想移居南方）认为自己处于病中，且仍然"易受伤害"，但情况有改善。"我觉得自己病了，"她说，"现在感觉稍好一些，但明天可能就不行……如果有器官排斥，没来得及解决，你就完了。"她承认只顾当下是危险和短视的。在这里的讨论中,她也从第一人称"我"切换到更宽泛的第二人称"你",让她自己稍微远离全面威胁。

突变属于"正常"还是"异常"、何时会转换也是一个问题,它们可能隐含道德意味和其他意义。对所谓的复杂性遗传病(如高血压或抑郁症),遗传易感性(genetic predisposition)实际上可能是基因的正常变体。人们也追求新的短语来理解这些模糊不清、形形色色的论述。例如,珍妮弗(学校教师)将自己描述为"健康的 α1-抗胰蛋白酶缺乏症患者(healthy Alpha)"。她说:

> 相对自己的年龄和患病程度,我自认健康。这不太有意义,但这就是我的想法。我们得了一种病,但很多 α1-抗胰蛋白酶缺乏症携带者几乎没有症状。所以症状不一定能界定疾病。

她仍然认为自己属于患者群体,但自己身体健康。一部分原因是她不需要便携式氧气机或做肺移植。因此,这些定义不是简单的非此即彼,而是在渐变之间有微妙不同,有时候会看到人们提出跨越几个类别的观点,而从全局看这些概念其实不同。

然而,整合这些困境所涉及的各种特征给人们内心带来相当大的挑战。如前所述,伊莎贝拉(社会工作者)认为自己现在健康,但以后难逃一劫。她反映随时间推移不确定性依旧存在:

> 我认为自己没病,也不是异类,而是健康的,只是在患病的边缘。得另一种癌症的风险很高……但它不影响我的一切——包括所有身体机能或日常生活——它只是挂在那里。大概有 65% 的概率我另一侧乳房会发病。后来我看到相关研究说概率是 50%。

研究人员对确切概率的争论加剧了她的不确定感。她想通过搜寻科学数据让自己更确定一些,但实际上看到的却是有点玄幻的模糊性——她被"诅咒"了,虽然她不清楚遭受谁的诅咒及如何被诅咒。

相对于认为自己生病的人,某些人认为自己更像"残障人士(disabled)",这表明身体机能(如做什么或能做什么)也会影响身份认同。事实上,遗传性较强的疾病对身份认同的影响力比不上有特定功能障碍的疾病的影响力。"'残疾'是观察它的好方法,"吉姆(医生/有亨廷顿舞蹈症)说,"我几乎不能做任何事情,有些时候……我就什么都不想做。"

至今对"残障"的理解也不同。对某些人来说,这只是一种财务问题而不是一种心理认知问题———一种经济状态^①（可以获得残疾福利），无关身份认同，反之亦然。本杰明（工程师/因 α1-抗胰蛋白酶缺乏症没有工作）认为这种分类只不过是官方说辞，脱离现实。"我认为自己没有'伤残'——那完全是个政治游戏，"他说，"我认为我现在仍然可以胜任自己的工作，却不知道自己是否心态良好。"

一个人多大程度上符合"残障"这一类别也随时间推移而变化——甚至每天都变，这取决于如何定义这个术语。毫不意外，许多人很迷惑如何界定这个词，以及如何和何时将它套用在自己身上。芭芭拉（兼职教授/吸烟者/有 α1-抗胰蛋白酶缺乏症）说：

> 我现在认为自己处于一种边缘状态：我能避免变成残疾。但我很累，很烦躁，很多时候都不想做事。人们说："哦，26 日我们一起做一些活动。你有空吗？"嗯，也许有，也许没有。我感染很严重。我的残疾状态比以前好一些，因为我现在服用合适剂量的药物。我的健康有所改善。我想找一份工作。但做事情很难。如果我认识一个新朋友，我也会很谨慎地聊天。

随着时间流逝，疾病变化可能使身份认同复杂化。她认为残疾程度不可预测。她也担心其他人不一定同意自己的评估——因为这可能增加压力。身份认同的问题也可能使人们对他人透露情况时陷入困境。

复发性疾病的治愈会引发另外的问题。以乳腺癌为例，如果多年无症状，患者就可能将自己视为幸存者（survivor）。但他们仍然面临发病的不确定性。即使肿瘤完全摘除，癌症也仍然可以复发。即使不再处于急性期，身份认同的困境依旧——认定自己多大程度上属于患者，以及相应要做什么或不做什么。尽管大众媒体和许多疾病关爱组织通常使用"癌症幸存者（cancer survivor）"一词，许多人对这个术语仍感到不舒服，因为它表明了一种固有的不稳定状态。米尔德丽德（金融业者）说尽管她有乳腺癌并且做了预防性切除术：

> 我认为自己不是乳腺癌幸存者，"我是一个幸存者，让我自豪地戴上我的帽子和别针吧。"这个说法或许本身没有任何错误。我接听热线。我不是在进行一场马拉松，而是在与癌症赛跑——对

---

① 译者注：因失业而可以获得美国政府的经济补贴

通常的癌症研究来说，不仅仅是乳腺癌。我认为自己不是一个"乳腺癌基因阳性的人"，我总说自己是"乳腺癌基因（*BRCA1*）携带者。"我会说我外向、积极、乐于与人相处、敏感。但我不把自己称为"癌症幸存者"。

　　某种程度上这样做很痛苦。她提出其他几种有些矛盾的方式来描述自己。她更喜欢"携带者"这个词，因为它表明这不是那么明确的疾病，也许与"癌症幸存者"或"乳腺癌基因阳性者"（gene-positive person）相比不那么令人难堪。她还说自己可以在乳腺癌社群中参与多项活动，所有这些活动（如我们将在后面看到的）可以反映和塑造一个人的自我意识。然而至今，她也没有向男朋友或兄弟透漏自己的基因突变。

　　由于心理后遗症（psychological sequelae）和未来事件（不论是否与疾病有关）的不可预测性，很难确定自己疾病和生命的长期状况，人们仍不清楚疾病是否重现，以及各种非特异性症状是否复发。疾病什么时候"结束"的问题部分取决于疾病的定义及如何认定疾病的最终发展结果。早期阶段，为涉及不确定预期提供准确和适当的说明，描述语言本身很贫乏。目前这些暂时性的问题（某些现象是否构成一个状态或特征）也演变成个人对自我的探寻。卡伦（律师/有乳腺癌/未做基因检测）说：

> 　　我认为自己是"幸存者"，但我讨厌这个词。这表明有些事情已成定局，对我来说，一切并没有。我偶尔用这个词，因为我没有找到更好的一个表述。当我谈论它时，我有时说"我有乳腺癌（I had breast cancer）"，有时说"我曾经有乳腺癌（I've had breast cancer）"，或者用其他不同的词指代这事。如果我不得不填一份表，那么我有五成可能使用这个术语。这一切并不确定，因为这如同小孩子在做决定。医生意见说：我骨质疏松，我要经历停经期。如今我屁股右边不舒服：'这些都有关系吗？'

　　因此，无论一个人是已经生病的、健康的、幸存者（突变携带者），还是其他还不明确的情况，家族遗传风险的可能类似于在倒计时的定时炸弹，持续存在，每时每刻。

部分整体

　　人们不仅在描述自己时必须决定使用什么术语，而且还需要决定描述到什么程度。遗传风险可以决定一个人特征的小部分或是大部分，但一般不是全部。人们后来会努力衡量这种特征的实际表现程度。相对数量、范围及自己身体这部分与那部分之间的关系会广泛发生变化，随着时间推移同样如此。

有些人认为疾病或突变的存在对身份认同影响轻微。其中一些人认为自己有风险，但并不影响其核心认同。"我还是我。"薇拉（因亚裔身份而做了基因检测）说到"我有乳腺癌。我打败它。我仍可能再得病。不过如果再得病，我还会搞定它。"尽管罹患的乳腺癌存在复发可能，但成功的治疗可以缓和疾病对她生命的影响。她的事业看起来蒸蒸日上，不希望被这种疾病干扰。如前所述，她也难以应付不确定性。

然而，更常见的是这些遗传风险对人们的自我认识有重要影响。"基因决定了我是什么样子，"邦妮（销售员/母亲和妹妹患乳腺癌）叹了口气。没有基因，就没有她。没做基因检测的她更容易接受基因在她生命中的作用，同时对这个概念没有宿命感。极端的例子是，α1-抗胰蛋白酶缺乏症患者甚至自称"阿尔法人（Alphas）[①]"。

但她和其他人仍然试图限制基因对生活的影响。对没有症状或突变的人，这种约束较宽松。邦妮继续说：

> 我不想只是被当作'我是一个有癌症的人'，因为这只是对我某一方面的描述。对于一个人来说有更多的描述，不仅仅是一个癌症幸存者，或与患癌症有关的人。

没有症状显现或没有检测到突变使她在生活中不看重遗传学的效应。但是，这些受访者如何看待遗传风险并不相同——对存在的风险认识多少——与他们身体其他部分有什么关系。许多人认为这是身体的一部分。"这只是我身体的一部分，"艾琳（护士/研究宗教/有严重的乳腺癌家族史/没有症状/没有做基因检测）谈及这种疾病风险时说："我是多面的。"

其他人对这种比例量化得更精确，量化的程度和大小不同。即使亨廷顿舞蹈症，尽管它似乎对一个人身体的影响是全面性的，也可以被简单看作人体组成的一部分。罗杰（驾车冲出道路后做了亨廷顿舞蹈症基因检测）解释说：

> 我有一与亨廷顿舞蹈症相关的遗传因子，但这不是我的全部——只是我的一部分。我有150个特征。这是其中之一。所以，我可以很好地处理它。我有强迫症，我很有趣，善良，爱洗手，

---

① 译者注：Alphas 是英文 α1-抗胰蛋白酶缺乏症的缩写

我是守财奴,爱纠结(我总爱反复确认)。

他想要自己把诊断量化为 150 个指标。然而事实上,他提到的许多其他特征——如他的强迫性——可能也是亨廷顿舞蹈症的表现。

其他人还试图评估和描述他们接受的程度,正视还是拒绝这种风险。金(32 岁/南亚裔/医生/家人有乳腺癌/没有症状/未进行基因检测)并不"十分"担心自己的患病风险——这体现了一种目标相关性:一个人会花费多少时间考虑这些事情。

怪胎? 消极积极

人们不仅需要决定是否及在何种程度上把身体状况纳入自我认识,还要决定如何去做——依据什么样的伦理观念(从正面到负面)。他们经常试图衡量这个遗传特征是否及多大程度上是负面或中立的。有些人认为自己是"突变体""进化错误""自然错误"或"怪胎",他们觉得自己有一个"坏的基因(bad gene)"或"缺陷(flaw)",想要深入了解,摸索适当的术语描述。突变可以被认为是被污染过的,这可能阻碍一个人形成或接受遗传身份认同。本杰明(工程师/曾吸烟/有 α1-抗胰蛋白酶缺乏症)说:

> 我有一些问题:我有这个坏的基因。我不知道如何解释。你只是觉得你没有携带这个基因……我不想说你不是完美的,但是……你的基因组中有"可识别的缺陷"。你想到的第一件事是:我有缺陷,我是肮脏的。我有这种奇怪的疾病,有这个错乱的基因。

劳拉(平面设计师/环保主义者/没有乳腺癌症状/有严重的乳腺癌家族遗传史)寻求用打比方的办法理解这一基因概念,不过没有把握:

> 我的问题甚至不是生理层面的……用建筑设计来打比方,我身体的蓝图不正常。用计算机来比喻我的身体功能,中央处理器无法正常工作。总有地方随时出错。这就像我只用一条腿走路。我不能像大多数人那样可以自控。

她使用不同学科的比喻:建筑(蓝图),信息技术(计算机),医学(生理缺陷)和政治(相互制衡)。她和其他人摸索用具体机制理解和阐释遗传问题。

许多人试图排斥潜在的负面内涵。本杰明(工程师)引用了进化论,表示他不介意作为一个"突变体",因为科学上突变是普遍存在的,因此这是正常现象。他说：

> 我不称它为'疾病'，因为对我而言这会更糟。这是一个遗传病，一个突变。我对'突变'这个词不太担心。很多人很担心，但是我没有。我相信进化：我们都是突变体。突变是生命进化的方式。

他认为自己就是这种遗传误差存在的例证。他受过科学训练，比大多数人更能接受这种疾病的严酷现实，尽管有时候也彷徨，但会尝试理解。他在这样一个事实上努力平衡，即从流行病学角度来说，他属于人群中较少诊断为有致命疾病的人，这种疾病的致病突变已得到鉴定。尽管还有其他人的病情更重，他面临的遗传问题比大多数人更严峻。因为自己症状比较轻微，他觉得自己还算很幸运：

> 他们声称每个人都有某种突变，但这是胡扯。有个科学家说，平均每人都有四五个基因缺陷，最终可能会杀死他们。但这并不真正意味着每个人都实际携带这些突变。

涉及因素

多个因素可以明确影响这些观点——例如，科学教育和遗传状态，个人描述自己的不同方式及其程度。罗伯塔（非裔美国人/前护理学生/有乳腺癌/未做基因检测/将她家族的癌症归咎于路易斯安那州的水污染）这样描述她的身份："我是谁？一个祖母，一个女人，一个母亲，或是一个普通人。我很聪明，因为我总在寻找新的信息。这基本上可以说明我是谁。"

她同时认为她的疾病不仅仅反映了个人的医疗问题，也反映了一种社会问题，她的乳腺癌归因于环境——如工业污染。她没做基因检测，有助于减少疾病对她自我认识的影响，这反过来也使她更不愿接受基因检测。此外，与亨廷顿舞蹈症或α1-抗胰蛋白酶缺乏症相比，乳腺癌突变对患病的预测性较低，为哪个基因（相对其他因素）对患者病情和身份认同影响更大留下更多研究空间。

通常受疾病影响的群体成员，突变可以增强他先前的社会认同。例如，那些有乳腺癌症状或携带基因突变的人可能会将疾病归因于女性身份。"有了这个基因让我感觉更女人，"劳拉说，"女性必须处理特殊的事情，拥有这种生物钟、月经期、更年期。这不是一个自怜的事情，而是一个女性的东西。"

过往曾受伤的个人经历也会有影响。尤其是有些人过去遭受精神创伤（如精神疾病），现在认为自己是负面的"突变体"，也许会这样。劳拉（有乳腺癌基因突变/有抑郁症/有自杀倾向）这样看待自己，"我 14 岁时，自杀过一次，"她说，"有时我想知道我是否该被生下来。如果我不在这里，那就没有任何区别了。"她现在知道她有一个遗传突变，这更加证明她的感觉，即有一些本质上的错误出现在她身上。

治疗和改善症状可以让人接纳疾病，尤其是改变对慢性疾病的态度。本杰明（工程师/前吸烟者）谈到他的 α1-抗胰蛋白酶缺乏症时说："能帮我改变的就是带着它生活下去。我没有过这种一瞬间的顿悟。"然而即使存在有效治疗手段，对疾病的认识也仍然模糊。α1-抗胰蛋白酶缺乏症的问题是尽管做了肺移植，但患者仍被疾病所困。伊冯娜（进行过肺移植）说："我仍然有 α1-抗胰蛋白酶缺乏症。"因此她想搬到南方生活来恢复健康。

症状在特定器官或身体部位出现也可能影响患者的自我认识。患者可能试图把疾病限制在身体的一个特定部位，将疾病看作只涉及身体某一部分。多萝西（电视制片人/等待肺移植时携带金属氧气瓶）说："如果我没有这两叶病肺，我会认为自己是健康的。"

身份认同也可能取决于当时的状态，其他人也可以赞同或质疑个人的自我认识。有时自己和其他人对于自己认识的看法可能一致。贝蒂（设计师/携带制氧机）说她的 α1-抗胰蛋白酶缺乏症：

> 这是否是我的一重身份取决于我所在的人群。当我和 α1-抗胰蛋白酶缺乏症病友一起时："我是你们中的一员。"这个病是我身体的一部分，是对我的一种描述，就像棕色头发，或是体型，或任何其他对我的描述一样。但这并不是全部焦点。

社会环境不同，疾病会是身份认同的一部分，但不是全部。不过，外界可能认为一个人有病，但是患者自己不这么认为。患者可能接受或拒绝别人眼中的病患身份。因此，进入和退出患病的身份都可能受到质疑，同时也会被议论。

一个人从基因角度定义自己的身份，也取决于时间因素，即只有当遗传问题出现的时候他们才这样做。哈丽雅特（非裔美国人/教师/接受过乳腺癌基因检测但没有结论/无症状）说："就我的身份而言，我只是说家族中有遗传史。但并不是时刻都提它——只有我们讨论的时候，才提到它。"她从家族角度描述自己的身份，而不是仅仅基于个人（因为家族中曾有这种疾病）。

然而随着时间推移，参与社群讨论和个人身份认同可以相互影响。卡伦（女同性恋/律师）谈起她的乳腺癌说：

在这个小组里，我们谈论这些：一旦你被诊断，你就会突破一条线，一旦你有转移性癌①（metastatic disease），你就再突破一条线。我正努力接受它——而不是徒劳地争取退回到另一边。

部分因为这个原因，她决定不做基因检测。然而，看到自己有风险或有病，首先可能影响是否参与及何种程度上参与患者组织。同样，一个人对风险的接受度，相较于最小化或否认个人的风险，都可能对个人乐意接受或抵制检测与治疗产生影响。

可能结果

如前所述，身份认同可以影响告知决策、基因检测、疾病治疗和应对。例如，个人对他们的遗传身份的感受会决定他们是否向别人透露，何时透露及透露多少。"我要告诉人们我有遗传病吗？"芭芭拉（兼职教授/想知道她的α1-抗胰蛋白酶缺乏症相关信息）说，"我该去面试吗？我要告诉他们我有病吗？他们会雇用残障人士还是健全人士？尽管他们雇用残疾人会获得补贴。"

一个人是否被专门问及、被谁问及都可以影响个人如何展现和看待自己。遗传风险或疾病可以影响个体的社会认同。"我有疾病风险，"金（南亚裔/医生）说。"但如果外面有人说，'跟我说说你的事'，这就不是我心里想要的。"她没有症状、也没做过检测，遗传风险可能比那些有症状、治疗中或有突变的患者更低。这些人更愿意把自己的公开身份和私人形象区分开。

小结

这些人面临把遗传信息融入生活并形成个人身份认同的挑战。他们并不直接与这些问题纠缠，但普遍涉及遗传学和疾病状态分类的主观解释和选择。他们大都以不同的方式寻求并界定这些分类和术语。

其他疾病也会涉及个人身份认同，但遗传学引起的问题很特殊。很多方面，基因决定了自我，并可以塑造一个人的未来。然而，人们在衡量预测能力范围时会遇到挑战——理解处于患病风险中或携带突变的意义，尤其是对于还没有症状的大众。身份认同问题反过来又在挑战如何应对——对拥有可能有害的基因，如何克服宿命论和绝望感。

认为自己特殊的患病风险或病情不符合现有的社会分类（如"倾向""病态"或"健康"）的人，会尝试了解自身遗传状态，并决定是否可用任

①　译者注：指癌细胞转移扩散到身体其他部位

何已有的标签匹配，如果是，怎样做，要做到什么程度。他们依赖自己先前的自我认识，想强行把遗传状态套入后来的生活，追求记述起来前后连贯。他们是否做到和如何做到这一点取决于多项因素。

虽然"病人角色（sick role）"涉及某些特定权利和义务（如需要尽一切可能改善疾病）[17]，但遗传学解读对早期症状仍可能具有特殊挑战。解释尚未产生症状或已经治疗但会复发的突变将很麻烦。

有遗传风险但无症状的那一类人问题比较特殊。携带疾病的身份认同看似基于客观数据，但实际差异很大，不仅涉及症状，还包括基因型、表现型及检测状态等一系列因素。与其他疾病相比，主观身份认同所依据的遗传客观事实其实更灵活多样。因此，虽然大卫·阿姆斯特朗（David Armstrong）[14]提出，遗传身份认同涉及多个方面，但人们在此强调了许多其他复杂因素——不同的过程和因素，随着时间推移个人以不同的方式解释他们身上的一系列基因型和表现型并对这些解释加以应用。人们对于遗传标记的关注点不同，关注方式也不同，这就好比他们认为自己是或不是"突变体（mutant）"一样。这些人强调遗传认同和疾病认同的概念是多方面的，高度复杂的。

这些人如何将遗传信息纳入他们的身份认同中，会影响检测、治疗和向家人及他人透露的决定。然而遗传身份认同的意义几乎没有受到重视。例如，由于具有特定的遗传标记，人们对自己的消极看法多么频繁，有这样想法的人不会把检测结果透露给那些有风险并转而接受检测的家人的可能性多大，目前仍不清楚。

这些疾病之间有相近之处，但也存在差异。总体而言，不同疾病挑战的相似大于差异。然而，许多有乳腺癌家族史但没做过基因检测或没有表现出症状的人常常把这种描述当作自己身份认同的一部分，而亨廷顿舞蹈症或α1-抗胰蛋白酶缺乏症患者（无症状或突变）则不这么做。后两种疾病更加外显，且亨廷顿舞蹈症致命又无药可救。

这些发现也对其他基因检测未来可能的使用产生影响，如可能为祖源和性状相关标记检测指明重要方向。人们可能同样以各种方式，参考过往的个人经历和文化习俗解读这些遗传信息。人们对重要信息的关注可能存在很大差异，他们如何做、到什么程度，反映了遗传因素相比其他因素对个人影响更加不确定。关注哪些客观要素的决定本身就很主观。遗传信息可能打破先前的认识，这部分取决于认识的程度及所感知到的外显率，以及遗传标记的预测性、致死率和严重性。这些受访者也暗示了遗传学涉及的复杂性如何悄悄成型——并受我们自己最深层的意识所影响。

第 6 章

"闪电不会两次击中同一地点"：对遗传学的神化与误解

"我总以为因为我长得像妈妈，所以我得这种病的风险更高，"罗杰（出现驾驶事故后查出自己有亨廷顿舞蹈症基因突变）说。人们对遗传学误解颇深——如把与突变相关的基因及与生理或心理性状相关的基因关联起来，又比如说，人们认为下一代会从父母中的某一方多继承一些遗传物质而不是从双亲均等地继承 DNA。认识和运用遗传学时，这些人努力理解其中包含的科学原理，但他们通常会遇到困难。他们对遗传学的许多误解同时也影响其他方面的判断。出现误解的部分原因可能是遗传学刚刚兴起。当科学家不断为了寻找研究基金、私营公司尝试推广基因检测的时候，大众经常被过度承诺——尽管，大众本身也渴望了解攸关他们未来的信息。

总之，患者、医生和公众对遗传学的认识相当局限[1,2,3,4]，而我们对相关内容及误解影响的研究很少。

大多数人并不了解遗传学的基本概念——例如，人类拥有 46 条染色体[3]，基因事实上位于个体每一个细胞的染色体内[3,5,6]；许多人认为基因突变不好[7]；某些人群相信父亲提供的遗传物质多于母亲[8]；孩子如果生理上与携带疾病突变的父亲或母亲更相近，那么他更有可能遗传那一方的突变[9]。患者也会错误理解统计数据——他们难以准确量化分析风险，常趋向于高估风险[10]。

患者常通过自己和家人的治疗经历形成对患病风险的认识。高估患癌的可能性[4]则可能对健康造成不利影响，导致对癌症不恰当的预防和监控[10,11]。有人应用一些模型解释人们如何在主观上看待疾病的本质和起因，以及如何主观判断自己患家族性疾病的风险[2]。对常见慢性家族性疾病，如糖尿病和心脏病，如果亲人刚刚确诊，人们常会比较自己和亲属的异同，从而调整自身对疾病的应对和干预。

然而，对部分可使用市面上的基因检测做检查的疾病，那些有患病风险的人本身如何看待患病的风险及其遗传学本质也是尚待研究的普遍性问题。人们对基因和统计数据会产生什么样的误解，这些误解怎样与健康决策相互影响依旧不明晰。问题还包括，患者做完遗传咨询后会产生什么误解又为何产生这样的误解。尽管不是对疾病的所有认识都是错误的，但还有不少人对何时发病、为何发病及有什么影响感到疑惑。

误解检测

人们总是对基因检测有各种误解，这源于形形色色的传言，这些传言反过来产生极其严重的影响。

许多人误把基因检测和其他临床上现存的检测等同看待——对基因检测的确定性和预测性的看法脱离现实。"我姐妹认为如果她做了基因检测，就能知道她将来是否会得乳腺癌，"卡伦（律师/患乳腺癌/有家族史/没有做过基因检测）说，"她的妇科医生也鼓励她去做检测。"

所以说医生可能增加患者对基因检测预测能力的信任。通常，患者都想当然地认为如果医生积极建议他们去做某项检查，那么这项检查就有价值——事实上医生觉得检查重要仅是因为它有预测性。这种误解相当普遍，特别是在患者接受遗传咨询之前。大众可能自知对基因检测的了解有限，却并没有寻根究底，终而引发认识上的矛盾乃至焦虑。正如卡伦所补充：

> 人们通常认为基因检测可以准确告诉自己将来是否得病，却不知道其实检测只是得到了一个信息："你可能有较高风险会患病，但并不意味着将来一定会患病。"在理性角度上，我理解这个概念，但在情感上我很难把握。我一方面担心什么时候他们（科学家）会发现如果你有这个基因你就会得乳腺癌或卵巢癌，另一方面心底仿佛有个胆小鬼（nervous nelly）说"某天那些风险数字会全都不一样。"

身为受过良好教育的律师，她知道科学共识日新月异。但感性通常会战胜理性。人们希望舒缓因不确定因素造成的紧张感，更希望得到绝对肯定的答案，尽管绝对肯定的答案可能并不存在。

误认为病因简单且唯一的观念折射出民众在复杂的世界中普遍存在对确定性的广泛信仰与渴求。民间传言、遗传学发现的媒体报道、医疗保健工作者或明或暗的态度无不频频强化人们对基因预测能力的信任度，而这些都可能促使患者做基因检测。

很多人认为确认某一基因意味着相应治疗方法已存在或将迅速问世——误以为如同那些常规临床检测一样，疾病的预防和治疗唾手可及。然而尽管可用的基因检测越来越多，但相比于长期建立的临床评估手段，基因检测的临床用途仍然相当有限。弗朗辛（失业/HIV 携带者/没有乳腺癌症状/未做基因检测/看到母亲有乳腺癌）说：

> 我对基因检测不太了解，但如果你说我命中注定要遭遇什么，至少要让我知道，这样我才能为我自己和孩子早做打算。这样，我就能把消息告诉别人。我希望现在就可以知道，我接下来会面对什么，而不是让它突然就在我面前冒出来。如果我可以提前知道，有些事情就可以妥善处理——我不敢说我能预防，但至少可以提早治疗。

她认为基因检测可以预言命运。这种想法部分源于有人认为基因揭示了病理学及病因，而不是概率或未知因素。人们通常认为绝大多数情况下科技都有办法提供治疗。戴安娜（没有乳腺癌基因突变/意外做了乳房切除术）说：

> 基因检测使人们更有可能发现更多自己的 DNA 信息。可以肯定，科学研究可以带来某种全面彻底的治疗方法，也许还能改变基因。也许有朝一日，我们可以战胜死亡。

身为教师，她始终对科学进步满怀希望，即使她刚经历了一场手术。

许多人看事情只从自己利益出发——抛开其实际的好处——来判断其有利性。如前所述，他们"对诊断的误解"类似于"对治疗的误解"[12]。患者常以为自己将受益于科研计划的治疗方案，即使在随机性临床研究中实际得到的可能只是安慰剂[13]。

媒体宣传也在推波助澜，让行为遗传学（behavioral genetics）能明确解释特定复杂行为的说法广为流传。卡尔很困惑，不知道亨廷顿舞蹈症突变是否与父亲的性侵行为有关：

> 你会听到很多关于毒瘾、酗酒和"同性恋基因"的传言。我妻子的工作与科学家打交道，他们知道发生了什么，但这只是少数派。

那些在高中或大学学过基础生物学的人可能对遗传学概念了解多一些，对各种说法也更谨慎。但这些传言部分反映出普遍的风俗信仰。

误解原理

基因对大部分人太抽象，所涉及的统计概率知识与人们的生活经历相差甚远。一些人对遗传机制及显性与隐性的概念一知半解。"我不清楚，"威尔玛（和妈妈一样都有乳腺癌/双相情感障碍/没有做过基因检测）说，"只是基因这么简单吗？你一旦拥有这个基因就会得这种病，而不是出于一个更重要的原因？我不明白基因怎么让我们生病。"

可见，大众尤其是未做过遗传咨询的人对遗传学的了解多么贫乏。许多人理解前文提到的孟德尔遗传定律这一基本概念都有困难。举个例子，对于α1-抗胰蛋白酶缺乏症，许多纯合子的患者并不知道他们的后代至少是杂合子。多萝西（前电视制片人/正在等待肺移植）说：

> α1-抗胰蛋白酶缺乏症患者甚至不理解为什么子女将是携带者，这很普遍。他们说：我想给孩子做基因检测。这当然会测出来孩子是携带者。其实，他们本可以用测配偶的基因代替测孩子的。不需要让孩子做检测，给孩子的医疗档案留下记录。

她还强调了人们对基因检测的误解如何使基因检测招来不必要的歧视、困惑和压力。

一并遗传

受过科学训练的人们常以为，如果他或她的身体特征更像双亲中患病的那一方，那么他更有可能从那一方遗传致病突变。有些人认为因为他们性格与某个患病的家族成员相像就可能也携带突变。就如玛丽（家庭主妇/有亨廷顿舞蹈症基因突变）说"我和我的母亲如同一个豌豆荚里出来的两颗豌豆。"

其他人则对此有异议，从对家人长时间观察出发他们的答案可能相互不一致。许多人努力说明这些相似性与差异性。举个例子，奥利弗（尽管携带亨廷顿舞蹈症基因突变但持续攻读博士学位）认为他与有病的父亲和叔叔长得很像：

> 作为男性，我毫无疑问从生理上比我的姐妹更像我的父亲与叔伯。但我经常想一件事情，我的姐姐有很多的不同点。她身上有她自己的特征，很多和我不一样。

他的记忆很可能受到他最近做基因检测的影响，但这给了他安慰，为他的生活提供了一种时空和叙述上的连贯感。相反，有些人觉得他们会躲过基因突变，因为和兄弟姐妹相比从外貌上看他们不太像患病的双亲。这些认识都使他们与患病的父母挚爱产生确定性①和亲近感。

这种认为疾病基因伴随其他生理特征一起遗传的想法在三种疾病中都有，部分体现了文化习俗的广泛影响。这些看法都表明对行为遗传学和相貌的一种观念，即认为子女会与父母中的某一方或家族某一支②更相像。吉尔伯特（工厂工人）谈及他的α1-抗胰蛋白酶缺乏症时说：

> 大儿子一看就是她妈妈的儿子，我总觉得他长得更像他妈。
> 而小儿子更像我。显然他们的体貌特征和疾病要么与我前妻的遗
> 传有关，要么与我的遗传有关。

这种认为行为和生理特征会伴随疾病一起遗传的观点根深蒂固，形成对自己或他人将来检测结果的心理预期，即使可能与实际证据和所受教育背道而驰。萨拉（程序员/未患乳腺癌/没有乳腺癌突变基因）说：

> 我姐妹查出乳腺癌阳性基因时，我猜测我也可能是阳性的。
> 我知道这毫无逻辑，但我估计我可能也从父母一方遗传一个好的、
> 完全健康的基因。我记得高中生物学里有讲到基因与遗传的概率。
> 但我对仍然可以幸运地遗传好基因印象深刻。

其实她更希望获得突变基因，因为她觉得这个与智力有关。

毋庸置疑，民间观念和个人观察通常源于浅显的常识，而不是对遗传机制的理性认识。如同我们将要看到的，尽管违背事实和理性，这些观念依旧盛行，部分原因是面对模糊和焦虑他们需要一种确定性。这种误解的存在说明了这一现象的严重性，也表明临床医生面临的挑战——解释并纠正这些错误观点。

希望获取确定性的解释、战胜随机性的混沌，导致一些人通过搜寻祖先的历史和图片追索疾病的源头。琳达（艺术老师）发现她携带亨廷顿舞蹈症突变基因前，说："坐下来翻看这一整箱老旧的家族黑白照片，我尝试追寻这个疾病在家族中的遗传踪迹——就像'从她开始就有了这个突变。'"她发现其他家族亲属之间非常明确的联系，让她在一定程度上不再

---

① 译者注：指更加确定自己与父母的亲生血缘关系
② 译者注：即父方或母方，如爷爷奶奶一方，或外公外婆一方

那么孤独。

人们努力接受的这些观念可能并不符合逻辑。有人可能意识到他们的假设有点荒谬，仍坚持己见，并寻找证据证明不存在突变。艾伯特（警察/为了下一代做生育决定自己做了亨廷顿舞蹈症基因检测）评论说："我看起来更像我父亲那一边。不过我觉得有点傻，我认为我长得像谁对我真没什么影响，但我还是希望得到最理想的检测结果。"

同时，尝试在承认遗传风险与追求希望间平衡，使人们相信遗传疾病能够跳过家族中某一代。

承继更多

人们对遗传机制的认识常常有很多自以为是的想法。前面提到的萨拉还有许多其他人，都把基因想象成药片，人们从父母双方分别继承了不同"剂量"的基因。比尔（销售员）因为他非常像父亲而认为他会像父亲一样得亨廷顿舞蹈症，他把从父亲那里遗传的生物物质更多理解为"细胞"。他说："我一定是从我父亲那继承了大量的性状、细胞，或者其他一些我不知道的东西。所以我觉得如果他得了这个病，而我长得像他，那我也有很大可能得同样的病。"

社会盛行的看法对此推波助澜，认为子女相对会从父母中的某一方继承更多的遗传材料。外人通常会说孩子与父母的某一方更像，这使父母基因的遗传是不均等的观点更加深入人心，就像比尔补充的那样：

> 你长大后，你开始听到，"你真像我小时候那样！"所以你也会认为：如果自己外表更像父亲或母亲，那我很有可能从他或她遗传更多的东西。在高中，遗传的意思是：'父母一起把他们有的传承给子女。他们有什么，你就有什么。'所以如果你长得像你父亲，那么很有可能，他有绿眼珠你就有绿眼珠。我父亲有大门牙，我也有大门牙。我父亲手很大，我的手也很大。他擅长短跑，我短跑也很棒。现在，听到我父亲得了这个病，并且是一个遗传病，所以"我也会得病，因为我获得的父亲的细胞比母亲的多。"

身为律师，他接受过良好的教育并引用了高中学过的生物学，反证出这些误解影响之深。这些观念与我们对一系列复杂行为的看法相互作用——如竞技运动，从它的某些方面看来个体素质上的差异性也略微牵涉到遗传差异。

为了解遗传学的本质、意义与内涵，很多人寻求各种类比，不过这些都捉摸不透。人们在理解染色体的时候颇费周章，通过建筑、计算机、武器来类比，尽管其间细节可能模糊。

鬼神之力

前面提到，这些人很多相信玄学，认为意志力可以超越生理，主宰遗传病的"命运"——换言之，相信积极心态可以治疗疾病。尽管许多人都意识到这种概念缺乏清晰的科学依据，但他们仍然相信。

这些人求助神灵是祈望家族成员不再携带突变。乔伊斯（水疗会所员工/将其乳腺癌归咎为城市生活压力/没有乳腺癌基因突变/有严重的家族史）说："愿我的兄弟姐妹不再得病——因为他们是我的兄弟姐妹，我不希望他们也跟我一样。"

同样，还有种看法是家长不会轻易把基因突变传给孩子，好像这可以自主选择似的——或者人们有能力从家族中去除某一突变——人们似乎能够掌控基因。亨廷顿舞蹈症的梦魇让琳达（艺术老师）不堪重负，她感觉父亲真是把这个突变从家族中消除了。她没有突变，所以她相信父亲有意、坚定、英勇地"接过这个任务"消灭了突变。认为家长承担传递某一突变的责任也反映了对遗传学的误解：

> 我确实真真切切感受到父亲来消灭它——终结了这一令人厌恶、可怕的事情，所以我和姐妹以后都会好的。他自己有这个病，为我们消灭了它。我也在想如果有人得这个病，那很有可能是我的妹妹。我父亲葬礼后三天，她拿到检测结果。她坐在车里，就在我面前。我握住她的手，想着，"让它离开吧，让我来带上这个病，这样你就不会得病了。"父亲是我一生最坚强的支撑。我真希望他打算不曾让这样糟糕的事情（指琳达是携带者）发生在我身上。

即使接受基因检测和遗传咨询，人们仍有可能坚信这些误解。就像我们在病因分析中看到的那样，人们总是积极寻找证据来证明这种先入为主的观点。

误解统计

人们不仅对遗传学有误解，对统计学也存在错误认知。例如，人们总是无法理解百分比和比例的不同。本杰明（工程师）谈到α1-抗胰蛋白酶缺乏症时说：

> 许多人不理解算术与概率。如果我说"你的配偶有3%的可能是携带者，"他们会说："好吧，那请告诉我确切数据。"所以我又说："每35个人有1个会是携带者。"我尝试以简单的方式解释。他们不理解百分比。而我经常和数字打交道，所以我能很好理解。

他的专业背景与心理学知识及认知能力起了作用，让他可以分辨不同。

解释风险的绝对性与相对性时也存在误解。某个基因检测结果将千分之一的风险放大三倍到千分之三，然而事实上这个概率仍然相当低。人们可能只接受这些数据中的片面信息，而不是完整理解。贝亚特丽丝（拉美裔/数学老师/患乳腺癌/没有基因突变）认识到其他患者通常怎样对这两项内容产生疑问的：

> 有些人说如果我吃"他莫昔芬"（tamoxifen），我得子宫癌的概率将翻倍，非常可怕。但我又说："好吧，如果不吃，患病的概率是多少呢？"他们说："万分之一。"我说："那意味着吃药会变成万分之二？"我跟他们说没关系，给我吃吧。人们通常不理会数字，而如果不理解或不质疑，那将变得很吓人。

因此，人们需要了解绝对风险和相对风险。然而临床医生都可能做不到，还可能片面使用统计数据，或者用得很差劲。由于她受过较深层的数学教育，贝亚特丽丝知道询问那个实际上很小的绝对风险。然而即便不是所有人一无所知，大部分人也都一知半解。

贝亚特丽丝想知道没怎么受过教育的患者如何处理全部的信息。她认为接受过研究生教育的她可以做出知情同意决定，但她担心别人无法准确判断。她补充说：

> 等候室里的人来自社会各个经济阶层。其中有些人怎么处理信息呢？如何向他们展示？大量信息一涌而来，你需要尝试判断哪些对你有用。

独立抛硬币

对遗传学和统计数据的误解通常同时出现。很多即使受过良好教育的人都会以为，兄弟姐妹疾病易感性的概率不是独立的而是相关的，还有人认为如果两个人有亨廷顿舞蹈症遗传风险，当一人已查出携带该突变，那么另一个将不会携带突变。

尤其许多有亨廷顿舞蹈症风险的人认为，二选一的情况下每个个体携带突变的概率都是独立事件的事实违反常识。这部分因为内心对普世公平的渴望和信仰。不少人认为冥冥中自有天意（"你无法两次逃脱命运的安排"）。约翰（当了解到家族中有亨廷顿舞蹈症史后放弃研究生学业）说，在他知道自己没有突变之前，他兄弟先做的基因检测结果是阴性，这让他很惊恐：

> 无缘无故地，我总认为我们不可能都逃过一劫。我知道这是不相干的事情，他检测得到的阴性结果完全不影响我的检测结果。但感性角度我可不这么认为。

约翰坚持这一观点有一段时间了，尽管他知道这毫无逻辑。

这些误解能够影响后续对疾病的应对，并影响对受检者本人和他人检测结果的反应。在知道他哥哥未携带该基因后，他补充说：

> 我非常震惊。我没办法再和他说下去。我挂断电话，然后哭了。我想我一定是带上这个突变了。我知道这是不理性的。几天后我告诉他，我并不能跟你一块儿庆祝这件事，我很抱歉。这的确是一个好消息。但我不能理性地面对。我没办法和你分享这一愉快的消息了。

约翰最后得知事实上他也没有携带这个突变。

遗传咨询能够帮助改变这些观念，但许多人通过医生或通过商业公司那些直接面向消费者（directed-to-consumer，DTC）的业务做基因检测时，得到的咨询通常微不足道。因此，这种误解使人们在没有咨询的情况下做出检测或其他医疗决定。人们很可能过后才意识到错误，但可能为时已晚。就像约翰补充的：

> 我的患者小组有位女士，她有个姐妹。她一直坚信姐妹携带致病基因，因为这位女士认为她的姐妹确实很像她们的父亲。然而她姐妹做完基因检测却没有发现突变。所以这位女士突然崩溃了。她从来没担心过亨廷顿舞蹈症。她已经 45 岁，有个 8 岁的孩

子，却突然发现："真糟糕，原来一直是我错了。"她状态不佳，
惴惴不安。我很担心她。

本杰明（工程师）也在 α1-抗胰蛋白酶缺乏症患者及其患病的家人中发现这样的误解，并且经常需要纠正他们，告诉他们"每一次抛硬币的结果都是等概率的。"

这些观念广泛存在，对统计数据和风险的认识几乎是嵌入在人们的常识中的。同时，即使患者组织也不自觉地传播这些观念。知道自己并未携带致病突变之前，不堪"亨廷顿舞蹈症噩梦"的琳达说：

> 我的妹妹没有致病基因，就像，"哎呀，不可能我们双双都能躲过吧。"我猜测这非同寻常，但当我跟患者关爱小组的人讨论时，他们都会说，"嗯，呃……"。因为这种情况的可能性不高，如果你家有两三个兄弟姐妹，你们不太可能都逃脱遗传。

对统计数据和遗传学的误解事实上会相互强化。人们可能知道经典的孟德尔遗传定律，却对它错误解读。罗伯塔（曾是护理学学生/和她妈妈一样患乳腺癌/没有做过基因检测）明确引述了孟德尔定律，却在解释为什么她一个同时携带乳腺癌基因和镰状细胞贫血基因的亲戚尝试生出不携带突变的孩子时，错误应用孟德尔遗传定律。她说："我们回到古老的孟德尔定律，里面说，如果你已经有两个孩子，所以你这次可能会生一个带致病基因的孩子，或者完全避开它。所以他们决定再试一次。"

两种可能，机会均等

如我们所见，一些人不顾与流行病数据相悖的事实，认为如果存在两种可能——有或没有携带突变，意味着每种可能发生的概率一定对半开。他们认为选项的数量表明了概率，这再次体现对统计数据和某些特定基因检测预测性的误解。劳拉（平面设计师/曾是环境保护主义者/有严重的乳腺癌家族史/没有症状）说："如果你的检测结果为阴性，你跟大人群的患病风险就是一样的，所以有一半可能我真的不需要再做检测，因为我可能是阴性的。"

她看起来混淆了几种现象。她通过亨廷顿舞蹈症基因检测发现突变的概率是 50%，并不是说其他的基因检测也适用。事实上因为有家族遗传史，她比常人的乳腺癌风险更高。如果她的风险确实和常人一样，那么她检测

出阴性的可能性会超过 98%，而不是 50%。常人患乳腺癌的风险大约 12%[13]，非德系犹太裔的高加索人种[14]乳腺癌基因（*BRCA1/BRCA2*）突变率是 0.24%，德系犹太裔是 1.2%。尽管劳拉已接受遗传咨询，她仍然坚持这些误解。重要的是，她的误解让她认为不需要做基因检测。她的例子再次说明对流行病学的误解如何造成对个体自身患病风险的错误理解。

涉及因素

许多因素都会让人们产生误解。如前所述，科学通识教育与专业教育可能降低这种误解。误解可能被不合理的观念主导和支撑（如避免患病的愿望本身就可以预防疾病），人们可能从理智上意识到，他们的观念缺乏逻辑支持，但仍坚信这些说法。

诸如忽视、否认和希望等情感因素都会带来误解。部分人提到"否认"，这其实是种心理防御机制，却使他们对遗传和风险的误解持续放大。早先提到的乔伊斯说过，"令人难以置信的拒绝。"她拒绝接受奶奶和姨妈都得乳腺癌会增加她患病概率的事实。人们不是有意要忽视这些风险。但一味否认，一旦被外部事实挑战，心理防线就会坍塌，最后让一个人崩溃。就像乔伊斯说的，确诊的消息就如同"一吨砖头"砸下来。

一些人认为他们继承突变或疾病是罪有应得。然而这种超自然的认识有多灵验是一个问题。正如卡伦（女同性恋/律师/患乳腺癌/未做基因检测）说：

> 我想真见鬼，是不是因为我做了什么亏心事？我生活不讲究，吃得不注意，不锻炼，不认真对待身体。现在我受到惩罚了？当我有恋人的时候我有过外遇。如果我以前没有出轨，或是健康向上一些，我就不会得癌症了。神父说："我认为上帝不会以这种方式惩罚你。"但我竟有高过95%的概率得这个病。

尽管受过非常好的专业教育，也有家族史，但她仍然不能摆脱这些观念。有些人会为这些误解辩称，尽管这种观念不科学，但这本身也不一定是误解，可能只不过是反映了宗教上的一种态度。但这些概念依旧不经意地妨碍人们的健康行为。我们需要意识到这很重要。

许多不同的社会环境也会对这些误解产生诱导或质疑。患者组织、媒体或道听途说的信息都能传扬这些说法。特定社会环境中的患者可能认为其他人这么看不理性。但患者本人可能仍旧坚持这些观点。琳达（艺术老师/认为父亲从家族里消除这一遗传病）谈及她检测出阴性结果之前的时光：

> 我过去很信新时代（the New Age）的心灵鸡汤。一个朋友送给我一个大师康复录音带，这位大师认为有些人来到这个世上是为了从家族中消灭一种遗传性疾病。现在，这件事对我来讲有些尴尬。我来自加利福尼亚州，所以对此半信半疑（take this with a grain of California salt）①。

如同她提到的，朋友和家人可能会为个人接受或拒绝这种看法推波助澜。但对这些误解的不同意见会引起矛盾。卡罗尔（有乳腺癌家族史/因为有基因突变做手术切除了乳房和子宫）说：

> 我的男朋友沉迷于整体论、维生素和养生大师，极为疯狂。他相信我的乳腺癌可以被维生素治愈。我做什么事他都强烈反对，对这一切非常生气，这让我很难受。他根本不明白我身体上所有基因里，有这么一个发生了突变。他以为这个突变只是在身体某处，而不是在每一条染色体上。我不得不让医生告诉他："这个存在于我身体的每一个基因上，而且不能修复。"他原以为这只是身体某个部位，如乳房上的小问题，可以被修复。所以他无法理解为什么我需要切除乳房和子宫。

她弄混了基因、细胞和染色体的含义，却也强调了对突变和可治愈的误解所引起的矛盾。

生病也会给配偶带来困扰，患者确诊后配偶会因不理解这种误解和愿望而焦虑不已。突变引发疾病的事实可怕又违反直觉。卡罗尔补充说起他的男朋友说：

> 我认为他不想理解。我不得不切除乳房和子宫，但这些基因依旧在那里，我依旧有可能得癌症。它可以转移到我身体的其他地方。

这些误解阻挠了保健工作和应对方式，导致个人逃避检测和治疗。乔伊斯（有乳腺癌家族史）在她生病但并没有发现携带突变前说：

---

① 译者注：指既如同美国加利福尼亚州人一般相信神圣的事物，同时又对大师的神圣说法将信将疑

　　我想，如果我没做过乳房 X 线检查，我就不会得乳腺癌。所以我从不做乳房 X 线检查。我总以为乳腺癌被过度治疗——整个就是在胡闹。你问我为什么不做乳房 X 线检查？那是愚蠢的冒险——检查也是一种刺激。我做运动，均衡饮食，做乳房 X 线检查对我没用。

　　她表明了一种很神奇的想法：如果不做检测，她将不会患病。再加上对迅速变化的医学的谨慎态度，她得出一个结论：控制身体疾病的是自身行为而不是生物学原理。

小结

　　对遗传机制、基因检测和统计数据的各种误解层出不穷。对检测预测性的期许远超它们的实际能力，基因被认为能预测甚至连相关遗传标记也没有被证实的行为与性状。对遗传机制、突变携带状况、纯合子与杂合子、子女从父母一方继承生命物质的数量的误解层出不穷。对统计学中概率与比率、绝对风险与相对风险及概率的独立性都存在误读。如同我们将看到的，这些误解对人们做出基因检测、治疗、后续处理和生育相关决定产生影响。

　　患者与医疗保健工作者更多使用直接面向消费者类型的基因检测使这个问题更重要。私营公司、科学家、媒体和医生可能利用大众对遗传学内含价值的信奉而过于推崇基因检测，并强化这种痴迷。基因检测常常变得充满不应有的魔力——化身为神奇的预兆。

　　早前的研究发现普通大众对遗传学有误解，有常见慢性家族性疾病风险的人对那些疾病的看法存在高度主观性和个体性[15]，而那些疾病（如高胆固醇血症、糖尿病）是尚没有明确证实的遗传标记。然而本书中受访者面对的疾病具有针对性的基因检测。虽然他们与遗传咨询师和医疗保健工作者频频交流，但仍然误解很重。

　　尽管早先的研究者为遗传咨询提出可能的框架包含风险认识[16,17]，本书中的受访者却表明这种认识可能基于错误的理解。在此提及了大量可能影响风险认识的因素，如对病因、干预、家族影响的看法。受访者揭示出其中一部分因素如何因情感和心理需要而相互作用、改变，这给理性认识遗传带来冲撞或者颠覆。社会上广泛的习俗、传言与误解也明显影响了这种认识。

　　这些问题有些并没有引起医疗保健工作者与研究者的重视。例如，有亨廷顿舞蹈症[9]风险的人会认为从患病父母那里遗传疾病突变与相近的生理表征是有联系的，当然对其他疾病也有同样说法。这些人解释这些现象的其他方面时，尽管已意识到这不符合逻辑，但仍深信不疑，这种误解与其他的误解如何相互支持反映了人们对身体健康的渴望的同时所面临的紧张和绝望。

对统计数据和遗传学的误解彼此强化。先前的研究倾向于割裂看待对统计数据、基因检测及遗传机制的误解。但这三方面的误解事实上相互加强。对基因检测可预测性的高估源自对统计数据的误解，反过来也强化了这种误解。患者不仅高估他们的患病风险，还高估了基因检测的预测能力。这些夸大的估计都可能与遗传机制的认识有强烈的相互作用。难以理解复杂的统计概念（如相对比例及概率独立性）加剧了对遗传学的误解。对统计数据和遗传学的误解可能同时反映情感上的状态与需求（关于希望、否认与干预）。这些感性因素远超过所受到的遗传学和统计学实际是什么的教育。

个人经验、教育、科学固有的不确定性、情感因素和社会影响都是这些误解产生的原因。当检测结果与先前的假设产生冲突（如家庭成员间体征的相似性预示大家都将携带或都不携带基因突变），有些人会得出"这些假设是错误的"的结论。但其他人依旧坚持这些观点并调和分歧。

同时，对基因检测可以带来治疗效果的误解也浮现出来——认为基因检测一定会有帮助，它可以给出一个准确的答案。人们普遍高估遗传学的力量——比如，相信某些并没有发现遗传标记的行为特征具有遗传学基础。很多人认为基因检测本身就有利——因为知识就是永恒的力量——如果某项医学检验没有效用，医生不会提供。另外，特别是对亨廷顿舞蹈症，因为它本身令人难堪的一面，那些接受过遗传风险相关知识良好教育的患者（通常这些来自家族的经验）可能轻视基因检测的价值，因为他们会更在意检测结果可能带来的歧视。

患者会找寻可感知的个人控制力[18]，很多人倾向于相信他们在一定程度上可以干预遗传病（甚至是亨廷顿舞蹈症）。然而这些观念实际上是不正确的，会妨碍对疾病的处理。希望、否认或绝望都会与这些误解相互作用。

卡尼曼（Kahneman）和特韦尔斯基（Tversky）[19,20]讲述了理解统计数据及引导人们使用它的困难，并指出人类通常不喜欢风险。人们为了寻找希望，尝试以积极的态度去看待和定义遗传学。他们也通过降低不确定性、把基因检测的预测能力看得比实际更重要等方法来应对这些挑战。

认为基因具有很强的预测能力、形而上学的解释可以改变身体健康，这些观念反映了广泛的民间传统习俗——部分借助媒体散播并强化了个人观念。这些观念深受社会影响，凸显需要对公众加强遗传学教育。同时，医疗保健工作者也应意识到患者的误解可能部分源自普遍流行的社会观念，需要对此更正。患者可能意识到社会流传的遗传学观念不准确，并拒绝它们或避免被迷惑。另外，尽管医疗保健工作者或媒体已辟谣，患者仍可能坚持某一错误观念。尽管如此，就像我们看到的，遗传信息本身的模糊性及人们情感上的需求，使不准确的认识大肆泛滥。

早期的研究表明有亨廷顿舞蹈症风险的人，不管症状是否表现，痛苦通常都比预期低一些[21]。本书中的受访者展示了现实中患者如何把阳性检测结果与病症通过社会、个人认知和其他心理反应的渠道融入生活的过程。然而这种反应可能常常包含了阻碍保健行为的错误观念。

这些资料描述了人们如何借助其他个人观念理解遗传学。同时他们大多把命运神化——"命中注定"——不认同疾病出现属于生物学过程。人们不会片面地看待遗传学，而是在一种更宏大的信仰和观念格局中认识它，追寻秩序与公平。

早前的研究者还发现患者对遗传学的观点是个性化的，但本书中的受访者在此不仅强调了对风险看法的主观性，还强调了构成这些看法实际所包含的某些具体元素（如一些具体内容），以及这些观念实际上出错到什么程度。还有，这些误解并不完全匪夷所思，它们揭示了相关的文化习俗范式及内心隐含的渴望。显然，并不是所有对遗传学的主观印象都不准确，但部分看法确实不对。患者可借助临床医师、病友、家人和他人的帮助意识到这些偏差并尝试更正。

这三项疾病也有些不一样的地方。尤其是亨廷顿舞蹈症的遗传信息更明晰。乳腺癌基因突变包含更多不确定性，如降低突变的外显率和潜在的对其他突变的影响、疾病发生发展中其他可能的非遗传学因素及其严重性都不了解。类似地，对α1-抗胰蛋白酶缺乏症，环境恶化使病状加重从而让杂合子的人也发病，尽管没有纯合子严重，但同样让人困惑。因此，对乳腺癌及α1-抗胰蛋白酶缺乏症会产生绝对与相对的患病风险的误解，而对亨廷顿舞蹈症则不会。不过，这些疾病明显有很多相似性。

某一方面占主导地位的正确概念能帮助个人平衡其他方面的错误认识。遗传咨询师的培训目标是探寻和解决这种误解，而医师、护士及家族成员可能并未意识到这些错误概念及其可能对患者的健康决策带来的影响多么普遍。这些领域需要谨慎处理，因为这种情感问题很敏感，涉及拒绝和希望。基因检测人数在增加，但它依旧神秘，对这些问题的影响力的重视显得非常关键。

第四部分
基因与医疗

第 7 章

"控因？"：医疗抉择

这些人不仅对如何理解遗传风险感到困惑，更对决定可行的治疗方案一筹莫展。他们面临的难题不仅仅是检测和结果公开，还有选择可能的治疗方法。基因检测预测性的不明确使各种治疗方案的利弊含糊不清。到目前为止，遗传学研究对病因的认识远多于对疗法的认识，对诊断的推动远超对治疗的，同时还带来了如何应对的不确定性。

正如我们将看到的，与其他类型疾病相比，遗传病的一项特殊难题在于一个人可能得知自己携带基因突变，但症状不显现，或者症状几十年后才出现。通常应该对症下药。但遗传病并不总是如此。相反，有风险或者携带某种突变往往非常抽象。一个人可以没有任何症状，但仍然可以从侵入性治疗中获益。问题是这些人如何恰当缓解自己的紧张情绪，把这些抽象的事情具体化。他们所做的决定往往受到家人、临床医生和其他患者的影响。

事实上，这些疾病的遗传基础、某些其他症状、方案选择和副作用都会给疾病的治疗带来挑战。尽管疾病的其他特征并不一定具有遗传性，但使人们可能面对疾病带来的其他影响。这些疾病有各自的难题，有时却有一些共性。

症状压力

这些疾病的生理和精神症状都会带来压力。症状有轻有重，但都伴随不同程度的心理压力，给未来留下隐患。这些症状可能是诊断结果中最困难的部分。正如伊冯娜（α1-抗胰蛋白酶缺乏症患者/做过肺移植手术）所说："最难的是很多事情做不了：不能做别人能做的事情。"如果没有 α1-抗胰蛋白酶缺乏症，很多患者可以多运动。多萝西（依赖制氧机/前电视制片人）补充："如果我没有 α1-抗胰蛋白酶缺乏症，我会爬山，和孩子们一起做更多的事情。"

由于精神方面的影响，亨廷顿舞蹈症会产生特别的压力。这些精神症状是患者面临的主要难题，并且事实证明有时它们比认知障碍更令人不安。但医生可能轻视这些症状。玛丽（亨廷顿舞蹈症患者/家庭主妇）说：

> 我不介意跌倒、变呆或者记忆出毛病。但我不希望自己多疑或焦虑。我可以应付任何状态，焦虑除外。那是我最大的心病。你可以在商店里逛来逛去，仍然买了水果。但如果你有焦虑症，你甚至不会进那家商店。

这些精神症状的治疗难度出乎许多患者意料。吉姆（医生/有亨廷顿舞蹈症）惊讶于"抑郁症患者的记忆力多么差劲：会让你忘记自己要做的事情。我抑郁时，写不出自己的电话号码。我记不起来。"

如前所述，精神症状也能阻碍治疗。紧张或抑郁状态的患者可能害怕并拒绝心理治疗。

直面生死

突变引发对早逝的恐惧。但即便亨廷顿舞蹈症相关基因突变的预测性也不准确。糟糕的预测可能被证明有误。本杰明（工程师）就 α1-抗胰蛋白酶缺乏症提到："人们被告知他们将在一两年内死去，但其实后来又活了十年。"然而，很难承受这种有限预测所带来的凶兆。多萝西（59 岁）补充说："我很难过不能活到八十岁。我想再活 20 年，但我认为这不可能。"

这些凶兆可能导致恐惧和排斥，妨碍治疗。为逃避正视和承认亨廷顿舞蹈症，有些人讳疾忌医，使他们延误治疗可以治疗的症状，如抑郁。吉姆就推迟了治疗，尽管他自己本身是一名医生，但他避免解决自己的抑郁问题，担心这意味着他有亨廷顿舞蹈症：

> 我的抑郁症越来越重。我甚至不能走出房间。回想起来，我以前只是否认这一点。我害怕自己被确诊，这也是我无视这么久的原因。抑郁时，我很难想到这就是问题的一部分。我喜欢当医生，做我现在做的事情。但我担心以后都当不了。

他在此提出了一个复杂的否认过程——部分有意识、部分无意识。存在遗传风险的情况下，就算早期症状可能微不足道，人们很容易害怕疾病恶化。

尽管吉姆有精神问题，他仍认为他可能没有突变。"我有症状，我知道自己有突变的概率超过 50%更接近 100%，但我还抱着没有突变的一线希望。"人们根据自己的症状改变对自身风险的看法。

患者往往对精神症状的存在、程度和影响都了解甚少。"我当时正在病房工作，然后被叫出来。"他继续说，"一定出事了，我做错了什么。"但他仍然不确定是什么事。

亨廷顿舞蹈症的症状会让患者拒绝帮助。帕蒂（假装这个疾病并没有那么严重）谈到她患病的妈妈："她坚持说她很好，但情绪很不稳定。几个星期前有人偷了她的钱包，但她坚持是她忘记放哪里了。她非常固执。她不愿接受任何帮助。"帕蒂也试图不想自身患病的风险。然而一旦疾病发展，对症状的判断不足实际上可能更妨碍治疗。帕蒂患病的哥哥甚至退掉了医疗保险，更加证明这些症状如何妨碍治疗。

未雨绸缪

这些人也不知预防到什么程度才够。如何小心做出预防 α1-抗胰蛋白酶缺乏症的决定取决于相关的潜在风险和受益。例如，尽管可能有风险，本杰明（工程师）仍坚持置身于烟雾：

> 我还是会去打保龄球，你可以在那里抽烟。这对我有好处吗？没有。很多人认为我去烟雾弥漫的保龄球馆是疯了。但你想要生活在什么样的泡沫中？什么样的墙内？远离孩子们就因为他们是你的主要感染源？这取决于你多想给自己一个机会，以及你想把自己的生活封闭到什么地步。我必须有一点社交生活。我会一直打保龄球。

他充分考虑了烟雾的危险，但不是绝对的，并在生活质量和寿命之间平衡。毫不奇怪，家人对是否、何种程度上采取预防措施意见不一。"我的儿子们呼吸有问题，"关于 α1-抗胰蛋白酶缺乏症，多萝西（前电视制片人）说，"其中一个很喜欢陶艺。尽管他戴着口罩，但这对他的肺部其实没有任何好处。"她认为他应该立即罢手，但他拒绝了。

鉴于可能收到坏消息，人们也会担心甚至避免医生探访，因为随访可能引起焦虑。等待检测结果的过程很煎熬——即使那些知道自己没有突变的人也是如此。贝亚特丽丝（数学老师/和姐妹一起患乳腺癌/没有突变）的风险认识比较理性，但仍然害怕：

> 最难的事情是：每六个月我要做一次乳房 X 线检查。在这六个月里，我尽量不去想这件事情。但到最后一周，这件事情会反复出现在我的脑海中。实际上最糟糕的是坐在走廊里等待。那时

我能做的只有祈祷。

特效疗法

这些疾病的治疗方案在可及性、有效性和费用上各不相同。每种治疗方案都有潜在的好处和风险，必须加以权衡。

随着技术发展，α1-抗胰蛋白酶缺乏症可以用 α1-蛋白酶抑制剂治疗，后期可通过肺移植和肝移植治疗。然而这些干预措施无论对个人还是对社会都是挑战。毫无疑问，罕见病（如 α1-抗胰蛋白酶缺乏症）中发现遗传标记的比例很高。然而，由于这些疾病只对少数人有影响，对这些疾病的药物需求也比很多其他疾病要低。因此，制药公司历年只投入少量资金用于这些相对罕见或被忽视的疾病研发。1983 年，美国《罕见病药物法》（*Orphan Drug Act*）旨在纠正这一点，在一定程度上改善了某些罕见病的药物研发，但也不是对其他所有疾病都奏效。

治疗 α1-抗胰蛋白酶缺乏症

α1-蛋白酶抑制剂

α1-蛋白酶抑制剂可以代替缺乏后引起症状的酶，但并不清楚它是否、何时、多久及在何种程度上能起作用。本杰明（工程师）说：

> 没有科学依据证明 α1-蛋白酶抑制剂有作用。大多数治疗 α1-抗胰蛋白酶缺乏症的医生认为它有治疗作用，但没有临床试验证明。在英国，它被禁止使用。在美国，它被批准使用，但不是因为它有效，而是因为它降低了血液中活性 α1-蛋白酶的水平。

药物有效性大概因人而异。凯特（前护士）更能体会评估药物有效性的微妙之处。"最好它能减缓疾病进展，"她说。"但在某些人看来，它并没有效果。对我而言，疾病在持续发展。谁知道这种药物有没有延缓病情呢？"

重要的是，多年来制造商根本没有生产足够的药物，导致矛盾，正如多萝西（等待肺移植）所说：

> 每年他们都在关闭工厂，我们都得不到它。你需要排队等待，要 28~35 天才能排到你，取决于排队的人数。每个人一年只能买到 11 个月的量。

很多患者接受制药行业无力生产更多药物的声明，但还有一些患者对此担心和沮丧。每个人是否及多大程度上赞同主要制药公司（拜耳）以利润为导向并没有统一意见。有些人认可这一动机，或者说认为需要排出用药优先级是合理的。正如本杰明所说：

> 拜耳声称他们已尽全力生产这种药物。然而很多人很愤怒。尽管这家公司优化了工厂，但医生却诊断出更多 α1-抗胰蛋白酶缺乏症患者。所以公司跟不上需求。可能有别的产品。别的公司刚刚起步……我以前太多次听过可能有重大突破。生产这些药物需要花很多钱。公司不是无偿的，它需要盈利。我理解这一点。人们说拜耳应该生产更多药物，不该漫天要价。我十分赞成。人们还说拜耳不仅垄断市场，还在敲诈所有患者。

因此，许多患者觉得他们是产业利益的受害者。

由于药物短缺，α1-抗胰蛋白酶缺乏症病友群承担了帮助制造商定量供应药物的任务。

然而，这些组织却不得不面对一些质疑。如何公平地处理药物短缺至关重要——患者全体都应该减少同样的量还是新患者完全不应得到药物。多萝西解释说：

> 由于 α1-蛋白酶抑制剂不够，我们争论过谁该吃药。医生表示它只对中度肺气肿有效，因此这个组织决定检测谁是中度肺气肿患者。但这很难判定。

这些棘手的公平问题难以解决，也没有准备好解决办法。多萝西想知道针对中度肺气肿患者的计划"是否把药物从其他人那里剥夺了？"

最后，这个组织承担了定量分配药物的任务。本杰明说：

> 患者组织要求向患者分配药物，拜耳同意。总体来说，你被列入名单。轮到你，就给你寄一些。拜耳试图寄够量，但他们产量不够时，他们会暂停，足量后再从上次停止的名单处恢复寄送。

然而，这样做利弊明显，并让人更沮丧。他补充道：

> 与此同时，他们把价格提高了 25%~30%。我不喜欢这样。α1-蛋白酶抑制剂只在某些国家供应。在加拿大，有些人得不到。在美国，每个人都可以申请，但也只是把你放进等待列表，没有人

能拿到足够药物。去年一整年我也只拿到 10 个月的量。

许多人总结道，鉴于供应拮据，这个制度是公平的。正如本杰明所说：

> 结果证明它是公平的。我认为公司要价太高，但其他人不这么看。即使 α1-蛋白酶抑制剂一点用都没有，为了做研究，拜耳把钱投向这个群体。也许不能帮我们，但可以帮我们的后代。

短缺会有一系列意想不到的影响。α1-蛋白酶抑制剂供应不稳定导致焦虑，人们的耐心各不相同。贝蒂（设计师/需要依赖制氧机）说："学会从这种情绪中解脱出来，而不是增加恐慌。"其他人却更担忧。

许多患者通过策略性储备应对药物短缺。本杰明观察到，"有一个建议是：节约。当你没有感觉不舒服的时候，不吃药。"患者从自己而不是团体的利益出发，购买比他们需求多一点点的药物来弥补未来可能的短缺。

也有人问病友群在分发药物过程中是否与制药公司走得太近。制药公司可能帮忙资助患者成立病友群，但患者可能怀疑这种行业关系。关于 α1-抗胰蛋白酶缺乏症，珍妮弗（教师）补充说：

> 病友间一个合理的批评是 α1-抗胰蛋白酶缺乏症患者组织对制药公司唯命是从，但正是这个原因让这个组织真正高效。这个组织以前就存在，但做事比较被动。制药公司现在为他们的服务及处理药物分发顺序付费。他们现在更有活力。

为应对短缺，一些患者甚至觉得医生已经开始减少对这种疾病的检查。"几年前，强力推动检测，"彼得（α1-抗胰蛋白酶缺乏症关注支援小组负责人）说，"然后医生因为药物短缺而退让了。"

公司已能生产足够药物，结束了这种短缺。值得注意的是这些经历虽然已是过去式，但其价值在于揭示罕见病可能诱发的潜在问题，而且正如我们将看到的，遗传病群体未来也可能面临同样问题。

便携氧气

α1-抗胰蛋白酶缺乏症患者可能恶化到需要便携式氧气，在轮椅上安装制氧机或笨重的氧气瓶。这类设备给生活带来更多不便——大家立马认定这个人生病了。开始吸氧对患者而言也很难过，因为这代表了身体和心理的一个转折点，是疾病恶化的标志。吸氧的需求因此会激起患者内心深处

的矛盾。正如本杰明所说:

> 如果我吸氧,这意味着我真病了,很可怜,不能照顾自己,
> 不能给世界做贡献。我没有活下去的动力。现在我想我也可以坚
> 持下去,但我花了很长时间才做到这一点。我真佩服那些坚持带
> 着氧气瓶的 α1-抗胰蛋白酶缺乏症病人。

器官移植

α1-抗胰蛋白酶缺乏症患者可能还需要器官移植,这增加了新的难题。雷尼·福克斯(Renée Fox)等提到其他疾病器官移植需求的复杂性——如何分配供应有限的器官的争议,接受者如何看待捐献者的器官当前在他们体内(有多感激)[1]。但与别的问题相比,这些特别问题的表现形式可能更激烈。

当 α1-蛋白酶抑制剂不再管用时,器官移植可能十分重要,但事实上并不是所有的 α1-抗胰蛋白酶缺乏症患者都有资格移植,这引出如何分配数量有限的器官的问题。器官移植并发症也是一道无法克服的障碍。

尤其对 α1-抗胰蛋白酶缺乏症患者,是否努力争取器官移植是患者自己的选择。不过,在改善生活质量和延长生存年限之间权衡很困难。然而有些人觉得他们愿意承担风险。"我想做器官移植,"吉尔伯特(工厂工人)说,"如果可以换来五年舒适生活,而不是十年的痛苦,我也可以安于我现在所拥有的东西。"

不过,其他人还不太确定。器官移植所面临的复杂挑战让人不得不比较潜在的巨大优势与巨大风险。查尔斯(会计)说:

> 这个决定会十分艰难。相比肺移植,外科医生做心脏移植更
> 多。肺移植的首年生存率约为 70%。我可能死在手术台上,但是,
> 这个冬天已经很难熬了。

排队等待器官的名单很长,并且一旦移植,接受者的身体会出现排斥反应。用于减少这种排斥反应的免疫抑制药物自身会产生副作用,导致患者在感染面前更羸弱。

与器官损伤后的器官移植不同,就算 α1-抗胰蛋白酶缺乏症患者移植器官,疾病仍然存在。因此,即使移植器官不被排斥,所起作用也有限:它们可以扭转疾病过往带来的伤害,但不能停止疾病进程。新移植的器官本

身也会带来疾病。查尔斯说：

> 你就像在摇骰子。如果成功，你就可以恢复健康。偶尔我也幻想再次拥有功能健全的肺。但是，你余生都将服用抗排斥反应的药物。即使移植成功一年，你仍然有可能产生排斥反应。你从得了一种病变成得了另一种病。

他的宿命主义让他经常泡在烟雾弥漫的酒吧。

肺移植并不总是成功部分是由于接受者的既往史。曾做过肺移植的伊冯娜说：“对我来说，这有用。但对别人却不是。另一个 α1-抗胰蛋白酶缺乏症患者与我同一时间做肺移植。上周他去世了。手术后他活了一年半。”

患者也可能遇到难题，是否接受一叶可移植的肺，还是继续等两叶。多萝西（前电视制片人/等待肺移植）说：

> 你从得一种病变成得另一种病。某个大学曾为我提供一叶肺。但是你可能死在手术台上，并且双肺移植的存活期高于单肺移植。如果你只想再多活三年，你可以做单肺移植，但双肺移植会让你活得更久。你的确需要两叶肺。

什么时候进行移植手术，如何平衡潜在受益与未来风险也是问题。多萝西说：“这是一种取舍。我活着，但不能做任何事情。也许如果我再拖延一年，我能再多活一年。但时机来临时，你不得不咬紧牙关：现在是时候了。”

当然，可能需要几年时间等待，并且不可能总是遇到合适的肺。看起来有捐赠肺源，实际却并不匹配。最终接受双肺移植的伊冯娜说：“大多数情况下，你做的是‘空炮演习’。他们给你打了电话，然后他们有的和你配型不一致，或者血型不一致。配型成功前你可能需要到那里两三趟。”

与其他疾病患者不同，α1-抗胰蛋白酶缺乏症患者往往还需要不止一个器官，但通常情况下不会同时得到。患者就面临如何进行这种侵入性手术的问题。伊冯娜走出了困境，因为那里的医院似乎更好。不过这一决定最终带来了一些经济问题。

至少短期内手术可以显著减轻症状。手术后，她觉得自己其实挺“正常”：“手术完成后，我坐在床上，呼吸和说话都没有问题。我就是个正常人。”

的确，因为她新移植的肺，她觉得已经没病了：

我觉得自己已经没有 α1-抗胰蛋白酶缺乏症了。我不需要服用
α1-蛋白酶抑制剂。他们说我仍有 α1-抗胰蛋白酶缺乏症，但我觉
得没有，因为新移植的肺没有。新移植的肺将来也会有 α1-抗胰蛋
白酶缺乏症，但这一过程需要 20 年。我过去常浏览 α1-抗胰蛋白
酶缺乏症的消息。最近不怎么关注了。

她提到一个难题，摘除患病的器官对疾病的意义是什么。目前她病程
缓慢，没有症状，这凸显了病因与病症作用之间的区别——仍保留病因和
进展但不再受病症的影响的意义是什么。前者不损害她的功能，没有给她
带来烦恼。

器官公平分配

世界范围内的器官短缺带来如何公平、最佳分配器官及如何做决定的
复杂问题。该谁接受有限供应牵涉到如何通过年龄、预后、是否患者自身
原因造成疾病等竞争性需求平衡考量。这些人反思全局体系如何运作及应
该如何运作。伊冯娜说：

> 谁来判断？一个八岁的孩子做移植手术或许可以活上十年。
> 如果我做移植，我也可以多活十年。但我已经活了四十岁了。孩
> 子应该优先，因为与四十岁的人相比，十年对一个孩子来说更有
> 意义。但我不清楚如何分配。

尽管她觉得这个孩子比她更应该得到一个器官，但事实上她得到了两
个。因此她对目前的分配系统没有任何不满。确实，她能感觉到 α1-抗胰蛋
白酶缺乏症患者有种优势：他们能在真正需要器官之前就在移植等待列表
上排队。不过，她也表示 α1-抗胰蛋白酶缺乏症患者实际上可能不公平地利
用这个系统。有人试图忽略提醒：既然这一疾病是遗传性的，那么可以预
见恶化，并且可以在实际需要器官前排队。"现在的系统其实相对公平，"
她说，"每个人都需要等待。但对 α1-抗胰蛋白酶缺乏症患者来说，你在比
赛中遥遥领先，因为你知道你有什么。"

她规劝以这种方式"钻空子"的患者：

> α1-抗胰蛋白酶缺乏症患者犯了一个很大的错误，没做检测就
> 排进移植列队。只因为你在列表上，并不意味着你必须移植。你

可以坚持说："不，我还没准备好。"然后，他们不断绕过你。这正是发生在我身上的事情。我提前五年获得移植的机会。我当时是表上第一位，但我还没准备好，所以他们先跳过我。没事。因为当我需要移植的时候，我就在第一位。如果 α1-抗胰蛋白酶缺乏症患者不这样做，我为他们羞愧。其他疾病等不了这么久：如果三个月内他们没有移植，他们就去世了。

因此，是否需要移植也是做基因检测的一个额外理由。

但她提出公平分配这个头疼的问题——如何确定器官适当分配，以及每种疾病是否应该给予名额，如果是这样、怎么做。还在等待肺移植的多萝西补充说：

> 它不应该由疾病种类决定，而该由个人医疗需要决定。每个人都应该机会平等。一个医生认为囊性纤维化患者不能得到那一份肺。但我认为不应该以他们的疾病类型判断是否能有份额。

鉴于器官供应持续不足，这些难题也将不断发展。

捐献关系

移植接受者也面临复杂的心理问题，涉及他们与器官捐献者现实和想象中的关系。接受者往往想表达感激，但没有付诸行动，而是希望相互保持匿名。接受某个人的器官——让某人身体的一部分在你的体内——是对自我意识、亏欠和负罪感及建立神秘联系这一想法的挑战。这种关系很奇怪，很特别，许多方面前所未有。伊冯娜在移植后表示：

> 有些移植者认为："其他人身体的一部分在我体内，"他们因此感到亏欠对方，或想知道对方是谁。说起来感觉很奇怪。你身体里确实有别人身体的一部分，有些人想知道捐献者是谁。他们想见到对方家人说声谢谢。其他人，像我一样，只想寄上一张不具名的感谢卡。我不希望对方知道我是谁，也不想知道对方是谁。因为它不只是肺：这是一个人。有名字有身份。我甚至听说对方家人实际上说：你欠我的，因为我儿子给了你那些肺。对，这种亏欠感让人很不舒服。某些情况下，对方家人不希望你住在他们附近任何地方。捐献器官可能不是家庭意愿，但不幸的是没有足

够的捐献者。

这种情感问题比器官接受者所预想的强烈得多。多萝西(坚强自信的女企业家)认为接受捐献不会影响她的情绪。但最后,即使她也觉得随着时间推移,她的态度可能会动摇。"把他人的肺移植到我的体内对我不会造成任何困扰,"她说,"可能以后有,但不是眼下。"事实上,她在考虑是否为她未来的肺取名,她已经为它们选好了名字。

治疗乳腺癌

乳腺癌带来不同的治疗困境。乳腺癌基因检测对医疗的影响有几种:监测类型和频率,化疗、放疗和预防性手术。

乳腺癌基因检测能让临床医生和患者都更积极。"发现我有这个基因,"朗达(护士/有乳腺癌/有严重家族遗传史)说,"我的医生也建议我更留意卵巢癌。"

对那些尚未患癌的人,基因检测的阳性结果能让随访更积极。事实上,不做检测或突变阴性就占用医疗资源让人觉得不合情理。因此,有些女性为更好地督促自己而做基因检测。对于劳拉(平面设计师)来说,医生给出的阳性突变结果澄清并证实了决定的正当性,"让事情清清楚楚"。

另外,后续的治疗决定可能更复杂、更有压力。化疗可以医治乳腺癌,但有痛苦的副作用,且不总是奏效。因此,许多女性反而考虑或选择预防性手术。卡罗尔很高兴在肿瘤进展期做基因检测,但到某个时刻她拒绝化疗,选择预防性乳房切除术——尽管男朋友反对。她想自己做决定,事后回想认为这个手术救了她的命:

> 他们希望我做更多化疗,但是我拒绝了。化疗显然没有任何用。那我为什么还要做呢?我决定把所有病变都消灭在萌芽状态,把所有病变都切除——把事情掌握在自己手中,做预防性手术。我接受了双乳切除和再造手术,然后切除卵巢。真想不到,他们在我切除的卵巢上发现了一些微小的病灶,最后还在乳头上发现佩吉特病(Paget's disease)①。所以手术救了我的命。我很激动我做了基因检测,要不然事情只会越来越糟。也许他们永远都无法及时发现卵巢癌。

① 译者注:佩吉特病是一种少见的乳腺癌类型,占同期乳腺癌的 0.7%~4.3%

医生的建议也可能与患者的想法冲突，使患者更困惑。患者有时觉得医生过度使用侵入性医疗手段，因此到最终需要自己做重要决定。"我并不总是顺从他们和我说的，"卡罗尔补充说，"但我尽量去做我认为切合实际的事情。一位医生十分坚持我该做化疗。其他医生认为肿瘤很微小。"她并不始终听从医生意见，而是觉得应该仔细考虑和权衡他们所说的话。

预防性手术

有乳腺癌基因突变或风险的女性也面临是否进行预防性手术的选择，如果是、何时进行。基因检测预测性的不确定让决定变得复杂。女性在复杂的人际交往背景中考虑这些选择。

由于卵巢癌筛查的有效性相对较差，专家建议相关突变携带者到 35 岁或生完孩子时做预防性卵巢切除术[2]，并对愿意的人做预防性双乳切除。预防性卵巢切除术和乳房切除术比化疗或检测更能降低患癌概率[3]，对突变携带者而言是最具成本效益的选择[4]。

然而，许多从预防性手术获益的女性可能并不认可这个手术。国别不同造成手术比例的差异很大。例如，美国携带突变但无症状的女性选择预防性手术的比例远低于荷兰[5,6,7]。其原因还不清楚[8,9,10]。一般来说，生育后的年轻女性更多选择乳房切除术，年长者的更多选择卵巢切除术[11]。心理因素如对风险和受益的认识、对检测结果的信任度[12]、是信息[13]的"搜集者"还是"迟钝者"等都会影响这些决定[14,15,16]。女性可能综合风险认知、家族成员患癌状况、家庭责任、对生育和绝经的担忧及对手术并发症的考虑决定是否选择卵巢切除术[17]。通常来说，女性必须权衡减少焦虑的潜在好处与手术可能的并发症[18]。

乳腺切除术和卵巢切除术的临床指南不同，很多问题悬而未决。女性必须确定 35 岁之前可以等多久才进行卵巢切除术。考虑预防性乳房切除术的女性必须平衡疾病与各种手术风险（乳房肿瘤切除术或乳房切除术）。实际中她们如何权衡这些问题并承担风险决定手术及其时间仍不清楚。尽管已经提出各种可能因素，做决定的过程及她们看待和经历这些决定的过程仍然充满无数困难。

虽然这些手术的每个问题的考量点各有不同，但有些方面也相通。女性面临类似的选择困难，需要权衡互相矛盾的心理需求，并就这种紧张情绪与医疗保健工作者和其他人交流。差异也相应产生，但总体而言，相似之处似乎远远超过了差异。

　　女性面临一系列痛苦的决定，是否接受这些手术，如果接受、什么时候、怎么做。她们寻求医疗保健工作者、家人、朋友和乳腺癌病友的意见。许多女性同时或依次面临这些选择；做完一个手术的经历通常会影响后续手术的决定。

系列难题

　　女性面临许多难题，包括乳腺癌基因突变是否会发展成癌症，是否进行乳房肿瘤切除术或乳房切除术、预防性乳房切除术、乳房再造或卵巢切除术。事实上，手术预后的不确定性和副作用的不可预测性使这些难题更棘手。

　　正如前文所述，某些女性为确认她们是否该做预防性手术而接受基因检测。其他决定不做检测的人仍然会考虑是否手术。有些女性选择不做基因检测是因为不愿被迫面对这些难题。卡伦（律师/乳腺癌患者/有家族史）认为手术会影响她做检测的决定：

　　　　目前为止，我选择不做检测。我问了我的肿瘤医生，"做不做检测对我的治疗有何影响？"她说："在某个时刻我会说：如果与基因有关，你要切除卵巢。"所以，我是否想要切除我的卵巢呢……或者说，即使没做基因检测也要做预防性手术？

　　她还在纠结这个问题，尚未接受检测。

　　同意手术的女性不确定何时进行手术。她们必须在推迟手术（为了心情舒畅的可能性）与消除癌症焦虑的愿望之间斟酌，并尽快阻止可能的疾病发展。许多女性纠结做完乳房切除、再做卵巢切除前，她们还能等多久。瑞秋（乳腺癌患者/阳性突变/因为大屠杀而对家族史了解甚少）说：

　　　　我很确定我会切除卵巢……我的肿瘤医生说我不用现在就切。他们的建议是：在我 50 岁之前进行。我现在 40 岁。我能等10 年吗？随着年龄增长，卵巢癌的发病率相应增加……从今年以来的经历看，我感觉如果现在做，至少某种意义上这件事就了结了，再也不用担心。我很担心得他们检查不出来的癌症。我不想剩下半辈子都在显微镜下过。我对此心情很复杂：脑子很乱，不知道该做什么。

　　虽然她有乳腺癌和基因突变，但因为不了解家族病史，所以没有太大手术压力。

生理上的威胁及乳房和卵巢的象征意义等敏感话题增加了问题的复杂性。女性时常希望至少听到备选方案，并尽可能谨慎行事。但通常她们都会失望。瑞秋继续说：

> 我拒绝了第一个乳腺外科医生，因为他说："好，接下来我们要做的是：切除你的乳房，然后化疗，也可能要放疗。"我丈夫和我坐着说："我们不需要光听好话，但备选方案呢？"他说："你可以试这些，但是……"最后我还是听了医生的话，但让一名曾与我的整合医学肿瘤专家一块工作过的乳腺外科医生做——他们以前共事过，尊重对方想法。

瑞秋很看重整合医学、补充和替代疗法，也是她第一位医生所忽视的。她解释说：

> 整合医学肿瘤专家与常规医生大不一样。除了常规方法外，我的治疗方案还一直有冥想、针灸、减压按摩、淋巴按摩和各种补品，不仅仅是维生素，还包括抗氧化剂、维生素 C、藻类和非常大剂量的脱水蔬菜水果。

正如我们前面所见，许多女性很重视这种替代性辅助治疗，即使医生贬低它的作用。就像瑞秋提到的，如果医生提及这种替代疗法或对其态度开明，患者会更满意、更信任。

其实在持续的风险和疾病中做决定增加了压力，因为每个决定都是未来一系列更多决定中的一部分。因此，许多人试图推迟做决定，尽管这样可能被认为在拒绝。米尔德丽德（金融界工作者/有乳腺癌/有突变/有严重家族史）比瑞秋大五岁，感觉快绝经了。她希望能等到那个时候：

> 我不想再考虑这个问题了。我定了一个数字：45 岁。就是明年。我想我还没决定。我是指：我已经决定了，但我不断推迟这个决定。对医生来说，这很容易。他们说："现在就把它切除。"这没关系，但对我来说是："难道我不能再等等吗？我已经这样活了很久。"我明白随着时间流逝，我得卵巢癌的概率在余下来时间要提高 40%。

她把医生对这些手术一点都无所谓的态度和自身的犹豫区分看待。她以前做过的手术影响了她对将来手术的想法。虽然她了解医疗风险，但想到这些令人不安的妥协，她会试图拖延手术日期并寻找借口。"我想做完手术后等一年再做，"她说，"然后，'我会等到我绝经后。'我总是不断地寻找借口。"

女性对于手术可能的副作用也不太清楚，包括是否对她们自身吸引力、恋爱关系和性生活及自我评价产生损害。明确回答这些问题很困难。艾琳（护士/研究宗教/无症状/姐姐和姨妈都有乳腺癌）根据预防性手术可能产生的影响，考虑是否做基因检测：

> 我看着其他女性的乳房，想着，"这真的不得了吗？"我想知道切除后的感觉会是什么。你不再有乳头来的快感。这对一段亲密的恋爱关系有什么样的影响？

她对性体验和恋爱可能的影响都不太确定。

压力沟通

鉴于这些难题，女性通常会问别人的意见，而各种因素反过来又影响人们提供和接受建议。

临床医生虽然会提供建议，但往往很复杂。许多女性想要明确的、不模棱两可的医疗意见。但是，是否做预防性手术决定的主观性导致医生和其他人不愿明确给出建议。贝亚特丽丝（数学老师/与她的姐姐都患乳腺癌/没有突变）不确定是否做乳房肿瘤切除术或乳房切除术。她了解手术风险，依然想要他人建议："我打电话给内科医生，她是我的好朋友，我想让她帮我做决定，但她觉得她真做不到。"医生也在艰难选择——很想提供帮助，但发现毫不含糊地给意见可能不是最好的。

患者明白给出坚定意见很困难，但仍然很失望。贝亚特丽丝说：

> 有时候我们想听到一个答案，却没有。有时候我希望有人告诉我，"这是你接下来要做的……吃了这个药。就这样，仅此而已。"尽管这样，你还是需要打电话做决定。很多信息扑面涌来。有时候当个小孩儿更简单：你母亲会说晚上就吃这个。

她强调不得不面对这些难题，并在缺乏足够指导的情况下考虑较多信息时做决定的难度。相比考虑预防性手术的女性（非指导性讨论可能更合适），外科医生更容易处理新确认癌症的女性（直接告知可能更合适）。不过贝亚特丽丝认为牵涉疗效和预防性的决定都模棱两可。

正如我们所看到的，不同医生给建议的方式不同，并且是否会提出其他治疗方案也不相同。不同医生从直接给建议到让患者自己做决定的处理风格都不同。由于建议的不明确性和主观性，医生可能不会明确讲述；相反，他们可能会让患者自己做所有的决定。然而，在这些不同手术之间做选择可能身不由己。卡门（拉美裔/前牧师助理/乳腺癌患者/甲状腺癌患者/乳腺癌基因突变阳性/没有家族史）说："要我自己做决定是否切除乳房。我最后决定切除。这个决定非常困难——好像这个世界在我面前崩塌了。"

另一个极端是，考虑到这些不确定性和敏感性，一些医生提供的建议太随意或太强势。尤其卵巢切除术，从其生育和心理影响角度而言，医生对所涉及的压力似乎不太在意，不能站在患者的立场上看问题。医生不仅建议的内容和指导性不尽相同，语气和体贴度也不一样。邦妮（母亲和姐姐都患乳腺癌）说：

> 当从我妹妹的卵巢里取出一大块东西时，医生说："我们会伸进去，挖出来，这个过程很快。"挖出来？我觉得我要疯了。他是"最好的医生之一"，但我替所有去找他看病的女人感到悲哀。我还见过许多像他这样的医生，与性别无关。对医生来说，这不过是一天的平常工作。

医生对所提供的信息和内容都表现冷淡。苏茜（曾在 HIV 组织工作/在某次超声检查中发现了卵巢囊肿）对这些问题很敏感，她说：

> 这位医生想在电话里讨论超声结果。我说："嗨，医生。"突然间我被告知了这件事情。我不想在电话里听到它。我觉得她不称职。我已经不再找她了。这段经历让我感觉很糟糕。

这位医生提供的信息可能很准确，但苏茜不喜欢她的表达方式——不顾及他人情绪，没有提前做一些铺垫以减轻对患者的心理冲击。从一位较年轻的女医生角度来看，这样直接严肃的表达可能是意料之外并令人惊讶。尽管患者很主观，但这仍然会影响患者的信任度和治疗依从性，影响治疗结果。医生的性别似乎并没有影响。

考虑到这么多难以预测的情况，不同医生提及手术及具体流程的时机也不同。医生催促患者做决定的迫切程度也不同。有些患者感到医生急于手术，对时机不太在意。

　　临床医生面临的矛盾是什么时候提出手术选择，一开始就提还是等患者做好心理准备再提。考虑到检测结果的假设可能，预防性手术不仅可以在发现突变之后做，也可以在找到突变之前做。然而，女性通常会觉得医疗保健工作者的意见给得要么太早（如基因检测之前）要么太晚。医护人员希望基因检测前或活检前谈话，让患者做好可能需要手术的准备。但有些女性可能觉得这样的谈话为时过早。苏茜继续说：

> 我知道检测结果前，医生预先说：如果你是阳性，你应该切除卵巢。我不知道。我说我觉得我不想要孩子。她说："那就更简单了。你就直接切除卵巢吧。"她看上去很笃定。我想，"什么？你甚至还不知道我的结果是什么！你为什么要给我说这些？"

　　她最后没有检出突变。但患者可能感觉不好，对医生不满，妨碍向医生反馈。

　　米尔德丽德（乳腺癌患者/携带突变/有家族史）对是否进行预防性卵巢切除术也很纠结，想等绝经后再做。她说："我的妇科医生和肿瘤医生表示等待没问题。只有乳腺医生给我施压。"米尔德丽德提出了自主和家长式做法之间的矛盾——医生认为对患者最好的方案与患者想要的方案可能抵触。

　　患者意识到医疗体制问题也可能妨碍与医生的沟通。例如，有些女性认为由于法律责任或保险，医护人员可能会拖延时间给出指导性决定。"如果他们说'这就是你要做的，'"贝亚特丽丝（数学老师）说，"性质就变了，有人会反过来起诉医生。没有医生想要承担这种法律风险。"因此，患者有时觉得医生可能不会讨论某些选择，除非患者刻意提到。奥里（以色列裔/乳腺癌患者/阴性突变/无家族史）说：

> 医生建议只对患病的乳房进行切除术。我问："另一个呢？我要担心另一个也长出肿瘤吗？"医生回答："是的，这是个好想法。我很欢迎你问我：我不能主动这么提。"没有我的要求，她不能建议我切除另一个。

　　没有乳腺癌基因突变或家族史的患者对这种手术的需求并不强烈，但是奥里已经 55 岁了，她不想冒这个险，部分原因是考虑其他遗传因素可能的风险。她怀疑这种情况下，保险等因素制约了医生的选择，虽然究竟什么在限制并不太明确。奥里还强调患者认为医生受到了整个医疗卫生体制的限制。

可能影响

由于某些医生给建议的水平太低，找一名"正确"的医生很难。女性可能四处求医，但不是所有的患者都有灵活的医疗保险或备用资金。这样考虑很困难。就算是乳房肿瘤切除术，花费也是个问题。正如卡伦（律师/乳腺癌患者/有家族史/没做过检测）所说：

> 我看过四位外科医生。第一个似乎太忙。另一个过于强势。第三个想要摘一堆淋巴结，而不是做前哨淋巴结组织活检，所以我排除了她，尽管我很喜欢她。

女性必须考虑医生的建议，包括如何和何时治疗。卡伦综合考虑了医生对待患者的态度及治疗建议，并比较了前后医生。不同医生的风格、时机选择和建议有很大差异。相反，女性在衡量这些因素方面因人而异，医护人员难以把握如何与任意一名患者实现最佳沟通。

家人朋友沟通

鉴于这些压力和与医生不愉快的往来，女性往往会转向与家人和朋友交流。然而这种另行交流也有差异。家人或朋友要么固执己见和咄咄逼人，要么抽身事外。伊莎贝拉（社会工作者/乳腺癌患者/阳性突变/无家族史）受到老板要求做预防性乳房切除术的压力：

> 我的老板总是催我做手术。她有多发性硬化症。她这种情况，什么都做不了，她认为，"你疯了吗？你明明可以做点什么！去做手术啊。别做乳房再造——用最简单的方法做。"但我只是觉得看了手术的样子，没办法接受双侧乳房切除术。

这些十分隐私的问题可能让患者与家人和朋友产生矛盾。伊莎贝拉目前只做了卵巢切除术，还没做乳房切除术。

一名女性主要的关系圈不同意她或别人的观点时，她必须在这些矛盾的观点之间斟酌，薇拉（亚裔/高管）提到可能要做卵巢切除术："我的兄弟姐妹倾向于'不做'：为什么你要在可能并不需要的时候做手术？我的朋友倾向于'要做'：癌症很危险。"反对声音部分源于她家没人得过乳腺癌。不过，她还得和其他人就这些冲突的观点再讨论，并且可能仍然没有定论。

最终，家属和要好的朋友一般都支持而不是反对患者的选择。尤其是配偶，通常会把自己的意见放在患者意见之后。家人和朋友可能强烈反对，但最后通常会尊重——也许比医生更尊重——最终是"女权主义者"立场，女性对自己的身体做决定。卡罗尔（男朋友反对她做预防性手术）说："最后，尽管事实上他很反对手术，人们也说，'天呐，这样太极端了。'但这是我的决定。这是我的生命。"她对乳腺癌风险的担忧远远超过男朋友。她切除了两侧乳房和两侧卵巢。

病友沟通

鉴于这些压力及临床医生和其他人令人不满意的建议，许多女性转向患者社群。这些团体——正式和非正式——可以弥补医疗保健工作者和家庭留下的空白。然而事情更复杂。在乳腺癌患者社群中，女性在分享什么信息及如何分享方面有所不同。大部分交流都是围绕手术在探讨，还有源自网站和患者宣传组织的信息（网上或通过互助小组或见面）。例如，伊莎贝拉（社会工作者/癌症患者/阳性突变）曾做过卵巢切除术，但是难以接受预期的附加手术（乳房切除术）。她认为听一听别人的决定很有帮助，不过她觉得不同女性在承受和接纳风险方面差别很大。某些患者的强势程度使她惊讶。她觉得自己做不到：

> 网上最多的争论是：一旦知道你有这个基因，是否要检测，并做手术。有些女性特别支持手术……其他人觉得她们没必要这么极端。母亲或姐妹有癌症、自己没有癌症的女人都很极端，做预防性手术。我十分敬佩她们，这很勇敢，我还没办法接受手术。

病友之间的交流可以毫无顾忌。最开始考虑检测及其影响的时候，苏茜（无症状/有广泛家族史）与其他女性聊了聊。她选择做基因检测的一个原因是想仔细考虑做手术的可能性：

> 某些女性做了双侧乳房切除术——因为她们的母亲很早就过世——认为手术挽救了她们的性命。对她们来说，这是说得通的。所以我听到一些积极的故事时会抵消我对这个危险的侵入性手术的抗拒感。

然后她决定做基因检测，结果显示突变阴性。

沟通方式可能影响这些讨论。例如，相较于直接面对面交流，互联网更占优势，因为它提供了大量信息（尤其重要的是包括术后的照片），并允许匿名。病友群中成员可以分享私密经历，甚至乳房术后照片。一般来说，比起隐私保护，病友群习惯上更注重共享、利他和集体主义。这样的集体进一步加强了病友与社会的联系。女性甚至可能再找不到可以代替的共享方法。卡罗尔（有乳腺癌/有严重家族史/阳性突变/驳回男朋友反对预防性手术的想法）说："如果有人问我，我可能会给她看我的乳房：它们看上去很赞……我给每一个想看的人看了。我不害羞。你能怎样？"她做了两种预防性手术。乳腺癌病友群帮了她，她希望能帮到其他成员。

这种情谊提供了医生、家人和其他朋友不能提供的重要信息。患者经常尽可能广泛寻求建议，非常重视网上大量的图片或口头数据和经验。大家在网上有强烈的团队意识，互相鼓励、互相帮助。不过，不同患者放弃隐私以换取更多社会支持的程度不同。

女性关注的信息量和种类也不同。有些女性十分主动，甚至收到基因检测结果前就对结果做出预测，以便自己决定进行哪种预防性手术或其他手术。患者甚至收到结果前就在网上挑选外科医生。萨拉（程序员/无临床症状/有严重的家族史/姐姐是患者）说甚至做检测前：

> 看一些大的整形手术网站。你可以浏览数百名外科医生的名字，并看到他们患者前后比较的照片。我看了那些早早做预防性手术及发现癌症后才做乳房切除术的人的照片。做预防性手术的那一位看上去好多了。我甚至还看了不同的技术。

她想亲眼看其他女性的结果——强调面对这些不确定性和焦虑时亲眼所见的重要性，而不仅是口头所述。她补充说："可能有人会问，'你为什么不问医生的建议？'而我想看见他们做了什么样的工作。"

如前所述，女性必须评估她们所接收信息的内容及其有效性，但这可能十分困难。在这些病友群中，考虑到可能存在的偏见及个人喜好和个性，患者必须仔细地评判对方的观点。不同患者对信息的接受度和谨慎度不同——尤其对网上的匿名信息。

小结

基因标记可以提供诊断——但不一定对治疗进展有帮助，因此患者面临对治疗方案的担忧。由于每种情况的可治疗性不同，相应挑战也不同。亨廷顿舞蹈症没有有效治疗方案，α1-抗胰蛋白酶缺乏症有，但也存在一些问题。

携带乳腺癌基因突变的女性难以决定是否要做预防性手术。她们面临是否接受手术、何种手术（预防性乳房切除术、乳房再造、预防性卵巢切除术）、何时进行、如何决定（是否接受或拒绝他人的意见）等问题。这些问题甚至影响是否要做基因检测。

是否做手术的风险都不明确。与保险或法律有关的医疗卫生体制也可能限制医护人员。某些女性会对医生建议不明确失望，其他人拒绝听从医生建议因为他太冷漠或太强势。

医疗保健工作者、朋友和家人可能会沮丧，陷入双盲，想给出更明确的建议却无能为力。医生和家人通常需要对这些问题更敏感，准备好讨论和性、生育计划、身体吸引力有关的问题，承认这些问题的主观性和禁忌性合乎情理，帮助患者做这些决定。这些人可能还需要更加注意到他们看待沟通的形式和内容的角度与患者差别很大。

预防性手术引发了特别的焦虑，因为进行或不进行手术的风险都很大，而且是抽象和假设性的，还涉及与性器官、性行为和身体吸引力有关的私密话题。

这些问题突出了基因检测的复杂和悖论，因为它可能会产生不完整的信息，使这些不明确的治疗选择更加困难。存在基因突变但没有任何症状是一种独特的医学场景。迄今为止，遗传学的诊断能力远远超过医学治疗能力，这一现实无疑将伴随未来更多基因标记的发现提出更多难题。

第8章

"传因？"：生育抉择

"我该生孩子、收养，还是流产？"人们反复询问。他们不仅很难做出治疗决定，还难以做出生育决定——"自然"受孕，还是选择胚胎筛查或者胎儿检测。在艰难的生育选择中，和基因标记关联的疾病与其他疾病也不一样：消除后代突变的可能性。这种消除虽然具有潜在好处，但也有伦理困扰及人种改良的嫌疑。人们如何面对？他们觉得自身有多大责任消除后代突变，还是应避免干预胚胎或胎儿，其中涉及哪些社会和伦理等因素？正如我们看到的，这些人的生育选择会受基因检测和结果告知决定的影响，也包含对遗传学、命运和身份的理解。

数十年来，产前检测一直是对胎儿进行羊水穿刺或绒毛取样（CVS），检测某些遗传病的标志物，然后选择是否终止妊娠。最近研发出的胚胎植入前遗传学诊断（PGD）[1,2]，突变阴性的胚胎才被植入子宫（父母不一定知道自身基因状态）。不想知晓自身基因状态的患者因此能确保他们有一个突变阴性的胎儿[3]，并且不用知道自身是否有突变。然而，胚胎植入前遗传学诊断相关治疗让人充满压力[4]。

亨廷顿舞蹈症的生育问题颇受关注，但其他疾病却少得多。对亨廷顿舞蹈症，没有风险的人觉得有风险的人不应将基因突变遗传给后代。例如，94%的瑞士法学和医学学生支持有计划地对高危孕妇进行产前检测[5]。

38%的墨西哥神经科学家、精神科医生和心理学家认为阳性突变的人不该有后代[6]（尽管这项研究并没有考虑胚胎植入前遗传学诊断）。在三个欧洲国家进行的一项研究发现绝大多数遗传学家、产科医生、非专业人士、孕妇认为假如胎儿有亨廷顿舞蹈症突变都应选择堕胎[7]。

然而过去 10 年，高风险人群进行产前检测的比例相对较低：英国[8]和澳大利亚为 5%~25%[9]，加拿大约为 18%[10]。法国一项研究发现怀孕夫妇进行早期检查时，73%的人选择继续妊娠，只有9%的人选择产前检测[11]。研究表明女性比男性更接受自我预测性检测，并要求产前检测[9,10]。

对亨廷顿舞蹈症患者，尽管后代可能携带突变，许多有遗传风险的人依然决定生育。例如，在荷兰，高风险人群只有 19%进行基因检测。其中 44%的人已生育[12]。与常人相比，亨廷顿舞蹈症患者再次怀孕的比例更低[13,14]。例如，欧洲一项研究发现 14%的亨廷顿舞蹈症携带者再次怀孕，而未携带者是 28%[15]。有三分之一的携带者没有进行产前诊断。因计划生育而做预测性检测的人群中，39%的携带者再次怀孕，未携带者 69%[15]。因此，尽管可能有国别差异，但检测结果会影响怀孕决定。

产前检测开展不多的原因可能包括反对堕胎、希望能找到治疗方案、避免或尽量减少问题、希望首先为父母做预测性检测[9,16]。值得注意的是，上述提到的澳大利亚和加拿大的研究中并没有提到费用可能成为一项限制因素。事实上，那两个国家做这些检测的费用可能比在美国要低得多。

主要的伦理问题是哪些遗传标记该用于胚胎植入前遗传学诊断，还有哪些产前诊断手段可以避开事实上的人种改良[17]。基于性别或遗传性耳聋进行胚胎选择争议很大[18]。胚胎植入前遗传学诊断的保密性带来额外伦理问题，因为卵子提取并不十分安全，植入前遗传学诊断涉及的医疗团队人数众多，这对隐私保护形成挑战。由于这些问题，至少单独的亨廷顿舞蹈症诊所无力保密并提供植入前遗传学诊断[19]。然而，高风险的人群如何在现实中看待这些问题尚未研究。人们将来可能寻求"定制婴儿"，通过体外和胚胎基因检测选择高智商、高个子或有吸引力的后代——当然目前来看，不存在能明确清晰地标出这些所谓的特需特征的标记。

以往仅有的一项针对携带突变人群的生育问题研究中，心理学家克劳迪娅·唐宁（Claudia Downing）[20]强调亨廷顿舞蹈症生育选择中责任相比其他因素之重要性，但可能也有其他问题。实际上，唐宁所用的产前诊断数据通过连锁分析得来，需要家属一起做产前检测[20]。但是，技术后来已经进步到允许直接检测基因。此外，唐宁提出了三种情况，但别人身上可能有其他情况和冲突。

与人们决定给自己做亨廷顿舞蹈症基因检测相关的还有"分阶段改变理论"（如个人从预先设想到思考再到行动的一系列阶段）[21,22]。对于生育决定，面临突变的个体可能经历这样一个过程，但每个阶段具体发生什么仍然未知。每个人可能面临冲突，必须斟酌自己的行为，对他人无私而负责任地行事，而不是出于一己之利采取行动。

因此，仍有几个关键问题：做生育选择时，有风险的人群实际上是否将责任与其他方面的担忧统筹考虑，如果是、是什么及怎么做？

生育抉择

人们在此面临一系列生育抉择，这些决定通常不是由单方面做出的，而由夫妇双方共同做出。此外，夫妇通常也不自行决定，还会寻求家人、朋友和临床医生的建议。他们对别人充满责任感，但对别人——父母，配偶或子孙后代却有所不同。并且，每次交流可能都有矛盾。即使在"对他人的责任"范围上，仍有多重考虑，并可能互相牵制。

常常见到这些人面临最艰难的选择。个人意愿可能与对配偶、所在家族、现有子女、未来后代及社会所意识到的责任矛盾。自身症状、家族史、个人观念或宗教观点及突变状态可能强烈影响一个人的态度。而且这些因素之间可能也有矛盾。

对许多人来说，遗传病与其他疾病的关键区别是前者会在怀孕时传给后代。正如贝亚特丽丝（数学老师/和姐姐都有乳腺癌/阴性突变）所说："如果它有遗传性，我更担心，因为可能遗传给我的两个孩子。它不会随我去世就消失。如果你被车撞了，你的病就结束了。"因此她做了基因检测。

遗传病与家族史不同之处在于前者意味着更强的遗传性。"做检测前，我有严重的家族史，"朗达（31岁/有乳腺癌/6岁目睹母亲因乳腺癌去世）说，"现在，我确定我也有病，并可能遗传。"像朗达这样的人面临生育选择难题时压力很大。

养育子女

这些人大都认真考虑过是否生育，也不得不决定如何实现。朗达的基因状态改变了她对后代前途的想法。她仍然在为这个问题努力：

> 我想：我有55%的概率遗传给后代。我妈妈30多岁发病，我20多岁。每一代发病的年龄越来越小。现在得病的都不过十几岁。突变不至于让我以后不生育。但未来很遥远，我还不能确定。

其他人知晓疾病风险前已经生育，但仍不确定是否应避免把疾病再传给其他子女。一旦他们有严重症状，父母通常不再继续生育。本杰明（工程师/α1-抗胰蛋白酶缺乏症患者/有两个孩子）说：

> 已经有一个孩子的年轻夫妇不知道是否该继续生育。有些人直接生了。有时候他们很幸运，有时候不是。我不知道做过肝移植的人为什么要生第二胎——尽管我真见过。

由于亨廷顿舞蹈症缺乏治疗方案，这些问题最严重。一方面，对他人的责任感使许多高风险的人并不先排查后代突变的可能就直接反对生育。

这些患者觉得他们可能——也应该帮助阻止亨廷顿舞蹈症传承。另一方面，父母可能病倒，寿命有限从而无法把子女抚养成人。有时对死亡和无法抚养孩子的担忧超过对遗传这个基因的担忧。伊夫琳（丈夫反对基因检测后见了心理医生）谈到自身亨廷顿舞蹈症的风险，"我当时最大的恐惧不是，'如果我把这个基因传给孩子怎么办，'而是'如果他能长大照顾自己前我就病倒怎么办？'"

部分高风险的人群出于对孩子的渴望，或者缺乏亨廷顿舞蹈症的知识，仍然选择生育。有时，由于孩子的祖父母没有告知孩子父母亨廷顿舞蹈症的风险，因此孩子出生时就伴随着亨廷顿舞蹈症风险。正如乔治娅（有亨廷顿舞蹈症）所述，"直到三四年前母亲才向我和哥哥提起这件事，当时哥哥已经有一个儿子了。"

人们也可能知道家里有人得亨廷顿舞蹈症，但没考虑过对后代的风险。帕蒂（将她的亨廷顿舞蹈症的风险深埋于心）说，"我从没想过这个病会遗传，我的孩子会得这种病。"就某种程度而言，她（单身/43岁/无症状/未做基因检测）将来不考虑生育，也未曾考虑疾病对未来子女的潜在影响。但她并没有被风险困扰这一事实表明可能存在心理断层。

生孩子的决定可能会被对突变的担忧干扰。有些人知道亨廷顿舞蹈症存在遗传风险但并未完全了解前就生了孩子。人们可能对此否认，部分原因是他们不想对自己或对别人承认这个疾病的潜在负担。克洛伊（28岁/秘书/无症状/未做基因检测/很怕自己变得和患病的父亲一样）谈到她的哥哥，"他不知道这会遗传。我不知道他为什么不知道。你怎么会不知道这是遗传性的？他说，'如果我早知道，我就不会生了。'"

有时候，意外怀孕强迫人们决定分娩还是堕胎。约翰（放弃研究生学业/后来得知他没有亨廷顿舞蹈症突变）说：

> 哥哥的第一个孩子是一场意外。那是他们结婚周年纪念日，他们为此庆祝，共进晚餐，然后发生性关系，结果安全套破了。所以他们整晚都在讨论该怎么办。他们决定吃避孕药。三个月后，她怀孕了——药片没管用。他们有孩子了。

但他们担心这个孩子可能携带突变。

衡量可能性后，有些人选择生孩子，甘愿冒险赌孩子没有突变。孩子们可以带来快乐、延续生命，对整个家族都有好处。部分原因还希望冲淡亨廷顿舞蹈症带来的死亡之痛。"我们决定再要一个孩子，"伊夫琳（未做基因检测/无症状）说，"这是我们做过的最棒的决定。爸爸去世后，孩子给我家人带来很多幸福。"

有朝一日遗传病也许有医可治，这会进一步证明生育的正确性。"我想生孩子，"蒂娜（未做检测/无症状）在与她丈夫第一次谈恋爱时就讨论过亨廷顿舞蹈症，她说"如果我的确有这种病，希望那时候会有治疗办法。"然而，未来不一定能找到治疗方法，这使其他人迷惑、焦虑和谨慎。

收养

那些反对可能生下携带阳性突变孩子的人面临若干选择，包括收养。斟酌再三许多人尝试收养而不是传递危险基因。收养可能是出于对他人的责任感（如被遗弃的婴儿）。通常来说，世间有大量被遗弃的孩子，为延续香火而生育——不管是否有遗传性疾病——都被认为有些自私。劳拉（平面设计师/曾有忧郁症）说："世上有很多孩子需要家。"

许多亨廷顿舞蹈症患者也考虑收养。"如果我检测结果阳性，我可能会选择收养，"比尔（销售/已婚/担心长得像爸爸就会得亨廷顿舞蹈症，虽然他爸爸没有症状）说，"我会努力让这个宝宝的人生不需要他人照顾。"

事实上，有亨廷顿舞蹈症的父母可能在孩子长大前辞世，这也引发什么在伦理上"更好"的思考。收养的伦理问题是如何对他人负责：这里有一个伦理争议，即给一个被遗弃的宝宝几年家的温暖是否胜过父母最后可能因亨廷顿舞蹈症不能自理并撒手人寰。罗恩（双胞胎兄弟害怕像父辈一样最终不能自理而自杀）说："在某些州，他们甚至不会让你收养孩子。"

羊穿、绒穿、堕胎

一些人已经或将选择羊水穿刺，如果胎儿携带突变就终止妊娠。亨廷顿舞蹈症患者通常最直接地面临这些难题。沃尔特（有症状/没有做亨廷顿舞蹈症基因检测/在政府工作并领取残疾补贴）说，他的侄女经历过这样的选择，"她堕胎了。我陪她去的：这是她的宝宝和她的命。"

尽管选择堕胎是对未来孩子的责任感的一种体现（确保他或她没有突变），但许多人认为以这个理由终止妊娠是不伦理的。什么情况下基因标记可以用以决定是否堕胎，许多人自有标准。有些人认为重如亨廷顿舞蹈症可以堕胎，但其他不行。"我不会随便一种病就推荐它，"沃尔特补充说，"它必须有亨廷顿舞蹈症那么严重。"

奥里（犹太人/有乳腺癌/检测结果阴性/无家族史）不会因为乳腺癌就堕胎，但会考虑其他原因，如在德系犹太人中发病率较高的泰-萨克斯病：

> 我觉得我不会因为癌症而死，因为它有存活率。但如果孩子会夭折，像泰-萨克斯病，那我相信堕胎是好的选择。我认识的一个犹太人坚持做检测。如果孩子无论如何都会夭折，他允许堕胎。

她表示牧师也可以提供建议，有时候可以委托他们做决定。此外，她的病似乎没有遗传因素的事实影响了她的观点，即不应堕胎。但携带突变的患者看待这些问题的角度有时不同。

家人和朋友会因不伦理而反对。例如，如果父母双方都是镰状细胞贫血基因携带者，就会出现是否要对胎儿进行检测的选择难题。罗伯塔（非裔美国人/前护理学生/与她的母亲都有乳腺癌/没有做基因检测）的家人正面临这种情况。因为疾病很严重，如果是彻底的镰状细胞贫血她就会堕胎，但如果只是有些症状她就不会。她想要"尽可能让孩子出生。如果只是有镰状细胞贫血的症状，我们会想办法。"尽管她有家族史，她不会因为乳腺癌就流产，因为她觉得这种疾病的治疗方法正在进步。

无论个人的伦理标准如何，许多人认为准父母的选择优先。然而这些选择可能遇到很复杂的情况。有严重疾病的孩子，患者父母也可能有问题。卡门（有乳腺癌和甲状腺癌/阳性突变）说："如果我知道我要把一个婴儿带到这个世上让她受苦，那我宁愿不生。因为你自己也会很痛苦。"尽管她信奉天主教，她的病史支持她在这种情况下堕胎。

尽管亨廷顿舞蹈症十分严重，外显率高，无医可治，也有人站在生命权的角度反对流产携带突变基因的胎儿。有人担心允许因携带突变而堕胎会促使因为其他不需要的特征而堕胎——这加剧了人种改良（eugenics）之嫌，走向极端就是德国纳粹主义。正如蒂姆（律师/信奉天主教/有亨廷顿舞蹈症阳性突变/无症状）所说：

> 你可以检测并堕胎，但我是天主教徒。决定哪个胚胎存活或死亡违背了我的伦理观。它可能长大成人。我只是觉得自己无法判别是否合乎伦理。我觉得我担不起这个责任。

值得注意的是，他将伦理上的反对意见与对胎儿和胚胎的选择合起来考虑——将其统统看成人种改良（eugenics）。

有人拒绝因亨廷顿舞蹈症堕胎的一个理由是有亨廷顿舞蹈症的人仍然

可能在发病前善终。"我的弟弟有亨廷顿舞蹈症，但他很可爱，"比尔（销售）说，"我在照顾他。他并没给社会带来负担。"然而，其他人说虽然弟弟没有"耗费"社会资源的事实可能会影响这个决心，但如果他的弟弟使用了这类资源，那么伦理考量就会偏向堕胎。

尽管拥护选择权，有些人认为，出于对人种改良的戒心，他们不会接受羊水穿刺及堕胎。很多人反对所谓的定制的可能性，认为基于遗传基础而让将来能长成的婴儿流产会亵渎某些神圣的东西。对儿童未来最佳健康状态的责任感也可能与人种改良的恐惧和良心谴责冲突，这反映更广义的社会公平责任感。决定生育时，许多人觉得父母不管怎样一定愿意接受这个孩子。生孩子不应该类似购买商品和退货。有人补充说：

> 我不赞成："这个孩子有白血病，抛弃他。"你应该愿意承担要孩子的风险。你可能因为生孩子而死亡。如果孩子生病了，你面临选择。这是你必须提前做出的决定。它不像订餐一样：如果你不喜欢，可以退掉。这不像买裤子：把它退了换件其他的。你必须接受你所有的，竭尽全力。

因此，人们所认知的对他人的责任感有很大差异——如强制堕胎或者保护孕妇。

考虑堕胎时，这些人大部分倾向于依据道德直觉而不是原则做决定。他们并不遵循严格规定，而是根据具体情况，简单直接地衡量各种彼此冲突的因素。比尔说：

> 为亨廷顿舞蹈症而堕胎对我来说是不对的。这不是因为基督教认为堕胎是错误的。它的确不对。我并不反对堕胎。每个女人都有自己的选择。但是，这个选择是基于她能为孩子提供什么。

有些人因为自己当初可能会流产，所以也反对堕胎。"就因为我有亨廷顿舞蹈症风险，我就不应该被生出来吗？"伊夫琳（未做检测/无临床症状）说，"如果我父母在生我之前就做了基因检测怎么办？"

高风险人群对拒绝堕胎是对他人不负责的言论的回应是，决定生下可能携带突变的孩子是正确的。尽管孩子可能有亨廷顿舞蹈症风险，他们认为孩子依然可以拥有美好的人生。"我就有一个美满的人生，没什么影响，"吉姆（医生/亨廷顿舞蹈症患者）说，"就算有亨廷顿舞蹈症，我也不后悔活着。"

其他人不同意这个观点，相信堕胎能消除严重突变，不过他们很难自圆其说，因为按这个逻辑，他们本身就不该出生。他们不能总是融合这两种完全相反的观点。珍妮弗（65 岁/学校老师/在她儿子做基因检测后得知自己有 α1-抗胰蛋白酶缺乏症）说：

> 除非有治愈 α1-抗胰蛋白酶缺乏症的方法，否则人们不该生孩子。他们可以检测胎儿，如果阳性就流产。但人们真会那样做吗？我会，因为多年来我的工作一直与残疾儿童有关。有人可能以为我会堕胎。我如何把这两件事放在一起？我不会。这没有正确答案，也没有任何意义。

值得注意的是，她并没有意识到胚胎植入前遗传学诊断可以作为一种选择。

尊重的原则（自己做生育选择的权利）也可能与善行的观念（对他人的责任）相冲突。许多人自己不愿堕胎，却希望法律禁止他人这样做。这些人自己选择不堕胎，但认为除了人种改良外，应该允许别人有选择。这些反对堕胎的意见经常与提倡堕胎自由的立场冲突。

乳腺癌患者做羊水穿刺后可能选择堕胎，但通常比亨廷顿舞蹈症少，部分原因是乳腺癌突变的外显率较差，而且更容易被治疗。然而即使这样，伦理观念或宗教信仰也反对堕胎和羊水穿刺。作为坚定的天主教徒，贝亚特丽丝（拉美裔/数学老师/有乳腺癌/无突变）反对堕胎。她之前怀两个孩子的时候，甚至拒绝羊穿，尽管她怀孕时的年龄分别是 36 岁和 38 岁——这个年龄做羊水穿刺检测唐氏综合征（Down syndrome）①很有必要：

> 我两次都拒绝羊穿，因为我不会对我的宝宝做任何事情。我不相信堕胎。第二次怀孕甚至比第一次更让人崩溃——我想我已经侥幸生了一个。妇产科医生说。"你现在 38 岁了，属于高危人群。但如果你不会因为那些信息而采取行动，那就不要做。"

她权衡风险，尽管对结果感到焦虑，但仍然选择追随她的信念。

其他人不知道面临这个选择难题时该怎么做。不是每个接受羊穿的人都认为如果胎儿有阳性突变，他们会堕胎。医生被假定只有患者愿意堕胎

---

① 译者注：唐氏综合征（Down syndrome），因 21 号染色体的三体现象造成的遗传疾病，常见症状有发育迟缓、不同的面部特征及轻度到中度的智能障碍

时才推荐羊穿或绒穿。高风险人群一直在考虑如果怀孕，她们是否会做羊穿，并根据结果决定是否堕胎。人们也认识到随着时间推移，她们的观点可能改变。克洛伊（28 岁/秘书/无症状/未做检测/担心变得像她患亨廷顿舞蹈症的父亲一样）说：

> 我想我怀孕的时候，我会给胎儿做检测。如果我知道了结果，我感觉会更好。所以，如果我们的孩子出现临床症状，不必很崩溃，因为我们已经知道了。但我不知道我是否愿意堕胎，我不知道我能否做到这一点。

然而，可以在孩子出生后而不是产前做基因检测。她仍然在纠结，部分原因在于她不知道自己的突变状态。她想做羊穿因为想知道结果，却有伦理顾虑：

> 我支持堕胎，但不知道我遇上了如何处理。为什么上帝要给我一个有亨廷顿舞蹈症的宝宝？我是不是应该直接堕胎？与此同时，我们唯一能阻止这种疾病的办法就是不要让它继续遗传。

她还没有想好怎么解决这个难题，在对结果的直觉渴望和这个结果可能使她的孩子与公共卫生考虑冲突之间纠结，这种考虑出于一种广泛的对他人的社会责任感。

有些人想做羊穿，不是为了堕胎，而只是为了对孩子的问题提前做好心理准备。临床医生似乎反对因为这个原因而检测，但有时患者坚持己见。

信息就算是负面的，也被认为能带来力量。如前所述，基因检测的营销人员可能会利用这一广泛认同的假设。这种检测被认为过分夸大优点。随着时代进步，人们对检查结果的渴求提供了选择的好处——但现在看来也明显存在弊端。

胚胎植入前遗传学诊断

鉴于羊水穿刺后堕胎引发的伦理问题，许多人开始考虑胚胎植入前遗传学诊断。有几位受访者用这种方式筛选胚胎——或者听说有谁做过——认为这项检测有益。其他人也在考虑，或者说他们也可能会选择这么做。罗杰（出车祸后做了亨廷顿舞蹈症基因检测）说姐姐做过非告知的胚胎植入前遗传学诊断：

为防止她有这种疾病，他们取出并检测了她的 10 个卵子，发现其中 8 个没有这种病。但如果她有，他们不会告诉她。然后他们就将卵子放回去，并且不告诉她是否有这种病。所以她只知道她的孩子现在没病，这很棒。

这项检测优点非常清晰：让夫妇生下没有亨廷顿舞蹈症的孩子，且不需要告诉父母他们自己是否患病。

许多人反对因为一个突变就堕胎，却支持胚胎植入前遗传学诊断，因为它针对的是植入前的胚胎。"我绝对支持堕胎的权利，"约翰（放弃研究生学业/没有亨廷顿舞蹈症突变）说，"但我个人可能难以决定是否因为亨廷顿舞蹈症堕胎。我觉得这很不伦理。但如果是试管婴儿，我觉得没有关系。"他支持他人堕胎的权利，但觉得自己选择堕胎是错误的。因此，作为备选替代方案，胚胎植入前遗传学诊断被证明很吸引人。毫不奇怪，如果他们知道自己有阳性突变，很多人都会考虑胚胎植入前遗传学诊断。

α1-抗胰蛋白酶缺乏症也一样，很多人会选择胚胎植入前遗传学诊断。伊冯娜（做过肺移植/计划搬到南方）认为人们有权接受胚胎植入前遗传学诊断，为 α1-抗胰蛋白酶缺乏症堕胎。她和大多数人都认为胚胎植入前遗传学诊断最终可以帮助消灭这种疾病。"他们应该根除这种疾病，这样就没有人会再得病了，"她说。照料病情严重的祖母的经历影响了她的看法。

一些非裔美国女性也支持对镰状细胞贫血进行胚胎植入前遗传学诊断。例如，弗朗辛（HIV 携带者/母亲患乳腺癌）支持通过胚胎植入前遗传学诊断消除乳腺癌："应该允许她们说，我们想要不携带致病基因的卵子。"

对乳腺癌也是如此，也有几名女性受访者选择胚胎植入前遗传学诊断。当然，人们也审慎提出伦理区别：支持对疾病进行胚胎植入前遗传学诊断，但不是为了与健康无关的偏好，如性别。薇拉（亚裔/高管/有乳腺癌/有阳性突变）说：

> 我会给自己的胚胎做基因检测，但不会选择性别。你不该选择性别。这听起来太纳粹，太"集中营"。那样，你开始歧视那些精神病患者。我会检测胚胎只为确保他们健康。

许多人意识到所涉及的伦理问题，但认为胚胎植入前遗传学诊断对医疗的好处超过这些担忧。然而如果因为一种疾病就放弃胚胎，那么也存在逻辑悖论。

鉴于胚胎植入前遗传学诊断的滥用可能涉及人种改良，有些人试图进一步区分不同种类的疾病，但这并不容易。多萝西（前电视制片人/依赖制氧机）认为α1-抗胰蛋白酶缺乏症患者对胚胎植入前遗传学诊断更谨慎。"我们应该筛选出可以缩短你寿命的东西，"她说，"这是个人选择，但是我并不希望α1-抗胰蛋白酶缺乏症是我最大的敌人。你不可能过上圆满、正常的生活。"

考虑到这些互相冲突的伦理、社会和心理问题，其他人仍在纠结。卡伦（女同性恋/律师）十分关心歧视问题，并纠结一些与乳腺癌和胚胎植入前遗传学诊断有关的问题：

> 所有孩子都会有遗传缺陷，妨碍所谓的完美生活——无论它是什么。所以我理智的一面说："我不可能在它无关紧要的时候做基因检测。"谁知道未来15年、20年、40年后的治疗方法会是什么？然后，我身为父母的另一面是，如果我有一个会得乳腺癌的女儿，我想，"我怎么能这么对她呢？"她会被当成癌症高危对象。她可能很早就做乳房X光基线检查，需要更小心，比大多数同龄人更早意识到这一点。

卡伦因此左右为难。

由于伦理顾虑及经济、心理和身体代价，其他人更谨慎，特别是如果需要多次试管授精，他们并不觉得胚胎植入前遗传学诊断是万能药或切实可行。正如约翰（亨廷顿舞蹈症阴性突变）所说：

> 我曾见过体外受精过程多困难——身体上和心理上——你服用各种激素……我姐姐的老板尝试三次都失败了。我姐姐亲眼见证这个过程的心理煎熬。

保险通常并不覆盖胚胎植入前遗传学诊断，它的价格十分高昂。一旦患者意识到他们自身有遗传风险，他们可能已经年纪过大，实际上已无法考虑承受。本杰明（工程师/两个孩子）聊到一位想做胚胎植入前遗传学诊断的α1-抗胰蛋白酶缺乏症女性患者：

> 保险不报销这个手术。她很难过：30万美金做肝移植，5万美金做试管授精和筛查。这能做，但我做不了，太贵了。大多数生病的人也已经过了生育年龄。

胚胎植入前遗传学诊断的高成本与伦理上的顾虑使生育看起来好像不再属于它本身的意义。这种宿命感与世间众生平等的观点说明了超自然的信仰如何影响人们的决定。劳拉（平面设计师/环保主义者/无乳腺癌/有严重家族史/阳性突变）说：

> 假如不涉及费用，我也不会筛选确认是否遗传乳腺癌基因，部分原因是我觉得这是不自然的。我就算很有钱，也不愿做试管授精。我不是责怪任何做过的人。但它是强迫做一些不是命中注定的事。已经精卵结合的孩子需要一个家。如果你必须历尽千辛万苦才能生下自己的孩子，可能这意味着更好的办法是收养。这不是说我相信命运。但如果你的努力太过艰难，你可以不这样做。

她认为"自然地"更伦理且从医学角度看更好。如果她自己患这种疾病，她可能试图阻止其传播——虽然如何阻止也不完全清楚。

有些人对使用胚胎植入前遗传学诊断筛查乳腺癌十分小心，因为体外受精涉及的激素治疗可能提高患病风险。"这些激素可能增加你新发癌症的风险，"朗达（31 岁/护士/有乳腺癌/阳性突变）提醒大家，"他们告诉你确认患病后需要等五年再做试管。"

许多已经有孩子的母亲不愿再冒这个险，也不愿考虑胚胎植入前遗传学诊断。朗达见过很多这样的患者，她们很高兴已经有了一个孩子，但不愿冒险再生一个："知道他们自身是乳腺癌及基因阳性突变或有癌症，某位女性说，'我很幸运已经有一个孩子了。我不会再次冒险把疾病传给后代。'"

然而，尽管胚胎植入前遗传学诊断存在局限，但它能缓解焦虑——即使人们并不完全理解技术细节并引发伦理担忧。正如西蒙（29 岁/会计）所说，"对我们来说这就像'星球大战'。但是……内心很平静。"

有些人通过电影或媒体报道了解胚胎植入前遗传学诊断，然而有些人却不知道它的存在。许多人不太了解它，尤其那些高风险人群（不是亨廷顿舞蹈症）。劳拉（平面设计师/乳腺癌阳性突变）问了我许多与胚胎植入前遗传学诊断有关的问题。

值得注意的是，这些患者都支持胚胎植入前遗传学诊断的概念，但只有某些亨廷顿舞蹈症患者才真正做过这个。

不养孩子

考虑到这些复杂的伦理难题，有些人回想起来，十分庆幸不生孩子。

伊冯娜（做过肺移植手术）说：

> 我一直很感谢上帝没让我生孩子。如果我有了孩子，他们非常有可能会得这种病。我看到病友圈里有个丈夫和他三个孩子中的两个孩子都有病。他们已经知道孩子们要遭受这个病的折磨。

不婚拒生

正如我们以前所看到的，讨论恋爱的时候，婚姻与生育绑定在一起的事实可能会使某些亨廷顿舞蹈症阳性突变的人因为不愿生育或不想面临生育选择，避免认真恋爱。他们觉得不应该因为他们的原因而限制另一半生育或抚养后代的权利。因此，一些阳性突变的人不愿建立长期的关系。其他疾病的遗传风险也可能让人逃避婚姻和孩子。吉尔伯特（电子厂工人/α1-抗胰蛋白酶缺乏症患者/让孩子做过基因检测）坦白说：

> 如果我大学和妻子谈恋爱的时候就了解她的过去，我可能不会让自己陷得这么深。她父亲有躁郁症。她姐姐自杀了，另一个在住院。我的大儿子遗传了我妻子家族的基因。我的小儿子遗传了我家族的基因，很幸运地避免了这些问题。每个人都有可遗传的东西。但是，你需要评估它的危险性，你的孩子将来受折磨的可能性多大。如果有人知道我是α1-抗胰蛋白酶缺乏症患者，生的孩子一定是携带者，他们就不得不掂量这一点——这个疾病随着时间推移变成什么样，他们是否想要陷入这种困境。α1-抗胰蛋白酶缺乏症治不好。

同样，他不会娶一个α1-抗胰蛋白酶缺乏症携带者。

他人作用

如前所述，患者觉得自身对他人肩负伦理义务，这些义务可能会与某些意见相左。例如，配偶的倾向可能与个人对未来孩子的最大利益的想法冲突。其他家人（如兄弟姐妹）的偏好或者某个医生建议（可能会有治疗方案）会与配偶看法相左。如下所述，结果可能取决于每个因素的性质和强度。

夫妻对这些问题可能看法不同，对子孙后代和他人的责任感不一致。例如，二人对生孩子前是否进行基因检测会意见不同。伊夫琳（无亨廷顿舞蹈症症状/丈夫反对她进行检测）说：

> 我和丈夫犹豫不决。我不断提醒自己："我不能再生一个孩子。"我们都想再要一个孩子。但他说：如果你想先做检测那我们就不能再要一个孩子。

丈夫反对她做基因检测，双方在这些问题上的矛盾程度可见一斑。双方看问题的角度可能很不同。

一对夫妻中，一方可能占主导地位，迫使另一方妥协或者考虑偷偷进行。伊夫琳说她丈夫希望她在不做检测的前提下要另一个孩子：

> 他十分固执！我已经打算自己去做基因检测，然后如果结果阳性，我准备告诉他：不，不能再要另一个了。我不知道我是否要向他承认我做了检测。我从没告诉过丈夫，但我打电话给妇产科医生说："我能做一次血检吗？"

虽然她对可能会遗传突变很内疚，但他没有。由于双方意见不统一，她只能偷偷检测。

高风险人群可能相信科学家最终一定会找到治疗方案。正如伊夫琳所说，"他们保证我的孩子不用担心这些问题——将来一定会有治愈方法。"医疗保健工作者实际上可能不会给出这样明确的说法，但对未来医疗的乐观看法可能让人误解。

夫妻分歧不仅表现在他们对再生孩子的渴望程度，还在于命运观、伦理观、世界观。琳达（美术老师/对"亨廷顿舞蹈症的噩梦"深恶痛绝/检测结果阴性）说丈夫想冒险再生一个孩子，觉得他们不应对可能的伦理顾虑过分担忧：

> 我去做基因检测的时候，他仍然在说他想要我不做检测就再生一个。他认为……你必须对那些事情别太在意。

医生可能通过其他一些途径影响生育决定，也可能反对患者决定。琳达聊到她做亨廷顿舞蹈症基因检测前就有了一个孩子：

> 医生把我俩的情况放在一起考虑糟糕透了：我们没做检测就生了儿子。我看到她脸上的表情。刹那间，我觉得她的看法很重要：我竟然做了这样一件事情。我很痛苦。

一方面，琳达由于自卑而自责，觉得自己活该得亨廷顿舞蹈症。她觉察到的这种责备让她很生气，可能让她以后隐瞒事实。"最后，我没有告诉医生真相，"她补充道，"我得长点心。"

对乳腺癌也是同样道理，由于复发率不断升高，医疗保健工作者可能委婉地或直接地反对生育愿望。卡罗尔（不理睬她男朋友反对预防性手术的意见）说：

> 我很想生孩子，但我做不到。我30岁确诊。医生说，因为我有乳腺癌，"你不该怀孕。"化疗后第四年，我其实已经怀孕了。医生十分担心我的乳腺癌复发。我后来堕胎了，因为所有人都说我不该生孩子。那是我唯一的机会。

她理解医生的看法，但由于她对孩子的强烈渴望，她依旧十分懊恼和沮丧。

内疚自责

不仅未来的生育决定会有压力，过去的选择也一样。然而，往事不可追，父母可能因此内疚和自责。如前所述，疾病的因果观念让父母很自责影响了后代。邦妮的姐姐（有乳腺癌）怪她们的母亲给她遗传这个疾病。邦妮解释说：

> 他们关系复杂。"如果爸爸没有娶妈妈，我就不需要面对这个。"我不这样认为。如果爸爸没有娶妈妈，我们根本就不存在。她认为这完全是遗传：因为妈妈有癌症，所以姐姐也有。我不同意。

邦妮的姐姐对他人的指责远多于没有患病的邦妮。因此，对疾病因果的理解也会影响个人情绪，如后悔和负罪感。

父母对遗传基因突变给后代确实感觉非常糟糕。克洛伊（28岁/秘书/担心变得像她父亲一样）说：

> 我的姐姐有三个儿子，都有亨廷顿舞蹈症，她说如果她早知道这样，她会做检测，然后堕胎……她很自责——因为把病传给了儿子。但她现在无能为力。

那些没做检测就生孩子的人往往追悔莫及，虽然他们并不清楚孩子的遗传状态。琳达也这样认为，因为她在没有确认亨廷顿舞蹈症突变阴性前

就生了孩子:

> 我难以相信我竟然把儿子置入这样的风险中。我想再生一个,
> 并且我决不重蹈覆辙。这听起来是最不负责任的事情。至此,因
> 为我已经有一个孩子了,我下决心每做一项决定都认真考虑,确
> 保他得到照顾。我不会再这样随便。我自己这样无所谓,但不能
> 接受突然让他也这样。

然而,包括其他家族成员在内,别人都觉得这种愧疚毫无依据,因为
父母当时并不知道其风险。

相比乳腺癌或α1-抗胰蛋白酶缺乏症,由于亨廷顿舞蹈症外显率更高,
且缺乏治疗方案,人们对它的悔意也更强。不过其他两种疾病也引起懊悔
的部分原因是疾病会让父母一方提早面临死亡威胁。正如伊莎贝拉(社会
工作者/乳腺癌患者/阳性突变/无家族史)所说:

> 我有癌症的时候,我这辈子第一次说,"我宁愿我从没有过孩
> 子。"但我现在不这样想了。当我处于有癌症的痛苦而不自知的时
> 候,我想"我会好起来吗?"我当时十分恐慌⋯⋯我想,如果我
> 没有孩子,这一定是一种全然不同的体验。

如果他们有孩子,将来可能出现的内疚感会让一些人根本不想生孩子。
无意中把疾病传给后代的内疚感让人崩溃。西蒙(29岁/会计)谈到她
的父亲,"当人们告诉他亨廷顿舞蹈症是遗传病时,他完全无法接受。他对
生活丧失了全部兴趣。"

问题出在人们是否该为把突变遗传给后代内疚。正如我们前面所看到
的,即使自责被认为是不合理的,这种内疚感也会一直持续下去。

但其他人觉得不应该责备这样的基因遗传,因为这类检测刚刚问世,
最近才能做。尽管如此,吉尔伯特(电子厂工人/如果知道妻子的家族精神
病史可能不会娶她)谈到α1-抗胰蛋白酶缺乏症说:

> 我不怪罪任何人。我的父母可能也不知道,因为他们到63岁
> 才发现它。没有任何基本信息指导他们是否应该生孩子。所以,
> 我不希望我的父亲或母亲与别人结婚。

不知者不为过:如果他早知道他可能不会结婚,但他不会责怪父母不
经意给他遗传疾病。

然而，后代将如何看待现在的决定尚不明确——就是说现在能做检测，但可能没做。孩子们以后可能怪罪父母没有阻止突变传播——这使一些受访者更加抗拒生孩子。

责怪父母被认为是荒谬的，因为疾病在所难免，父母遗传了很多基因——好坏都有。克洛伊（28 岁/秘书/无亨廷顿舞蹈症症状/没有做基因检测/担心自己像父亲一样发病）觉得他仍然给了她"很多很好的东西……尽管我的生活有点艰难，我仍然很喜欢我的人生——做我自己。"

此外，有些人不想责怪父母，因为父母内心也经历了挣扎和拷问，所以责怪他们是不公平的。疾病的遗传或许可以阻止，但父母面临的其他问题情有可原。卡罗尔（乳腺癌患者/阳性突变）对母亲和祖母给她遗传突变并不生气，因为"她们曾经生活举步维艰。"

其他人不这样想，最后怪罪父母，但缺乏替罪羊使这些十分容易被遗传的疾病很棘手。吉尔伯特就 α1-抗胰蛋白酶缺乏症补充说：

> 我不怪我的父母，但我发现这种疾病比我自己引起的疾病更难忍受。我宁愿是我自己的错——因为我愿意承担我的行为带来的后果。可这不是我的错。

宗教政治

这些选择难题显然与宗教和政治观点也有关，面对这些赌注的惊人代价，有些人寻求精神层面的引导。有些人认为无论是否怀孕或生育都是神的旨意——不是他们自己的。克洛伊说：

> 我觉得上帝不会让你做你做不了的事情。这也是为什么我不知道我是否能面对堕胎——因为如果上帝知道我做不到，他怎么会给我一个有亨廷顿舞蹈症的孩子？我已经不知道怎么办了。

鉴于这些问题的复杂性，这种所有事情都是"上天注定"的感觉让人有精神寄托。在某种程度上，如果上帝给克洛伊一个无法处理的事情可能说明她被惩罚了——这对她是一种诅咒。

个人的伦理观念可能与其政治信仰相互呼应或相互矛盾。社会责任感可能使个人因为考虑到最终给社会带来的负担而反对生下有突变的孩子。"要求人们放弃生育听起来很不公平，"卡尔（阴性突变）说，"但与此同时，患者会给社会增加负担。"尽管如此，由于这些男人和女人自身丰富多样又令人困惑的经历，他们通常不足以恰当评价这些政治问题。卡尔总结说那些问题都"太过重大了"。

小结

这些人面临一系列的生育难题，如何平衡个人与伦理顾虑。他们面临是否怀孕生育、是否对胎儿进行检测、如果胎儿有阳性突变是否堕胎、是否要筛选胚胎、是收养还是不要孩子这些难题。他们面对这些决定时需要权衡许多互相冲突的愿望和顾虑。责任感使这些人必须斟酌这些互相冲突的想法，有时候还涉及其他方面的因素，如平衡自身的愿望与配偶的愿望，以及伦理观之间的冲突。伦理顾虑和对现在或将来的后代最佳利益的想法也可能冲突。因此，问题出在该负责到什么程度，以及对谁负责、是否该终止疾病遗传、是否遵循特定宗教或伦理方面的要求（如关于堕胎）。人们提出了一种简单的"责任模式"，其中个体将自己定位为"负责任的决策者"[20]。然而这些人强调了其中可能出现的复杂紧张状况。伦理决定经常是有争议且模糊的。其他人的想法可能与个人自身的道德观念冲突。

毫不奇怪，随着时间推移，每一次怀孕都会有一些人不确定或改变自身的观点——他们可能已经冒险怀孕一次，但后来会更加谨慎、使用胚胎植入前遗传学诊断或干脆避免再次怀孕。家人也经常表达自己的看法并给做选择的人带来压力。虽然这些受访者大都主张堕胎合法化，但许多人都说自己不会堕胎，并且对因为突变而堕胎不以为然。因此，不同的社会观和伦理观使人们对堕胎看法不一，这些想法并不总是明确主张堕胎合法化，而是取决于具体情况。许多受访者主张堕胎合法化，但反对人种改良，表明社会对人种改良的担忧可能超过对自主权和个人权利的意识。事实上发现堕胎过的女性所承受的与社会经济状况、自我激励、内疚、自责和胎儿看法有关的情感经历十分复杂[23]。

人们会估量决定的利弊，但和人种改良、现在及未来孩子有关的伦理观念也影响了这些选择。虽然有人提出要理性决策，但这些人也同样强调了重要情绪、道德、无意识和想象因素的重要性。其他社会和心理上的一系列因素也影响了这些受访者是否寻求或回避与未来孩子有关的信息。个人过往的生育决定可能影响以后的决定，但性行为并不总是有计划的，生育决定通常也是双方面而非单方面的。因此，这些男男女女强调这一领域理论模式的局限性，需要对这些复杂多面的问题反复斟酌。

在矛盾的伦理困境中做决定很少是简单的善恶抉择，往往涉及如何考量互相冲突的伦理之善[24]。人们必须根据自身的需求通盘考虑对他人的责任感。这些人常常不知怎么解决这些难题。考虑到这些问题的复杂度，通常这些选择可能不是自觉做出的。相反，有些怀孕不在计划内，或者发生在完全认识或了解遗传风险之前。拒绝之类的无意识心理抵抗可能影响这些结果。夫妇意见不一致时，可能推迟决定，可能一方占上风，也可能互相妥协。对他人的责任感在某种程度上十分主观，对涉及伦理原则的理解和运用也有不同。因此，尽管人们觉得自己的行为是负责任的[20]，但这里的问题更复杂更微妙。

胚胎植入前遗传学诊断还涉及一些问题——其使用受到成本、是否被知晓的限制。并非所有高风险人群都知道这项技术的事实表明需要更多教育。然而，理解这种生殖技术很困难。胚胎植入前遗传学诊断仍然有争议，并且伴随其他生殖技术的应用——如堕胎和干细胞研究——加上恐惧、宗教信仰和伦理反对，引发了激烈的政治争论。胚胎植入前遗传学诊断在一些欧洲国家已明令禁止或被置于严格监管中[25]，在美国仍有争议[26]。如果将来胚胎植入前遗传学诊断广为使用，人们会担心使用规范会转向期望其普及的方向。有些家长不知道如果不用这项技术却生下携带阳性突变的孩子，他们是否会被指责，携带某些疾病阳性突变的人是否因此遭受更多歧视。

未来数年会推出更多检测，堕胎的方式和原因也可能改变。选择堕胎的多项原因中，女性通常会提到想推迟或放弃生育，并提到社会经济因素。1987 年在美国只有 13% 的女性提及胎儿可能有缺陷，1992 年在澳大利亚的数字是 7%[27,28]。不过随着基因检测技术的普及，这一比例可能增加。

人们应多关注关系复杂的夫妻如何做出生育决定。许多医生愿意参与检测后的咨询并提供帮助[29]，但可能缺乏这方面的培训或专业知识。作为医疗服务的一部分，医疗保健工作者需要向患者和配偶提醒并解决这些问题，也需要学习如何完成这项工作。目前，医生可能只与高风险人群密切接触，而他们的配偶可能不同意这些生育决定，医疗保健工作者不知如何解决或调解夫妻矛盾。如果丈夫坚持要求高风险的妻子不做检测就怀孕，医疗保健工作者是否应介入并支持妻子坚持做检测的决定？如果分歧一直存在，这位妻子或其他高风险人群是否有更多决定权，或者这个选择只应该由夫妻双方决定？虽然尊重原则表明这些选择应该完全由个人做出，但问题在于医疗保健工作者在这些决策过程中是否具有——或自认为具有——伦理义务，如果有，是什么？选择难题还包括临床医生是否、何时及如何告诉高风险人群或鼓励他们考虑这些不同的生育选择。可以说，遗传咨询师和其他医疗保健工作者应尽量确保高风险人群充分意识到胚胎植入前遗传学诊断的存在和可及性。

大多数心理咨询可以帮助高风险人群面对这些选择难题。事实上，这些难题会阻碍高风险人群建立或维系一段长久的恋爱关系，这进一步证明需要心理治疗服务帮助他们解决这些问题。的确，夫妻共同治疗不仅有助于做出基因检测的决定[30]，还有助于做出生育决定。医疗保健工作者可能侧重于是否该做基因检测——而不是怎么做出生育选择。美国亨廷顿舞蹈症协会倡导团队合作，但不清楚这些问题实际上如何解决：包括由谁、什么时候、解决得好坏及解决到什么程度。

遗传病患者收养孩子可能面临障碍的事实引出了重要的政策问题。1994 年通过的《联邦统一收养法》提供了一些总的指导原则[31]，但机构如何评估准父母的身心健康却不明朗。据说，某些收养机构申请表上至少会询问家族遗传疾病的情况。

随着全基因组检测越来越普遍，有罕见病遗传风险的不育人群做试管婴儿时，也能接受胚胎植入前遗传学诊断。更多基因检测变得可及——包括那些不完全外显性的疾病和遗传修饰性疾病（属于正常变异，但可能影响治疗反应或疾病进程）。因此，这些问题日益重要，这些男男女女也强调越来越多的人有朝一日终将面临这些问题的挑战。

第9章

"测隐"：隐私与保险

约翰（发现亨廷顿舞蹈症家族史后放弃研究生学业）对我说："我骗了我的医生"，"我说我已经很久没看过医生，都记不得原来那个医生的名字，也不知道新医生该上哪儿找我的旧病历。我想撕掉认定我有亨廷顿舞蹈症高风险以后的记录。"

不过我想知道，如果新医生从约翰的旧记录内发现有价值的信息怎么办？

这群人面临的困惑不仅包括采取什么样的医疗措施，还包括如何支付费用、如何使用保险——这将泄露他们的遗传风险。基因信息有助于疾病治疗，但也容易引发歧视。这些人努力寻求医疗救助，同时又想保留颜面。但这些双重目标往往很难实现。有其他医疗问题的患者也面临这些挫折，但基因检测带来额外挑战——因为这个人可能并不显现症状，个体自身的遗传风险信息会牵连家人，可能揭示他们患病的概率。

对自身遗传风险的认识也迫使人们面对更重大的政治和经济问题，涉及医疗保险的费用和给付。美国对保险歧视日益担忧时，有国民健康保险体系（national health insurance）的英国在人寿保险上的歧视更甚于医疗保险。在英国，银行有权在审核抵押贷款时获得某些基因检测结果。

2008年5月，美国公布了《遗传信息无歧视法》（the Genetic Information Non-Discrimination Act，GINA）①，一些患者、家庭成员以至医疗保健工作者都觉得潜在问题已解决。然而，究竟有多少基因歧视仍然存于现实还在争论不休。就有这样一个案例，2010年4月，一名妇女起诉其雇主，声称她接受预防性双乳切除术后，因其遗传情况遭到解雇[1]。

批评者声称，抱怨歧视是在夸大其词[2,3,4]，基于主观的、道听途说的印象，完全不符合客观事实。一些人坚持认为，需要客观数据评估是否确实存在所谓的歧视事件，如果有、是否非法[5,6,7]。

出于收集数据的目的，澳大利亚遗传歧视项目调查了该国951名基因

① 译者注：《遗传信息无歧视法》（GINA），2008年5月21日由时任美国总统布什在白宫签署，旨在保护美国民众的基因信息不被滥用和歧视

检测客户，10%的客户反映存在歧视，其中人寿保险占 42%、雇主占 5%、家庭占 22%、社会占 10%、医疗占 20%[8,9]。但偏见的程度和情形尚存疑问。是否拥有国家健康保险体系可能让不同国家（如澳大利亚和英国有，美国没有①）的歧视状况不同，并且反歧视立法和执法的性质、力度及范围也可能不同。

《遗传信息无歧视法》旨在防止基因歧视——通常被定义为携带基因突变但症状未显现个体所遭遇的歧视。有症状的人所面临的偏见多半基于残疾，在美国这已被《残疾人法》（*the Americans with Disabilities Act*，ADA）涵盖。《遗传信息无歧视法》规定雇主和保险公司不能根据可能的遗传状况歧视个人，否则将处以高达 30 万美元的罚款。

令人惊讶的是，很少有公开数据讨论携带遗传风险或已有遗传病的患者如何看待这些问题，以及何时、如何及何种程度承受了歧视。

这些受访者表达了对歧视的担忧，认为歧视从公然直接到隐性微妙都有，很难举证。这可能涉及几个因素，包括症状直观性和疾病特异性，以及雇员的性质和年龄，这些问题会妨碍基因检测、结果告知、治疗和重大的职业及人生决定。许多人担心他们被忽视；他们不确定是否被《遗传信息无歧视法》或《残疾人法》保护。

担忧保险

对于其他疾病的患者，保险可能不稳定。基因信息可能提供了对未来一定程度的了解，但也由此加剧了人们的担忧。大多数美国人的保险是有限制的，这就可能严重制约选择医生，患者难以得到另外的参考意见以进行基因检测及接受辅助生殖。有幸有保险的人也可能困惑。究竟哪些服务在何种程度上被保险覆盖不清晰。患者是否决定使用保险，部分取决于究竟能够报销多少。涉及遗传风险时，这些问题更加复杂。"我们不能确认保险涵盖哪些内容，"卡伦（律师）说，"发病前做基因检测会有麻烦。"

不仅健康险，还有人寿险、残疾险及长期护理险也有麻烦。琳达（艺术教师）知道自己没有亨廷顿舞蹈症基因突变前对保险的赔付范围很发愁，好像她真得了这种病似的：

> 如果一个人购买人寿险两年后仍正常生存且未发现有何异

---

① 译者注：美国国家健康保险，美国时任总统奥巴马竞选时提出的政纲之一，在 2010 年 3 月获国会通过，旨在为没有医疗保险的美国公民提供医疗保障。在本书中译版成书过程中，美国现任总统特朗普在上任后签署行政命令，启动废除奥巴马医保改革计划的进程

常，那么人寿险会继续有效。我认为长期护理险也应同样如此，但实际上我并不确定。我希望长期护理险条款明确，如一个人获得过赔偿，他也将得到保费全额退款。

人们努力理解每一种保险覆盖范围的复杂性。伤残保险也可能令人迷惑，保险公司可能无法提供完整准确的信息。珍妮弗（教师/有 α1-抗胰蛋白酶缺乏症）说：

> 保险公司的代表本应告诉我，我可保留蓝十字公司①的保险，同时我的个人医保可作为第二重保险。但我只是估计，没问过保险公司，我自己并没有仔细研究过。

正如她所建议的，即使是受过良好教育的患者理解这些也很费劲，并不得不自己查资料。

保险公司可能表述得含糊不清。例如，保险公司有时仅提供有期限限制的保险。戴安娜（西班牙语教师）报告说，"我的保险公司来信说，'我们只提供一年期保险，然后会复审'。至少我那么理解。"戴安娜不确定她的理解是否准确。保险会是短暂和不固定的；人们可以购买，但也可能被取消。

对亨廷顿舞蹈症，许多人认为做基因检测前就购买残疾保险很重要。如前所述，遗传咨询师和患者关爱小组都建议这样做。卡尔说，"我父亲从其伤残保险中获得一大笔赔偿金，因为他事先已做了准备。"

许多人担心保险公司的政策或法律会改变，或由于自己或配偶的工作变动影响保险范围。"我不知道我的丈夫会不会换工作或失业，我自己是否必须出来工作，"瑞秋（有乳腺癌/有阳性突变/家人死于大屠杀）说，"一切都会变。"

同样，患者或其配偶可能被解雇而危及保险。在美国，1985 年延续至今的《综合预算和解法案》（the Consolidated Budget Reconciliation Act，COBRA）规定 COBRA 保险在失业后只延续 18 个月。公司可以更换保险公司，每一家保险公司的规则都不同，并存在不确定性，因为以前或现在安排保险的雇主可能破产。吉尔伯特（工人/有 α1-抗胰蛋白酶缺乏症）这样谈他的公司：

---

① 译者注：Blue Cross，美国一家大型医疗健康保险公司

……宣告破产。这明白无误地表明退休人员将失去他们的医疗保险。我有资格延长 18 个月 COBRA 保险，但我不知道这种情况我是否会被拒保。但我宁愿不要走到那一步。

政府政策会变动，许多有保险的人担心以后有危险。彼得（退休商人/现在领导一个 α1-抗胰蛋白酶缺乏症患者关爱组织）说：

我有医保，而我太太是一名退休教师，所以我们有国家健康福利计划，赔付额度很高，每年最多有六万美元。但天知道以后会发生什么。

患者担心医疗改革可能带来更多改变和限制，更担忧保险公司将来改变条款和做法或提高费率。

不足为奇的是这些人发现基因突变后，担心失去保险超过担心失业。朗达（护士/有乳腺癌/有基因突变）说，"我从没听人说过'因为基因检测的结果是阳性突变所以我担心被解雇'，反而听说过为了维持保险而换工作。"

隐私问题

保险公司不仅会引发对保险赔付的担忧，还会引发对隐私威胁的顾虑。保险公司拥有高度隐私的个人健康信息令人极度不安。许多受访者认为，保险公司知道太多了。邦妮（销售/母亲和姐妹有乳腺癌）感觉自己毫无秘密可言——她自己的隐私信息可能已被盗：

这像是小偷进到你家里，悄悄翻探你的内衣抽屉。你不知道他是谁，但你知道有人动过。尽管看不到他们的脸，但你感觉到被侵犯了。你和治疗师分享了一些不能和其他人公开的秘密，但某些人能看到这些资料是不公平的——你并不知道他们是谁。

偶尔有采访者相信隐私保护已足够充分，隐私顾虑被夸大。并未亲身经历这些伤害和影响时，大多数人们不能理解这种潜在的危险。这些看法根据情况的复杂性各有不同。本杰明（工程师/有 α1-抗胰蛋白酶缺乏症）就因为雇主意识到他有可能残疾而丢了工作。尽管这样，本杰明仍然相信自己的隐私未被泄露，这方面担忧被夸大了：

我们可能想多了。我看不出有什么人会对这方面信息感兴趣。

理论上人们担心如果没保护好 α1-抗胰蛋白酶缺乏症数据，坏人也许会进入。但现实是什么人会打它的主意呢？我认为保险公司不会违法获取它。我不太了解，但政府肯定会出台各种规定。你需要绕过各种限制，也有很多办法。很多人认为保护力度不够。我的意思是：这里一定有个让大家都满意的平衡点。我只是不知道这个平衡点在哪里。

当然，他担心法规管得过宽，但也不确定。有些人对隐私保护很有信心，虽然有些时候这种信任可能有些天真。

企业如果本身规模较大就可以抵消对这种个体歧视的顾虑。卡伦（律师）相信她的雇主是一个"庞大的官僚机构且内部信息不容易流通。"

更多的人会起疑心。他们经常并不知道隐私法能保护他们，而对此表示更多的谨慎和疑虑。劳拉（平面设计师/没有乳腺癌/有家族史/有阳性突变）这样说："我很担心，但我不知道相关信息。我甚至不知道我究竟能得到多少保护。遗传咨询师告诉我保险不能拒绝我。"作为一个自由职业者，丧失保险这种风险对她实在太大。

至少也有部分人了解一些相关法律——如《医疗电子交换法》（*the Health Insurance Portability and Accountability Act*，HIPAA）——但仍担心这类法规保护隐私的可行性。卡伦补充：

> 我不相信 HIPAA 有能力保护隐私。在艾滋病病例中，我看到隐私被破坏太多次。理论上我们有这个法案保护患者，但我不确定它有效。

她和其他一些人认定信息会被泄露："你肯定料到基因检测结果会被告知他人，可能你不希望他们知道。"

医院经常要求患者接受治疗前签字放弃隐私权——绝大多数患者对此有顾虑。很多患者签字前未读过。从技术角度看，患者有权不签字，但他们一般认为自己没什么选择余地。"一方面，你被告知你享有隐私权，"戴安娜（教师/意外摘除乳腺），"但几乎同一时间，每个人都逼迫你签署各种表格，所以这种告知毫无价值。"也因此，从最终效果来说，这些选择形同虚设。"如果你拒绝签字，还想保住工作，你可以不去报名。这是你唯一的选择。"戴安娜因为手术感觉自己无可选择。

拒绝签字放弃隐私权本身也会引发疑问。不愿签字可能证明这个人有事相瞒。面对这样的两难局面，有些人选择掩饰或直接说谎。

就算有法律保护，完整的隐私权可能很难真正实现。在没有患者同意的情况下，他的医疗信息不能传播。但如果他不同意，就不能得到保险公司的保障。"你如果想要人寿保险，就得签字。"金格尔（医务助理）比大多数人都更清楚。"我从没见过哪家人寿保险公司不需要你提供全部医疗记录。"

有些人甚至实际见识了隐私权被侵犯而导致的歧视。金格尔就曾见过医生给保险公司提供本不该被提供的信息。由于这种疏忽，她的兄弟曾被保险公司拒保：

> 患有α1-抗胰蛋白酶缺乏症的人也许应该告诉家庭医生，但之后人寿保险公司可能就会拿到那些资料。在办公室里，我们经常收到保险公司的信函表格，索要患者信息。我认识的一些医生只是直接复制整个图表寄给保险公司了事。有个医生就这样对待我兄弟。一个70多岁的老医生给保险公司寄去我兄弟完整的医疗信息，于是他被拒保了。他当然责怪那个内科医生。但实际上，是医生的秘书把记录寄给保险公司的。

保险歧视：隐私保护法的警告

更明显的歧视也很常见。奥利弗（了解到自己有亨廷顿舞蹈症基因突变后决定读博）说他妹妹曾因家族史而被某种保险拒绝。"表格中的一项提问到：'你或你的家族有以下之一的疾病吗？'表格里并不要求指明具体哪一种。她回答了是，因此被拒绝。"这种歧视很不公平，尤其因为有这种家族史并不表明一定会得这种病。对于乳腺癌，基因检测结果呈阳性也可能永远不发病。

对法律能否确保隐私保护和信息安全的看法莫衷一是。众多倡议者希望《遗传信息无歧视法》能防止这种歧视，但这部法律并不涵盖人寿保险、伤残保险或长期护理保险。许多人仍然保持警惕。法律在实践范围或效力上可能受限，这种歧视会不可避免源自人性中自私和贪婪的一面。琼（精神科医生）的女儿有乳腺癌，对此表示悲观，因为保险业可以从信息中获益，因此保险业将继续追逐：

> 我很信命：你也许可以阻止某些人获得信息，但药厂和利益

相关人员总会找出路子拿到他们想要知道的东西。

法律不可避免存在不周之处，因为人类的贪欲总会损害患者的权利。因此，彼得（退休商人/现在领导 α1-抗胰蛋白酶缺乏症关爱小组）觉得，必须以法律方式不断努力保护个人隐私，"因为人类出于社会和经济原因会歧视——滥用他们对别人情况的了解。"

其他人担心无法预见未来可能遭遇的歧视形式。歧视疾病可能非法，但一旦出现很难举证。在亨廷顿舞蹈症基因测试结果为阴性前，约翰有这样的担心，因而从研究生院退学：

> 我担心如果我是阳性的，即使是一个不认识我的公司负责人，每天专门在后台分析数据的，也可能会顾及公司责任。一个年轻而将生育子女的女孩不应被歧视。但社会上会认为：如果你雇用这个人，你可能需要为产假支付数额不菲的费用。这确实影响人们的决定，甚至对健康人也有间接影响。这是非法的。但我确信这样的情况持续存在。

基因信息的隐私问题之所以重要的原因还有它可能影响到受检者的孩子们——尽管这种可能性上笼罩着一些不确定性。正如瑞秋（家族在大屠杀中死亡/有乳腺癌/有基因突变）所说，"这个信息将跟随我的孩子——任何健康保险公司都会注意到遗传倾向，并会以我不知道的方式互相交流。对我来说这是一个巨大的黑洞。"现行法律及其实施很混乱，存在很多无知和怀疑。

鉴于经济压力，一些患者不仅不相信保险公司，也不信任政策制定者、经济学家和医疗保健工作者。高昂的医疗费用指挥着公司和政府的做法。

在金格尔的办公室，患者甚至对自己的病历没有所有权。她解释说，"患者会问，'你就不能把我的记录给我吗？它们是我的记录吗？''不，记录属于医院。信息是你的。但是我们只能给你复印件。我们无法提供原件。'"

患者也敏锐地意识到最近的反恐法可能进一步侵蚀隐私。戴安娜（西班牙语教师）补充说："隐私并不是神圣不可侵犯的。它正在被削弱。"作为一项不可剥夺的权利，隐私权的权利程度现在越来越有争议。

现行隐私法，特别是《医疗电子交换法》（HIPAA）可能很烦琐，而且有意想不到的后果，阻碍医生之间的信息交流。贝亚特丽丝（数学教师/有乳腺癌）评论说：

　　　　医生想要信息，必须跨过重重障碍。这是一个很好的政策，
我的内科医生想要我的信息时，即使我的[肿瘤科专家]知道他是
我的内科医生，不是随便什么人。但我还是得签字同意提供信息。

　　因此，问题在于每个医生在日常实践中如何执行政策。即使那些支持
政策的人有时也沮丧。

　　其他人认为，《医疗电子交换法》（HIPAA）具有重要的象征意义，有
一些效果——传递了一种信号，表明隐私是重要信息——即使没有始终贯
彻执行。卡伦（女同性恋/律师）："这些法律必须存在。它们有助于建立一
个标准，即使无法严格执行。但是，只是因为一项法律存在，就认为它将
自行落地是不切实际的。"

　　影响这些看法的因素有几个方面。可能涉及个人经历——经济地位和
未来发展的脆弱性。年轻、处于中产或中上等阶层的人可能失去更多，因
此更加在意。贝亚特丽丝（56岁/数学教师/有乳腺癌）继续说："如果我还
在努力提升我的社会阶层，或者再年轻一点，我可能感觉会不一样。但是，
从我目前的情况看，我只能接受。"

　　其他几个人因为专业或个人经验而不那么悲观。艾伯特是做警察工作
的，他相信法制。他相信他的亨廷顿舞蹈症风险不会危及他的职位，部分
原因是他加入了强大的工会，并和上级领导是朋友。"我和老板很亲近，他
实际领导我，所以他了解我，"他解释说，"他是我的朋友。你可能受到歧
视，但我情况不太一样。"

　　如前所述，牵涉保险公司的保密威胁对应着其他源头对隐私的威胁——
互联网和与日俱增的金融等方面的电子存储记录。有些人认为隐私不复存
在。瑞秋（有乳腺癌/有基因突变）援引《1984》①中奥威尔式的想法："我
们生活在装满隐私的世界：互联网和信息交流，以及老大哥（*Big Brother*）
理论，信用卡诈骗，人们使用的社会保障号码……"对许多人来说，这些
威胁叠加在一起。有几个人认为这些威胁比奥威尔的小说更糟糕，因为信
息现在已经有了自己的传播方式——不仅通过政府，而且还在各个企业之
间传递。

　　显然，隐私威胁不仅涉及健康，还涉及财务。然而，金融隐私的威胁
最终比健康隐私的威胁更容易挽回。通常情况下，只需注销旧信用卡，然
后申请新信用卡。医疗隐私一旦被侵犯，并不总是那么容易且永久地挽回。

────────────

　　① 译者注：《1984》，英国作家 George Orwell 于 1949 年出版的长篇政治讽刺小说

回应

听天由命

许多人只能接受这些固有的隐私限制。他们认为他们的遗传风险迫使他们牺牲保密性。"我只能做这么多，"劳拉（自由职业的平面设计师/有家族史/有基因突变/没有乳腺癌）说，"我可以把我的基因信息隐藏起来，但如果保险要赔付医疗费，那这个信息就无法继续隐瞒。"

α1-抗胰蛋白酶缺乏症也一样，考虑到所涉及的选择性，放弃隐私似乎在所难免。"我的医疗用品已经发过来了，"贝蒂（携带制氧机）说，"邻居随时能看到这些设备。"医疗设备也暴露了她的患者身份。

针对社会上广泛侵犯隐私的力量，患者可能无能为力。金格尔（医务助理）说：

> 我曾效力的一名医生说："给我 24 小时，我可以找出你的所有信息：你的病史，财务史，任何事情。"我想你必须接受。你能做什么？这就是这个世界的运作方式。

现有这些情况对目前的政策影响更广泛。这些人会计算成本效益进行取舍，判断隐私权究竟保护到什么程度最合适、最现实、最需要。金格尔补充说："我不想要人们歧视我的孩子们，但是你又不能承受太高的保险费。人们将不得不放弃一部分隐私及其他方面的权利，以维持合理费率。"

其他人则愿意放弃隐私保护以换取科研进步。科学研究可能对隐私有损害，但也可能产生很多好处。"我不在乎是否有人知道，只要这能帮到一些人，"玛丽（家庭主妇）说，"我信任别人，因为我生活的环境比较优渥。我很注重隐私，但科研很重要——我们需要找到治疗方法。"她失业在家，不担心会被解雇——相对来说不太担心经济风险。

对隐私过分顾虑也会阻碍医疗进步。"我父亲对隐私的看法非常固执，他以后不会得到任何帮助，"玛丽继续说，"你真的会因为隐私的东西而伤害自己。"

束手无措

对保险和隐私的担忧可以影响其他生活决定，涉及家人和工作。劳拉（没有乳腺癌/有基因突变/有家族病史）因为健康保险而决定结婚。"我的健康险保护得更全面，"她说。

法规和要求也有可能阻碍婚姻。伊冯娜（想要搬家去南方）这样说她的 α1-抗胰蛋白酶缺乏症：

> 这对我的男朋友很艰难：保险问题实际上使我们永远不能结婚。如果我嫁给他，我的保险可能被取消，或者我必须加入他的保险计划。他也是残疾人，如果我们结婚，那么我们的残疾保险就会减半。

她觉得保险也阻止她搬出目前居住的州：

> 我不能离开这个州，因为我的保险是[在这个州的公司]。它不跟你一起去，它们不能和我分开，同时我也永远不能离开这座城市。我想搬到南方，因为冬天很温暖……但是我被困在此地。

患者也得待在他们不喜欢的工作岗位上，因为他们担心更换工作会失去保险。对未来的恐惧，如从新雇主处无法取得伤残保险，会把他们困在他们希望逃离的岗位上。他们可能厌倦，但强迫自己继续工作。"化疗期间，我感觉很糟糕，"乔伊斯（水疗会所员工/有乳腺癌/没有基因突变）说，"但我不想失去我的健康保险。所以我一直干这个工作，强迫自己去工作。"

力保隐私

其他人试图用不同的方式主动保护隐私。他们常常不确定对隐私威胁该在意到什么程度，有些人漠不关心、有些人近乎偏执，他们也不确定是否可以或者应该尝试限制这种威胁。在试图保护自己隐私时，他们的主动性有大有小。

有一个极端，一些有亨廷顿舞蹈症或乳腺癌风险的人不想冒险，决定不用他们的保险支付检测费用。另外一些人甚至试图隐瞒疾病风险。因此，一些人不仅限制所提供的信息，还限制获得信息的方式。例如，搜索网上信息时，有些不使用他们的名字，或者依赖纸面信息。但是这样做可能无法得到病友群的支持和服务，可能给个人带来额外的代价。

其他人浏览疾病网站，但保持匿名。正如本杰明（工程师）所说的 α1-抗胰蛋白酶缺乏症病友群一样，"有个人不肯告诉我他们的身份，但希望得到组织的通讯邮件。我也不知道这个组织如何找上我的。"一些人试图粉碎所有与疾病有关的文件来保护隐私。但对于疾病明显或正在接受治疗的人，基本不敢奢求隐私保护能到同样程度。多萝西（携带轮式氧气瓶）说："隐私对我来说并不重要，因为我有这种病。它不会消失。"正如我们将看到的，有些人在工作中非常小心，尽量避免暴露疾病风险。

是否用保

鉴于这些威胁，这些人面临的《第二十二条军规》（*Catch-22*）①成了是否使用健康保险或残疾保险的矛盾。如前所述，高昂的费用妨碍检测。有些人拒绝或推迟基因检测，因为他们要么只能动用保险（并因此面临可能的歧视），要么无力承担自掏腰包的费用。

患者也可能在求医路上面临艰难选择。即使保险公司愿意在医疗指征明确的情况下支付手术费用，但也可能歧视——如提高保险费。有时候，个人完全不确定保险公司如何对待乳腺癌检查及随之而来的手术。对面临乳腺癌的人，从统计学角度看癌症二次复发的概率较高，他们可能面临歧视。邦妮（没有乳腺癌/没有做过基因检测/母亲和妹妹曾患乳腺癌）说：

> 如果我付不起医疗费，而且不得不告诉保险公司，我会同意。
> 这就是强迫，霸道。如果他们得知员工有人患癌，他们会提高保
> 费。他们因你生病而惩罚你。

然而，动用医疗保险可能影响今后投保人是否、多少、何时投保人寿和残疾保险。米尔德丽德（有乳腺癌/有基因突变）提出：

> 我曾经卖过人寿险和残疾险。你医疗记录中的所有内容都存
> 在于某个数据库中。人寿保险公司说："你必须签一份表以示同意
> 公开信息，"所以如果我只为残疾保险而做基因检测，我可以投保，
> 但如果有卵巢疾病伤残，它将被排除在外，因为我携带相关基因。

个人还必须决定是否申请社会安全残疾保险（social security disability）②，并因此公开自己的突变信息，从而可能影响自己及后代今后获得健康保险或其他保险的资格。有些人觉得他们必须放弃隐私以换取残疾福利。玛丽（家庭主妇/有亨廷顿舞蹈症）说：

---

① 译者注：《第二十二条军规》（*Catch-22*），美国作家 Joseph Heller 创作的长篇小说，揭示了美国社会对传统道德的背弃，被视为黑色幽默的经典名著

② 译者注：社会安全残疾保险（social security disability），为美国联邦政府为那些由于显著残疾（通常是身体残疾）而身体受限的人提供的生活补贴。可以临时或永久提供，通常取决于保障对象的残疾是暂时性的还是永久性的

这是一个重大决定：钱还是保险。我们不知道哪一个更重要。一旦你告诉社会保障系统，就没有挽回余地了。那几个钱值得我冒险影响我的保险吗？我不知道，但我确定今后某个时候，我会倒霉。保险公司有可能不会为我需要的东西付款，因为我转到他们那儿投保前，我早就知道了我有这些疾病隐患。

保险隐瞒

许多人面临是否向保险公司披露遗传信息的困惑。有些人干脆不告诉保险公司基因检测结果。哈丽雅特（非裔/教师/有乳腺癌家族史/无症状/没做过基因检测）认为隐瞒所有遗传信息都是合理的，因为保险公司会干扰她医生的决定。"如果检测结果阳性，我不会告诉保险公司，"她说，"因为我不想让他们对我的健康和医疗做决定。"

有些人提前说明他们会在保险单上留下空白，尽管这一策略可能行不通，或者适得其反。罗恩（摩托车手）说：

就伤残保险而言，我本可以通过体检。但是，如果我确实因为亨廷顿舞蹈症没有通过，他们会认为我早就知道自己有亨廷顿舞蹈症，或者有理由相信我知道，因为我的兄弟和父亲都因此去世。

有些人认为他们面临的主要隐私问题是他们的孩子将来被剥夺健康保险。因此，这些患者告诫他们的成年子女，除非绝对必要，不要主动提供任何信息。金格尔说：

隐私对我来说不成问题，但对我的孩子们很重要。我告诉他们，"你申请人寿保险或找工作的时候，不要告诉他们任何他们没有问到的事情。"没有人会问，"有无携带乳腺癌基因或者 α1-抗胰蛋白酶缺乏症基因？"我不会自愿提供任何信息。如果他们说，"你家族里有糖尿病吗？"你必须说实话。如果他们问，"你家族有人有呼吸系统问题吗？"告诉他们你的母亲有肺气肿，但不要提及它是遗传性的。你没有在撒谎。

许多人不安，因为保险公司迫使患者掩饰。"这些公司把人们置于不利的位置，"彼得（退休商人/领导 α1-抗胰蛋白酶缺乏症患者关爱组织）补充说："所以，我说：对这些公司不必客气，因为是他们造成了这个问题。"

然而，有些人认为说谎不是一项可行的选择。事实上，保险公司已经抓到了一部分隐瞒者。西蒙（会计/订婚前才知道家族有亨廷顿舞蹈症病史）说：

> 我父亲诊断出亨廷顿舞蹈症后，我母亲想要购买人寿保险。她连续支付了 10 年。而他死后，她想得到赔偿。保险公司拒绝了，因为我母亲以前知道父亲有亨廷顿舞蹈症。他们返还了她支付的所有保费。

因此，一些患者建议高危人群可以通过参加科研项目进行匿名检测，如果有突变，就购买保险。然而，其他人不愿这样做。他们担心检测后再买保险——就算是科研中的检测，也是不诚实的，并可能受到惩罚。

由于认识到需要保密，彼得甚至不确定他的两个女儿是否检测过 α1-抗胰蛋白酶缺乏症基因，如果测过结果又如何。"我想他们自己测了，但是没有告诉我。什么都不说更好。"

然而，在一些情况复杂的家族中，可能很难保持封锁消息。其他家人也可能走漏消息。劳拉（自由职业/平面设计师/有乳腺癌基因突变/有家族病史/没有任何症状）说：

> 我想如果我妈妈没对我说她是阴性的，她就可能是阳性的。我不想正式知情，因为如果有人问我，我想诚实回答我不知道。结果我妹妹告诉我了。我很生气。我说，"我不想知道！"

欺骗医生

患者也面临是否直接告诉医疗机构遗传风险或检测结果的困境。如果需要透露，对谁、何时、透露什么。虽然许多人很容易透露，但也有人想得比较多，在评估利益风险上面有困难。

有些人认为只有在这些信息有直接利害关系的时候才告诉医生。例如，对 α1-抗胰蛋白酶缺乏症，金格尔坚持认为，患者不应该把全部信息都告诉医生。"如果你没有呼吸或肝脏问题，就别提，除非你的医生说，'你的肝酶升高了。'然后，"她说，"你就得告诉医生，否则他们可能不会发现真相。"

个人可能不会向所有医生都透露情况，而是评估后区别对待各个医生。即便症状明显的患者也可能只告诉医生一部分信息。一项判断标准是是否可能导致保险或就业歧视。有些人选择从保险角度判断，如不告诉雇主保险公司所承保的医生。蒂姆（律师）因为担心涉及的风险而隐藏了部分信息：

> 我认为这不是真正相关的，或者说，医生有必要知道。他们可能告知保险公司（HMO）或我的雇主，保险公司会提高我雇主所支付的费率。我不喜欢冒这个险。

有些人必须对医生区分得更细致，如医生是否可信、他或她如何对待其他家人。伊夫琳（丈夫反对她做亨廷顿舞蹈症基因检测时向一名心理医生咨询）说："我不知道我的家庭医生是否知道。我告诉了我的儿科医生，因为你必须信任孩子医生的判断，你让孩子医生了解信息的程度几乎超过你自己的医生。"

只有患者感觉到明确好处，才可能实话实说。但结果是他们可能不告知家庭医生。然而，评估这些效益与风险可能很主观。当患者试图判断医生是否该了解突变信息时，他们的评价很可能带有偏见。患者可能找个理由。西蒙（订婚时才知道家族有亨廷顿舞蹈症病史）说：

> 除非好处唾手可及，我不告诉任何人。如果我们的家庭医生什么都不能做，而我们知道他都做不到，为什么要告诉他？如果我去见他，他不清楚状况，他会治疗我，而不在意到底是什么病。他不会一开始把一切都归结到亨廷顿舞蹈症上。

她继续保密，虽然不及她母亲的程度。

有些人根本不相信医生能保护信息。全科医生也经常被认为不可靠（如不能跟踪所有过去的医疗细节）。

但患者对医生的评估可能不完全准确，而这可能导致糟糕的医疗行为。医生可能摸不着头脑，无法判断患者的真正病症。西蒙继续说：

> 我的妇科医生让我去找专科医生。我只是说我家族中有个残疾的弟弟和多发性硬化症（MS）患者。这样几乎持续了一年，我看了不同的专科医生，并编造了家族历史的各种故事。直到其中一个医生建议我去看亨廷顿舞蹈症专科医生。我一直在说我不知道那是亨廷顿舞蹈症。我试着让他们建议，而不是直接告知。我买了保险，所以在确认之前，真不想知道。我从没告诉我的家庭

医生。我担心他会把这个信息写下来。

抹除记录

患者同时需要考虑是否要求把基因信息排除在病历之外。这些信息有可能帮助未来的医生做出决定，但也可能带来危险。其他人甚至不知道如何向医生提出。另外，有些人认为，在医疗记录中纳入基因信息理所应当。"基因检测必须记入我的病历中，"戴安娜（西班牙语教师/有乳腺癌/没有突变）说。她无法接受其他选择，并认为数据可能有用。

然而，遗传咨询顾问和病友群会鼓励患者要求排除这种信息。不过，要实现这一点可能很难。患者需要评估何时适合阻止医生记下这项信息。伊莎贝拉（社会工作者/患乳腺癌/有基因突变）说："他们告诉我有这个基因的时候，他们说：确保医生不要把它放进你的病历。一开始，我曾经很坚持：'嗯，你不能写下来……？'后来我没再坚持。"对她来说，即使身为熟悉医疗记录的社会工作者，这种保护之举也大费周章。随着时间推移，个人需求和判断会有所不同。

医疗保健工作者对遗传信息的存储敏感性和存储方法也各不相同。患者不一定和医生就如何处理信息达成一致。有时，医生自己可能主动从患者医疗档案中移除基因信息——即便患者不问。卡尔说："我的医生就没有把我的亨廷顿舞蹈症家族史记入病历。她主动排除它——我没过问。"

对乳腺癌患者，医疗保健工作者也会删除基因信息的记录。朗达（护士/患乳腺癌/有基因变异）说："遗传咨询师或肿瘤专家说，'哦，那不应该出现在病历中，因为你不会愿意担心保险。'"

另外，医生可能模糊和隐藏基因信息。卡罗尔（患乳腺癌和卵巢癌）解释说，"我的乳腺癌基因（*BRCA1*）阳性，这个信息在记录里是加密的。"实践中医生可以使用宽泛的遗传术语而不是一个具体的诊断标签。布莱恩（妻子在亲戚给他打了电话后推动他去做检测/现在有病症/有基因突变）说："在他的记录中，我的医生没有使用'亨廷顿舞蹈症'这个词，而是使用可以包含很多意思的遗传学术语。"

一些全科医生将遗传信息分开保存，但这些措施并不总是万无一失。医院工作人员可能不理解隐含的问题，患者会因此保持警惕。罗恩（有亨廷顿舞蹈症基因突变）说：

> 我的医疗档案上有一张便条说，如果医生要给保险公司寄任

何东西的话，有部分信息需要抽取出来。医生告诉我他就是这样
做的。但他有 1500 个患者。他会记住吗？如果他不在，需要他的
秘书给保险公司发送资料的时候呢？又或者，他忘了？我可没有
那么足的信心。

医生也会用其他办法——如把结果交给家庭成员，而不是给患者自己。
珍妮弗（教师/有 α1-抗胰蛋白酶缺乏症基因）说：

> 我知道有个医生免费给人测 α1-抗胰蛋白酶缺乏症基因，但不
> 写下来。他永远不会告诉你结果，但他会告诉家里面的一个人，
> 因为雇主可能会问，"有人说过你有遗传病吗？"你可以说不。

患者经常需要自己安排和沟通，确定信息不被记录。但实现这些请求
可以很容易，也可以很难，有可能被接纳，也有可能被拒绝。伊夫琳基本
没有遇到阻力："我告诉儿科医生，'我需要你知道些什么，但我不想在记
录里看到它。'"他说，"绝对可以。我很高兴你告诉我。"

但是，保密可能引起困扰或尴尬。医生可能也在照顾其他家庭成员，
导致信息防火墙不一定安全。伊夫琳继续说，"我的医生也给我的侄女和侄
子看病。他跟我确认了他不写进他们的病历，但他知道他们也有相同的风
险。实际上，在她兄弟同意她这样做之前，伊夫琳就已经跟她孩子的儿科
医生提起了她侄子和侄女的风险。

对患者把基因信息从其他医疗信息资料中分离处理的要求，并不是所
有医生都足够敏感并愿意合作。医生可能只是简单拒绝。米尔德丽德（曾
经卖保险/患乳腺癌/有基因变异）回复说："我要求医生不要把遗传检测结
果放进我的病历。她说：'为什么？'我说也许我就得不到健康保险之类的。
她说："嗯，不会那样的。"米尔德丽德觉得没办法继续谈下去。约翰（放
弃研究生学业/随后证实他没有亨廷顿舞蹈症基因突变）曾试图提出同样要
求，但毫无效果：

> 我和我的家庭医生闹了一场。当我试着去买保险时，我说：
> "不要告诉他们关于亨廷顿舞蹈症的事。"他给我讲了一通法律术
> 语，"呃，如果他们问起我，我要负法律责任。"所以我就不再去
> 找他了，以后也不会再跟任何全科医生提亨廷顿舞蹈症。

他换了医生，见新医生时，他撒谎——关于他原来医生的事情。

把已经传扬出去的信息封锁起来几乎不可能。数据一旦进入医疗记录，似乎就不能删除。通常，当患者询问从图表中删除信息时，无论医疗保健工作者还是保险业者都不知道如何应对。瑞秋（患乳腺癌/有基因突变）曾试图删除这些信息。她医院的患者服务办公室无法帮助她。但幸运的是，一个专业的医疗隐私官最后帮了她。最后，她又更进一步，试图自己动手"清理"自己的记录。她显示了民众都需要加强这方面的教育，包括患者、医疗保健工作者及其他人：

　　我做了基因检测，遗传咨询师建议："告诉和你谈话的医生，让他不要写下来，或者把它写进任何病历里。"我的丈夫是一名保险调查员，所以他知道如果你需要别人的病历复印件，你一定能拿到。我坚持不让我的医生把信息记下来——除了一个医生外。我的肿瘤医生在跟我介绍他的时候说，"他比较粗暴，但确实是个好医生。"我试图预约他的门诊，他的员工拒绝给我安排，除非他们知道具体的预约理由。我说："我不想告诉你。"所以，我让我的肿瘤医生直接给他打电话。我告诉她，"你一定要确认他没有写下来。"和这个医生见面时我说，"我有这个特殊的基因突变。"他把所有的东西都记下来了。我说："请不要把它写下来，"他说，"你对别人在你的病历中所看到的内容有完全控制权。你所要做的就是拒绝别人看到病历中的某一部分。"我想，好吧，他是医生。他什么都知道。虽然这和我被告知的完全不同，但我想我会顺从。我一开始走进他的诊室时，我来不及签到。接待员那时说："等你出来后，我们会帮你处理文书工作。"所以，我走出办公室时，需要填一份资料，容许医生找我的保险公司付费。最后一页是关于隐私的。我说，"见鬼。"现在，我该说什么？难道说："……除了BRCA2突变部分外？"我丈夫后来说，"你本不应该签字！"但我难道可以让医生停笔？我认为医生不明白潜在的问题。医疗保险公司会提高我的费率吗？它会影响我的孩子吗？我走了出来，感觉像一个傻瓜："该死。我现在有很多工作要做。"我去找患者服务部门，告知我需要抹掉这部分记录。她说，"好吧，你要我怎么做？"我说，"我不知道，去问医生吧。"这位工作人员说这不在她的责权范围内。后来，她回复说："我们已经和医生办公室谈过了。"我不太放心。我又打电话给隐私负责人，他的号码在隐私那页的背面。他让我给医生办公室发一份通知，写上："请在我的记录里删去这些信息。"现在，我得花钱索取有我记录的复印件，看看他们会怎么复印。这给我增加了很多麻烦。人们其实想帮忙，但是他们能做的很有限。

琳达（美术教师/最后检测亨廷顿舞蹈症基因突变阴性）做得更彻底，干脆偷走了她的部分记录：

> 儿子出生后，我开始需要人寿、伤残和长期护理险，这时我才意识我整个处于"危险"状态。突然，我认识到一个可怕的事情，我跟所有医生都说了我的亨廷顿舞蹈症信息。当他们问起我的父母亲，我也说了。所以我试着清理我的信息。我让我的家庭医生把所有的记录都给我。每一页上都写着："亨廷顿舞蹈症风险，""父亲有亨廷顿舞蹈症。"这是我的错。我没有受过相应教育。没有人坐下来对我说："你可以对医生撒谎，不说实话。"我决心抹除这个信息，不管怎样必须得到保险。我的医生不能删除这些记录，但给档案上附了一封信——给她的工作人员的一个重要提醒——"如果有任何人询问，不能把档案传真给任何人。"我们有一个隐藏信息的计划，一旦有保险公司询问，她会写一封信说我的健康状况良好。
>
> 我还去了我生儿子的中心。他们不同意把我的档案传真过来，因为实在太大了。他们要我付复印费后再寄给我。我说，"我去看看。"所以，我自己坐在一个小隔间里，盯着这摞巨大厚重的档案，每隔一页都注明："亨廷顿舞蹈症风险。"翻看过程中我的心咚咚直跳了45分钟。然后我就把档案毁掉了。我把每一页有"亨廷顿舞蹈症"字样的文件撕下塞进自己口袋，然后把档案整体交还。我一般不是这样的小偷。但他们不再是我的医生了。我想"有什么关系？这是我的！它属于我。我才制造了它。"这个档案会妨碍我得到人寿保险。那以后，我离开了我的家庭医生，找了一个新

医生。我在那里建了一个新档案。

但对医生撒谎很难学会的——去找新医生但不说实话。它给我一种三观崩塌的感觉，不可靠。有个很亲切的专业人士，应该来照顾你的，直视你的眼睛，问你一个非常严肃的健康问题，然后你不能告诉他们真相！我很没有安全感。我不能告诉一个应该照顾我身体的人我真正所想。我不喜欢盗窃、说谎。但最符合伦理的事情是什么呢？确保我给我的孩子买到保险！我很激动，因为我已经做了一些积极的事让一切回到我的掌控，而不是无助的害怕，任由这些信息毁掉我的孩子。

"这只为隐私，"她总结道，"如果你能分清。"但她也强调医生需要提前与患者讨论这些问题。她认为信息属于她。但正如金格尔之前指出的，这一论点是否正确目前尚不肯定。从道义上来说，这些信息很容易确认是她的；然而在法律上，记录可以说属于诊所。职业责任和义务相关的法律主张可能会削弱她的道义主张。

这两种情况即使琳达也很难撒谎，因为这样做会削弱医患关系的信任感和神圣性。她补充说：

> 一个病友群建议我可以装傻。当医生问，"你父亲是怎么过世的？"就说，"哎，我不知道。肺炎？我们并不是太亲近。"我觉得我背叛了父亲。我知道他的死因。如果你不能告诉医生真相，你又该如何信任他们？

重要的是，保险公司因此破坏了医患关系和信任。

患者试图保护他们的隐私时需要斟酌究竟做到什么程度——如是否修改死亡证明。她继续说：

> 有人建议我可以试着用漫长复杂的手段——修改死亡证明。但那时，我只想申请保险，希望他们不要调查。我已经纠结了太久——六个月。我不能再继续下去了。

这些努力需要投入精力，患者同时面临做出其他检测和治疗决定。他们所面对的生理和心理成本可能超过未来歧视的风险。

小结

获得医疗保健和避免歧视的需求可能互相矛盾。人们往往同时担心对他们的医疗保险和个人隐私的威胁，并以不同方式做出反应，从辞职到拒绝给保险公司或医生透露他们的遗传风险。

歧视可以是间接、隐性和微妙的，很难举证，反过来又有很关键的影响。许多人担心法律的真实目的并不是为了保护他们。对歧视的恐惧不仅阻碍基因检测和研究，而且影响告知、治疗及重大的职业和人生抉择，增加压力并可能加剧病情。这种恐惧甚至会削弱检测和治疗的意愿。对隐私的担忧会影响与家人、朋友和其他人的关系。有些人希望制定和执行更强有力的政策，但另一些人更愿意自己来处理这些问题。他们不信任别人，只相信自己。

然而，对健康保险广泛而深度的困惑仍然存在——如保险公司必须提供什么样的服务。对保险公司的不信任加剧了对法律的误解、不确定和恐惧，使人们对可能存在或不存在的歧视恐慌，并可能妨碍患者接受基因检测和治疗。这种谨慎和不确定性容易让患者采取不必要的措施并加重压力。

对那些担心丢掉工作或者保险的民众来说，隐私问题更重要。但其实几乎所有人都有不同程度的担忧。

很多人感觉并没有人帮他们做好准备应对这些问题。目前隐私权方面的教育很少，远不能满足需求，希望未来会有增加。

受访者同时指出，目前长期护理保险、人寿保险与伤残保险也需要明确的法律指引。政策制定者或许会把遗传歧视分成针对有症状和无症状的，只承认有明显外在症状的患者才可能遭遇遗传歧视。但实际情况复杂得多。更重要的是，受访者并不认为两种歧视的界限那么明确。这些病症存在灰色区域——可能性（但不确定）或非特异性症状。举个例子，有亨廷顿舞蹈症基因风险但没做过检测的人可能不好相处，而只有在确诊后才能理解其早期非特异性症状的原因。但这种人际关系问题仍然可能出现歧视。

类似地，环境过敏源可能让原先无症状的 α1-抗胰蛋白酶缺乏症高风险人士症状发作。因此，有无症状的区别可能并不明显，个人可能面临由于尚未确认的症状而被歧视，而这种症状可能是遗传病的结果。此外，有症状和无症状的人往往是同一家族或病友群的成员。有症状的个体遭受歧视可能增加无症状家族成员的焦虑，影响后者决定。没有做过遗传咨询的人也容易恐惧。

这与历史上其他消除歧视的努力极其相似——如 20 世纪 60 年代的民权运动①及性别和性取向歧视。先前的这些斗争显示歧视并不会在某项法案

---

① 译者注：美国民权运动是第二次世界大战后美国黑人反对种族隔离与歧视，争取民主权利的群众运动

出台后自行消失，而需要几十年的努力及更多法律来纠正问题、改变观念。过去的每一个例子都显示，尽管法律体系在逐步建立，偏见仍会持续。

我在《遗传信息无歧视法》（GINA）生效之前进行了这些采访。虽然这项法案彰显非常重要的进步，但这些资料仍然揭示了一些问题。例如，隐性歧视仍然存在，目前患者充分放心公开隐私也许仍然太早。现在评估《遗传信息无歧视法》的最终效果、好处和局限也为时过早。但更重要的是，不能让这项法案徒增虚幻的安全感。今后几年，由于《遗传信息无歧视法》的存在，患者可能更放心地披露信息，因此歧视反而可能更严重。雇主可能会认为歧视很难被察觉和惩处，反而变本加厉地歧视。事实上，违反《遗传信息无歧视法》的雇主罚款仅为 30 万美元，这低于患者持续的治疗费用。因此，一些企业可能认为从金额来说推行歧视被抓住罚款更划算。

与《残疾人法》（ADA）多年来被发现的诸多含糊之处一样，《遗传信息无歧视法》无疑也有许多不确定性，需要密切关注和跟进。歧视取决于不公正和偏见的程度。然而，人们对正义的定义及对它的"预判"往往有很大差异[10]，有各种不同解释和看法。

因为基因信息的增多，这些问题日益重要。尽管其含义可能模糊，但仍有可能被保险业用作歧视的依据。考虑到我们自己、我们的家庭或其他我们认识的人，我们中间许多人可能很快就会遭遇这些问题。

第五部分

基因与大千世界

第 10 章

"守因？"：向外人透露

"我的基因属于个人隐私，"蒂姆（律师）说，"与旁人无关，除非是我的至亲密友。"这些人面临的难题包括，不仅需要和家人、医生交流，还需要顾及其他社会关系——雇主、同事、邻居和朋友。为获得社会支持又不招致歧视，他们纠结于把消息到底保护到多私密的范围。在家庭以外，社会伦理约束和所肩负的义务逐渐削弱。某种程度上，被患者透露信息的非亲属，自身一般都没有健康问题，也不需要预警。因为从纯医学角度看，非亲属间的遗传相关性微不足道。被外人排斥的可能性更大，代价也更大。同时，在这种情况下透露信息往往比在家庭内部更加模糊随意。

这些人所处社会环境复杂，必须考虑是否、向谁、透露什么、何时及从何说起。每个人对如何甘愿分享极其隐秘的个人生活细节态度不同，对可能得到的支持和建议的反应也大相径庭。他们也许更开放、也许更保守。然而这些信息可能极为忌讳令其丢脸，可能让他们感觉被排斥或歧视，或者害怕被排斥或歧视。如何在这些目标之间平衡？

向亲属透露这些信息，可以提醒他们留意疾病相关风险及可能的筛查、治疗措施和生育选择；然而向非亲属透露这些所产生的作用和利弊大不相同。有人乐于告知他人可能是他们认为公开自己的遗传风险有助于公众教育，或者这本是自我认同的重要部分。但另一些人仍小心翼翼。遗传风险的保密和公开不是一个非此即彼的行为，情况千变万化。有的人可能对一些人略提一二，对另一些人闭口不提。

向家庭以外分享个人信息的社会习俗更加模糊微妙。究竟如何界定"隐私"与"非隐私"是一道难题。比尔（销售）不和他的亲戚讨论亨廷顿舞蹈症，他如此形容这种潜规则："你心知肚明，但不点破。"

从密友到大众

患者所处的社会关系跨度极大：从知己至交到大庭广众。就遗传风险而言，社会的包容性也极为不同。

不同个体对遗传信息隐私性的看法也不同，或明或暗地决定了他们如何选择向某人告知。在不同社会环境中，秘密的接纳度、范围、深度和保守度不尽相同。

某些人仅向至亲透露，甚至连医生也排除在外。就像我们将要看到的那样，用这种方式在社会上"保留颜面"有时候要付出代价。

也有人在这个纷繁复杂的社会中出于公众或个人原因公开。有些理由是普遍性的，有些因人而异。总体而言，个人之所以愿意告诉别人是因为他们渴求关怀，认为遗传风险是自我认同的重要部分，或者希望用自己的经历引导别人。在某个特定情境下，告知也是为自己花时间看病的一种辩解。劳拉（图像设计师/前环保主义者）如此描述她的乳腺癌：

> 我想提醒大家，所以我要说出来，而且我就是这个样子，我与此有关。我想让人们理解：当我说我需要看医生的时候，我并非没病装病，疑神疑鬼。

交流这些信息也有预防保健的考虑。很多女性讨论乳腺癌时会互相鼓励自检。奥里（犹太人）说：

> 我对此看得很开，总提醒每个人留意乳头，因为我自己的肿瘤就从乳头一点点变色开始。大家都不知道要注意这个。其实这一点也不尴尬。

她告诉大家并不是因为她的疾病是否与遗传有关，而是因为她认为这可以预防。

然而，病友们如果公开讨论，往往需要克服羞耻心和尴尬感。同时，在消息传播过程中保护生理和心理隐私也很困难。劳拉已经能够接受她的乳腺癌基因突变，并让自己深入讨论。她认为自己被打上特殊标签，这种感觉五味杂陈。"人们喜欢炫耀文身，"她说，"这让我更难过。我感到自己就像《红字》（*The Scarlet Letter*）①里一样戴上了'C 字'——因为癌症（cancer）"。

如前所述，其他人因为疾病或治疗容易留下明显印记，他们别无选择。症状或治疗效应本身彰显疾病存在。对 α1-抗胰蛋白酶缺乏症，永久性静脉

---

① 译者注：《红字》（*The Scarlet Letter*，又名《红色禁恋》），改编自美国作家 Nathaniel Hawthorne 的代表作，描述 17 世纪北美清教徒殖民地社会中的恋爱悲剧故事。女主角在丈夫失踪的情况下跟当地牧师产生恋情，因怀孕生女而暴露，女主角宁愿终身戴上标志通奸的"红色 A 字"示众（英文中 adultery 一词意为通奸），也不肯说出情夫的名字。最后丈夫在追查和报复过程中引发印第安人与当地居民之间的冲突

留置管（permanent IV line）或便携式氧气都很扎眼，会引来异样的眼光。告知并非总在计划之内。珍妮弗（教师）说：

> 我带着一个静脉输液港（infusion port），输 α1-蛋白酶抑制剂。游泳时，更衣室里人们来来去去只拿着毛巾。多少年了，好些人都问过我那是什么。我说，"嗯，我每周都要输液。"然后他们就以为我得癌症了。他们一般不会问"你得了什么病？"这一度让我很尴尬。但我现在已经不介意了，除非感觉有人盯着我看。

因为遗传病的影响可能不局限于个体，也会波及家族，谈话之中就可能形成对遗传病的判断。一般来说，在社会上偶尔泄露一个人的情况时也会提及其家庭状况。如罗恩所解释，"我的双胞胎兄弟离世了，我的一个兄长也快不行了，所以很快就谈到这上面。但我认为不需要见人就说。如果没人提，我就不谈。"

其他人不愿向朋友开口是不想打扰他们。个体对朋友的依赖性常常弱于对亲人。"我从来不和朋友说太多，"蒂姆这么说他的亨廷顿舞蹈症，"那不会让我更好受，还会让朋友们更难受。"

不过分享有时候也会拉近朋友关系。密友之间反而可能透露和接受的更多。遗传信息对个人不可或缺，但因此是否该和别人分享就不那么明确了。这么做感觉就好像脱光给别人看——一览无余、体无遮拦。个人可能比较纠结遗传信息的哪一部分属于他们自己——这个"与众不同"的部分应该更保密还是更公开。比尔（销售/因患亨廷顿舞蹈症而恐惧）就特别担心症状对他工作的影响：

> 你的遗传背景就是你的，和别人不一样。为什么我们走路要穿衣服？为什么我们不光着身子出门？肯定有些东西只属于你自己，或者只能给身边非常亲密的人看。

遗传信息可能因此让人羞愧，甚至糟糕到产生负罪感。比尔补充说："有些事你不能说出来：我酗酒的父亲、我的经济状况、我是否犯法。这非常隐私、非常尴尬。"

其他人对诊断结果避而不谈是不愿想起它，这反映人们奇特想法中的可能成分。正如珍妮弗对 α1-抗胰蛋白酶缺乏症的解释：

> 我以为，"如果我不谈论，我就不会发病。"我不想承认我有

这种病。如果我不说，它就不是真实的。我就不会得病。只有症状越来越明显我才开始讨论它。

乳腺癌及乳腺和卵巢切除术都可能让这些与性和性器官有关的敏感话题更显尴尬。"我从没和别人真正提过我有癌症或做了乳房切除术，"戴安娜说，"我对这个很敏感。"意外发生的乳房切除术让她有点沮丧。羞耻感虽然不理性，但很强烈。

然而在公共空间中，这种自我强加的限制可以影响一个人的生活——即使其平凡无闻。"某些人在这方面很开放，"戴安娜补充说，"在沙滩上赤身裸体。我不喜欢那样。我喜欢沙滩。可我不得不放弃。"

小道消息

混沌的社会里没有明确圈层界限，消息不幸可以随着流言蜚语散布，容易被第三方再次传播。患者也许希望把某些信息保密，但其他人可能很想打听和传播。这种泄露可能只有事后回想起来才会弄明白。由于社会圈层的模糊性，人们可能也不想告诉某些朋友，害怕消息可能传播得更广。一旦走漏风声，人们就无法再控制。它不再是未曾提及的了。

这种隐私，包括对他人风险的了解，也可以被他人当作有价值的社会资源，就算不是经济上的，也会被当成社会上和心理上的获益。人们对小道消息的追逐和传播其实就表明了自己的立场。正如比尔所观察的：

> 人们对别人不知道的事情喜闻乐见。他们想了解和你有关的事情。这有点像一场小型比赛：我听说他女朋友打算甩了他。这让你自己感觉更好。这让他们看起来更厉害。这很悲哀。每个人都这么干。

然而社会上很多人可能会被这种信息的传播震惊。比尔补充说：

> 我们以为没人议论我们。所以，如果你说长道短，那得悄悄地。如果你觉得有人正在议论你，你肯定不相信。但是，你会对别人评头论足。其实就这么回事——大妈常做的事情，但几乎每个人都干。

不管个人多么努力保护隐私，消息都可能随着谣言四处传扬，结局难料。有些人对这种危险有很清醒的认识，也就对其遗传风险守口如瓶，因为不这么做可能引火烧身，使个人隐私在其他场合也被损害。如实相告等于把信任交到别人手上，可能让他们有反过来对付你的把柄。琳达（艺术教师）说："你如果和别人说你的感受，你就给他们送上一份'大礼'，相信他们以善意回应你。对我来说隐藏信息已经证明非常有用。"对某件事情的了解成为一份"礼物"，部分原因是它有加强亲密度和信任感的效果。

同时，人们习惯把某些消息的传播视作不合适、不妥当甚至犯忌。不过，人们可能表面不承认好奇心，私下却在打听。自相矛盾的是，人们假设隐私不易了解，这一定程度上阻止了打探隐私的需求。

考虑到这种复杂性，有些患者遭遇这种二次泄露的时候才听说，不过这种二次泄露并不常见。珍妮弗补充道：

> 如果有人议论我的病情，而我又没和他们提过，我会说："如果你想聊疾病，那聊聊你的病吧，别聊我的。"我不想让人把我当成病人。

她之所以不愿被视为患者，一定程度上是因为她不想把自己看成"有缺陷的"。

一些人允许社交圈二次透露信息，凸显社会网络中人际关系有多复杂。然而在朋友圈内哪些是点头之交、哪些是铁杆朋友并不总是一目了然。因此消息的传播会超出预期范围。

如果听者给予帮助，告知也能巩固与听者的关系。不过这种反应很难预料。

此外，不想主动透露和不想让别人知道是不一样的。有些人并不想告诉第三方（避免让他们立即遭遇心理冲击），但不介意别人另行告知。很多时候患者可能更情愿朋友出面告诉共同好友。

但是得到消息的朋友由此必须考虑是否把消息再透露给他人。结果，患者时常估计某人值得信赖的程度——这些朋友不散布谣言的可能性。不同患者对隐私的保守度和对别人的信任度差别很大。个人可能认为家族内部的义务告知是伦理要求，但是对是否该向朋友诉说就有不同看法。

透露内容

在这个多变和多元的社会环境中，到底说什么同样也是个问题。这些问题与家族内部告知有同有异。因为社会和伦理层面的约束、期望及义务都轻得多。在松散复杂的社会环境下，挑战在于如何讨论个人的遗传组成和突变信息。对熟人也好或生人也罢，有人直言不讳，有人拐弯抹角。"如果有人在抽烟，我会说'呃，我肺上有点问题，'"芭芭拉（兼职教授/有 α1-抗胰蛋白酶缺乏症）回应，"他们不需要知道来龙去脉，我认为那样说过得去。"

人们会问候身体，但基本上想听到的无外乎一切还好。人们会选择保持一个安全距离，并不想把彼此的关系拉得太近。透露病情会妨碍保持独立性。双方对彼此之间保持这种距离不一定意见一致。但正如贝蒂（设计师）这么说她的 α1-抗胰蛋白酶缺乏症：

> 通常，人们之间开始打招呼从"嗯，那啥，你还不错。现在呢，不挺好吗？"人们想听到回应说还行。所以，每当有人问，"你感觉怎样？有没有好些？"他们通常并不想听到可怕的细节。

但解释个大概可能不一定让人满意。因此，人们可能避重就轻，以免麻烦缠身。贝蒂继续说："如果我说'α1-抗胰蛋白酶缺乏症'，我可能得做好准备进一步解释，我本来就没太弄明白，所以我一般不这么说。"

患者可能仅仅透露只言片语，话里有话。如果疾病比较罕见，在社会上解释的难度会增加，需要额外说明。对 α1-抗胰蛋白酶缺乏症，患者可能简单说"遗传性肺气肿"——因为人们一般都听过肺气肿——但不太了解慢性阻塞性肺病（chronic obstructive pulmonary disease，COPD）或 α1-抗胰蛋白酶缺乏症。正如吉尔伯特（工人）所说：

> 一般来说，我都解释说我有种遗传病，会导致肺气肿或慢性阻塞性肺病。每个人都能知道肺气肿。他们不一定都理解慢性阻塞性肺病。我给他们解释这是怎么一回事、α1-抗胰蛋白酶是什么、这个酶有什么用——只要他们有兴趣。

对细节把握到什么程度差别很大，取决于他们想知道多少或能理解多少。

其他患者会把他们的疾病说成广为人知、不容易引起歧视的类型。罗杰（驾驶出事故后做了亨廷顿舞蹈症基因检测）常说他有帕金森病：

> 人们都以为我有帕金森病。他们会说："帕金森病吗？"然后我会说"是的，"因为那就是他们所想的。要解释我的病很费劲。没人能理解亨廷顿舞蹈症。

不过他也不认可自己的病情诊断。

人与人之间的亲密度也可能影响告知的详细程度。和朋友说的时候可能适合笼统称为"神经系统疾病"，但对本来就有遗传风险的家人这不够具体。

考虑在复杂难料的社会中透露消息的种种利弊，很多人希望等到他们不太容易被不利后果伤害时再透露。卡尔（最终得知自己没有亨廷顿舞蹈症基因突变）说，"我在检测前没和别人提过。我很担心保险。但是，事后，我对告诉别人就很随意了。"不过，他虽然公开了自己的风险，但没有透露疾病在家族中外溢的风险。

患者可能面临如何透露的烦恼——如是否当面，或通过电邮、平信或电话。尽管交友甚广，但理性考虑告诉哪些人可能很难。电子邮件虽有优势，却容易引起误解。薇拉（亚裔/高管/乳腺癌基因突变阳性）认为把结果告诉朋友可能在情感上相对容易，不过也有问题：

> 我做完检测当天就发了邮件。我认为这比当面说要好。我仍然有点懵，觉得如果在电话里说我可能会哭。大部分人都很支持我。一个人极度震惊，没法正视。我后来碰到她。我大概误会了她的邮件。

实际场景

考虑到社会圈子的模糊和八卦传播的可能，在工作单位里透露消息可能带来特别的痛苦。与上级和同事的亲密关系，一定都会与被歧视的恐惧感冲突。极端情况下人们在工作场合对自己的诊断结果守口如瓶。但是，他们可能会揣测同事是否已经知情。"我从没和工作中的伙伴提过，"戴安娜（拉美裔/教师/由于意外的单侧乳房切除术而沮丧）说，"我特别在意别人看我胸部的眼神。我一直想知道他们是否察觉到了。"

很多人害怕可能的歧视，即使这种歧视是非法的。正如我们早先看到的，很多人担心法律没有很好地贯彻执行。"虽然这可能在伦理上是错的，"克洛伊（秘书/无症状/未做亨廷顿舞蹈症基因检测）说，"但事情就会那样发生。"

不过沉默和保密在工作中也会带来重负、产生代价。很多人认为在工作中很难隐瞒病情。乔伊斯（水疗会所员工/拒绝接受现实）就对隐瞒乳腺癌并找个假发感到有困难：

> 化疗前，我剪了一次头发，弄到一顶颜色很近的假发。但那

个质地不太一样，有点短。每个人都很喜欢它。他们以为我不过是把头发拉直了。但我害怕假发掉下来。我特别紧张。我没画睫毛和眉毛。当我戴它的时候，一下子就滑掉了。由于服用激素，我的脸变圆了。我工作的时候缩手缩脚，抱最大的希望。

这种掩饰影响了搜寻疾病信息，而掌握病情有助于正确应对。例如，一个人可能不敢在工作场合使用网络牵扯和疾病有关的事——甚至是简单查找信息。蒂姆（律师/有亨廷顿舞蹈症基因突变/无症状）说：

> 一开始，我打印了一些东西，有个助理问"那是什么"，我说"没什么……"我决定不再在工作场合看这些。我不知道他们是否跟踪我的邮件。为什么要冒险？但我家里没有网络，所以我对亨廷顿舞蹈症其实了解得并不多。

在办公室，他从来不在电话里说起亨廷顿舞蹈症。

在开放与保守两个极端之间，很多人做出相对中庸的决定，尝试把危险降低到不受打扰、可以承受的范围，不致引起太多麻烦——如限制在工作场合上网。约翰（最后发现没有亨廷顿舞蹈症基因突变）说：

> 我并不担心亨廷顿舞蹈症网站，但害怕收到相关邮件——然而我却收到过。所以我把所有和亨廷顿舞蹈症有关的信息全部转移到私人的 AOL[①]账户里。我这样就不太担心了。但是当我在标题看到这些字眼的时候，我想：那可不妙。

即使在网上搜索亨廷顿舞蹈症的信息也会小心起来。西蒙（会计/有亨廷顿舞蹈症基因突变/无症状）就很担心——部分原因是她才29岁，希望前途光明。在办公室里她用其他手段想方设法屏蔽所有和亨廷顿舞蹈症有关的网站。这种防御措施看起来有点夸张，但她感觉这恰恰是生死攸关的大事：

> 我疑心很重。我工作时搜索其他疾病的信息——多发性硬化症和别的神经系统疾病。所以从表面上看我不过在随意浏览WebMD[②]网站。但我不会上亨廷顿舞蹈症协会网站注册。我害怕

[①] 译者注：AOL 代指美国时代华纳旗下的美国在线公司（AOL）免费提供的电子邮件和即时通信服务

[②] 译者注：WebMD 创办于 1996 年，是美国面向大众、患者和专业人员的医学健康信息知名供应商，到 2016 年第 4 季度，WebMD 月平均活跃用户接近 1.8 亿，2017 年被 KKR 以约 28 亿美元的价格收购

有人监视我……我希望他们这么说"嘿，她全都符合"——但不要特指亨廷顿舞蹈症。

另一个极端情况下，由于组织的天性——确切说是与同事的亲密度和对歧视的恐惧感——人们相当害怕公开遗传风险。对歧视的焦虑部分取决于与雇主相互信任的程度和历史。帕蒂（时装设计师/未做亨廷顿舞蹈症基因检测/无症状）这么说她的风险：

> 现在，工作上的同事都知道。我在那里八年，大家就像一家人。我在一个很小的设计工作室上班。如果母亲做的事情让我很难过，我就去办公室哭一场。我从没有想过："我不应告诉大家。"

雇主针对雇员家族成员的问题可能暴露雇员自身风险。招聘面试或给新保险计划填表的时候可能问及亲属的诊断情况。结果，患者因为担心殃及自己就可能对亲属的风险信息遮遮掩掩。伊冯娜（做过肺移植）默认亲属要么假装不知道他们的 α1-抗胰蛋白酶缺乏症风险要么不闻不问：

> 我肯定他们会在这个事情上撒谎或者否认。老板不会问家族是否有遗传病——只问你或你的直系家庭有没有遗传病。我的兄弟姐妹认为姐妹或兄弟不属于直系亲属。

医疗需求同样可以促进告知。结果，有些人会在旧岗位上公开消息——生病、需要请病假去看医生和做治疗——但到了新岗位，如果实际不再处于病中，就不公开。实际上在新环境里很少公开——除非当这个话题被谈起、一切水到渠成。朗达（护士/有乳腺癌/有突变）说：

> 上一份工作中，我告诉了关系很好的人。这不是随随便便就谈起的："哈，你怎么样？我叫某某某，我有乳腺癌。"但我如果感觉时机合适，就会在聊天中谈及。女生之间会讨论胸罩尺寸。现在，在新环境里，我和不同类型的护士一起工作。有些人知道，有些人不知道。如果这个话题冒出来，我可以告诉别人。我加入了一个乳腺癌患者关爱组织。一旦听说有人确诊，我立刻递上联系电话。

因此，如果认为能帮到别人她就会说。作为一名医疗保健工作者，她遭遇的歧视可能比其他行业的员工要轻。

严重的症状和对残疾保险的需求也会迫使患者公开。"每个人都知道，"本杰明（工程师/有 α1-抗胰蛋白酶缺乏症）说，"我认为我会病死，需要残疾保险。"珍妮弗（教师）12 年里都没有对别人说过——直到她需要请假。疲惫与休息需求自然而然需要公开病情。

个人可能告诉家庭——这种疾病对家庭成员来说意味着同样有风险。比尔（销售/无症状/未做过亨廷顿舞蹈症基因检测）把他的遗传风险告诉了同事，当时他压力很大、很担心兄弟。之后他转而担心消息会被传扬开去。因此在工作场合和在其他社会关系中一样，个人需要在希望公开求助与对谣言和污名的恐惧之间仔细掂量。这两个目标彼此冲突，游移其间会引发一个又一个问题。

告诉领导

面对上级领导，患者所担心的是否、何时、如何告知及告知什么的问题更加棘手。领导可能对员工的状况有所察觉，但可能不直接开口，他们不愿显得什么都想打听。他们可能不得不把个人经验与职业角色区分开来。帕蒂（时装设计师）说："我的一个合伙人知道我母亲的一点情况，但从没直接问过。"时不时，老板可能会令人惊奇地关心员工，因为他们自己可能也有患病经历。老板不一定都谈及自身的情况，就算说起来程度也不一样。苏茜（曾在 HIV 组织工作/有乳腺癌家族史/无症状/无基因突变）发现她老板对医疗问题非常开放。苏茜的情况表明营利组织和非营利组织、健康相关组织和非健康相关组织的文化与气氛多么不同。但个体差异、性格脾气还是起主要作用的。她反馈说：

> 我告诉老板我有囊肿。之前，他说过他和他妻子的经历——从戒烟到认为他得了狼疮。所以我们的谈话很自然。

她强调了雇员该如何把握雇主对确定彼此关系边界和余地的暗示。

特别对乳腺癌，女领导可能较容易被告知——当然也有例外。薇拉就有个女领导容易谈得开：

> 她知道我正经历的一切。我午餐时外出拿基因检测结果，因为我只想把它拿回来。我后来在诊室待了很久。到四点，我给她打了电话，告诉她发生了什么。我并不是说她是我的朋友，但是我觉得告诉她比较放心。她对我的想法和工作能力的肯定让我有

足够安全感。如果我领导是男的，可能就不太容易随便张口。

她在此把领导和朋友的角色区分看待。两种身份有一些相通之处，有时会转化，有时会拘束。

领导的正式或非正式的认识之间会有矛盾——从老板的角度看哪些适合问或哪些不合适问。这可能转化为旁敲侧击和拐弯抹角。患者可能想得到关怀和一些灵活性——但可能有点困难。琳达（艺术教师/最后检测没有基因突变）说：

> 我想要老板知道出了些事，他该多关心一些。我可能拐弯抹角地说："我需要操心健康问题，"那种流露出我真不太舒服的感觉，然后他再问就顺理成章了。过了一会他确实问"你是不是……？有没有什么……？"我需要关心，但不想透露什么。他觉得那很隐私。他留给我一些余地。我并不是想要偷懒，比如错过会议、不负责任。

这就像踩钢丝——透露一些，但又不把话挑明——来来回回话里有话。

患者如果自己是医生，还会遇到额外的问题，因为会觉得同事特别有距离感。吉姆（医生/有亨廷顿舞蹈症）没怎么从同事那里得到关心。"没人和我说过任何有关亨廷顿舞蹈症的事情，"她说，"他们看病已经很累了。他们不知道如何反应。"医生经常认为他们必须让自身和疾病不沾边，泾渭分明，他们穿着"神奇的白大褂"，本该健健康康。他们可能感觉生病会戳破医师患者之间这层薄弱的面纱[1]。

告诉同事

同事扮演的多重角色也很奇特——"工作中的朋友"。他们可能关系不错，但可能把消息透露给其他人，然后传到老板那儿，引发歧视。同事比老板可能容易被告知，而老板对工作有生杀予夺之权。很多人认为他们的社交圈和工作圈也有交集。朋友可能是同事、上级，或者认识相应的同事、上级，这不太清晰，也没有明确边界。因此，向同事透露就得特别小心。特别是小地方、小圈子，在工作场合透露遗传信息还可能牵连亲属。克洛伊（秘书/未做亨廷顿舞蹈症基因检测）和姐妹、嫂子供职于同一家公司。她的姐妹"没有告诉她嫂子。我肯定不会告诉任何人！"克洛伊不在单位里提及自己的风险——主要是她不想引起别人对她姐妹早期症状的注意。

小道消息的风险在于可能刺穿同事间对信任关系的评价。但这种评价可能很困难。某些人不知道如何估计同事的保密能力。正如薇拉所说，"如果有人说，'这个人告诉我这个，让我不要和别人说，但我可以告诉你'——那就是个警告。"当然隐瞒也有代价。秘密一定会让信任模糊，让闲聊复杂。掩饰自己或家人身上出现的疾病是很困难的。伊夫琳（丈夫禁止她做基因检测/她的父亲隐瞒了一封亲戚告知亨廷顿舞蹈症的来信）说：

> 我的姐妹没有和任何人说过。但是当我祖母 94 岁去世的时候，很多工作上的伙伴来告别，"我们如何打扫老人的屋子？"我妹妹说，"清理掉她的缓泻药和利尿剂？她会有腹泻，但都已经过去了。"我们不能那么干。我们就谎称她有多发性硬化症。

秘密可能由此跨越几代人，就因为恐惧。

隐瞒势必引起关心，随之加大被察觉的风险。芭芭拉（兼职教授/曾经是吸烟者）一直对她的 α1-抗胰蛋白酶缺乏症保守秘密，但承受了超常的心理代价，她一直害怕被发现：

> 我得戴上面具，过两面人的生活。我把 α1-抗胰蛋白酶抑制剂放在家里，放进冰箱冻起来。要是工作中的朋友来访，看到冰箱问"这是什么？"又怎么办。我一直害怕会被人发现。

她以往的吸烟习惯让她觉得生病可能是咎由自取，这加重了她的负罪感。

透露给同事可能带来意想不到的状况。个人没办法始终承受疾病引起的情感起伏。劳拉（平面设计师/有乳腺癌家族史/有基因突变/无症状）说：

> 我对同事掏心掏肺，毫无保留。我们一起开会，我正好做完遗传咨询，然后说不出话，看起来特别消沉。

这些披露也是相互的。这种交换凸显了规则的复杂。人们往往也不清楚别人的病情，直到自曝家丑。劳拉补充说：

> 每个人都有一点小秘密。你不知道，除非你说了。我同事就很开放。上班时一天打五针，控制血糖。真痛苦。但他很小心。我想要问得细一些，但不知道他是否乐意。或许他以前不说有别的原因。他可能就需要别人先问。

她凸显了除非被问起、否则保持沉默的传统。但也有可能平面设计工作室比其他工作环境开放更多、歧视更少。

然而,其他人可能一时被逼导致情绪波动,脱口而出又陷入后悔。可能很难在工作中保守秘密。可以告诉办公室伙伴——但知道了就是永远知道了。最终结局难料。琳达(艺术教师/没有亨廷顿舞蹈症基因突变)说:

> 我告诉了一位女士,我和她同在一间小办公室。然而消息传开了。然后我觉得"哦,见鬼。"我让她发誓保守秘密。我特别心烦,可能在打电话,或者就说"是的,上帝——我父亲如何如何。"但是我告诉她之后,我就得和她分享我所经历的。我感觉她盯着我,听我的电话,想知道我是否正常。当亨廷顿舞蹈症的噩梦完全降临的时候——"哦,见鬼……现在她什么都明白了。"我感觉一下子暴露了,我多希望自己守住秘密。这一年我已经很难过,让一个外人知道一切也算不上世界上最糟糕的事情。

琳达强调了所涉及的冲突。告知有利有弊,有社会关怀,也有对八卦的隐忧。回想起来,有些人觉得他们太过相信他人——特别是对亨廷顿舞蹈症而言。"我真傻,"帕蒂(时装设计师)说。幸运的是,她最后测出自己并没有亨廷顿舞蹈症基因突变。

同事可能对告知有各种各样的反应。告知意味着切换为"病患身份",连带产生何时拥有、何时放下这个身份的问题。同事可能艳羡雇员最后不用被当作重病就能领到残疾保险。甚至珍妮弗(教师/有 α1-抗胰蛋白酶缺乏症)被"推到很多人前面'你看起来挺不错'"。

结果,个人必须评估一下同事的暧昧态度及对秘密的回应。人们一般可以选择朋友,但没法选择同事。人们常常耗费大量工作时间和没得选的人在一起,这些人不一定会帮忙。"我就有这种感觉,"简(有乳腺癌/没有基因突变)认为在办公室要小心行事,"他们很少有粗鲁的评论。"

告诉客户

商务活动中,和客户联系紧密的人可能长年都要面对额外的告知问题。一般来说,与客户关系的亲近度远远比不上其他社会关系,尽管在经济上会有依赖关系。卡罗尔(女销售/有乳腺癌/检测出一个突变/做了预防性手术)只把自己的病情告诉了一个客户。一做完化疗,她就拿掉了假发:

我头发掉光了，带着假发，几乎 90% 的客户根本不知道。他们可能会说："嗨，你的头发真漂亮。你换发型了吗？"人们其实很迟钝的。我告诉了几个客户，但没告诉其他人。然后我做完化疗，把假发拿掉了。我头发很短，人们又说："你加入哈瑞奎师那（Hare Krishna）①教派了吗？"他们并没有弄明白。这其实很奇葩。第一次得乳腺癌的时候，我可能只告诉 5% 的客户。等到得卵巢癌，可能 20%。我告诉了几个很好的客户，但并没有和客户达到推心置腹、长期合作的地步。

她的例子说明客户之间的差别很大，比他们各自的社会角色差别还大。

告诉邻里

患者也面临告诉邻居的问题，邻居可能看得到他们的药物包裹或者症状。金格尔（医务助理）就留心把所有扔到垃圾桶的药瓶标签都撕掉。

当我扔掉任何药瓶的时候，我总是用指甲把标签刮得干干净净。我不想任何人捡到处方药瓶，"她在用阿普唑仑（Xanax）②、抗生素（antibiotics）、Theodore③或者吸入器"。孩子们有次把一包垃圾从房子后面的小巷子里拖出来扔到别家草坪上。然后我就知道了，警察来敲门，"这是什么？你们正在给街上别家草坪上丢垃圾！"

告诉学校

告诉学校也有问题，把家长的遗传风险告诉学校，可能给孩子带来麻烦。玛丽就害怕孩子的学校知道她的亨廷顿舞蹈症，害怕他们会把孩子弄走：

我儿子和女儿语言发育迟缓，因为我没法辅导他们。他们有个单词说错了，但是我帮不上忙。我不知道为什么。我想告诉学校，那段时间我辅导大儿子做家庭作业有困难，包括给他读书。

---

① 译者注：Hare Krishna 是印度教派的一支
② 译者注：阿普唑仑（Xanax）是一种抗焦虑、抗抑郁的处方药
③ 译者注：应为 Theodur，治疗哮喘的药物

他们可能以为我是个不合格的母亲。但我没说，因为我害怕惹来麻烦，害怕他们监视我，发现更多我没有告诉他们的东西。我不想让任何外人掺和进来。我真不知道为什么不能朗读——为什么我做不到。我说，"我等会儿再做。"我一直在推托，从没做过。我很难过。

小结

横跨这么多社会圈层——从朋友到工作、学校，个人面临严重的问题，包括何时、是否、怎样、对谁透露自己的遗传风险。这需要在互相矛盾的担忧中仔细权衡。个人可能时常感觉他们应该告诉自认为亲近的人。这种透露增进了对疾病的关注和教育，当然也会牵连出歧视问题。从社会义务和伦理要求出发，患者应该在家族内部告知遗传风险。但在其他的社会关系中，这种规则和期望相对较弱，引起困惑与矛盾。

这些受访者的经历展现了工作和社交关系的重要特性——可塑、缺乏清晰边界。家庭关系界限明确，让亲属和非亲属泾渭分明。但在其他社会情境中并非如此。家庭之外很难评价信任，这给告知遗传信息和关怀照顾患者设置了障碍。

在其他社会情境里，人们常常希望掌控遗传风险信息的传播。但是他们并不总能如愿以偿。实际上个体的遗传信息不只代表自己，还牵涉其家族，这使问题更加棘手。同事可能见过或熟识彼此的家属，而家属的病情也能提示其同事的风险，反之亦然。

这类挑战应该增进对这种社会规范的重新思考。我们很多人将越来越多地面对是否共享彼此遗传信息的问题。我们还将遭遇二次透露和第三方泄露，还要在信任与可能产生流言之间权衡，在所认识的利弊之间取舍。谁该知道、谁不该知道，我们会在这个边界上徘徊，结局难料。正如我们将要看到的，遗传信息将彻底改变我们的世界。

第 11 章

"转换"：加入遗传病社群

"一年前，我转入'另一队'，"乔伊斯（水疗会所员工）告诉我，"从没有乳腺癌的阵营跨入有乳腺癌的阵营。"从心理、社会和经济角度她发生了关键变化：她现在有病，需要政府资助。"我第一次确诊时，得癌症还非常显眼和另类。如今有一天，我意识到很多我认识的人都得了癌症。我有医疗补贴。"

这些受访者所面对的问题，不仅与他们先前所处的社会环境有关，还开启一片新天地——遗传病社群。最终，这些人发现了各种存在正式和非正式的组织。这些组织可能带来帮助，也会带来挑战。污名、排斥、外人对遗传学的不熟悉迫使人们团结到患者社群中。但因为害怕碰见病情恶化的患者，参与者可能放缓自己的脚步。患者社群有利有弊。这些人究竟如何、何时决定参与这些组织，如何付诸行动？

早先的研究表明心理辅导组织可以帮助各类患者提高生存质量、增进社会关怀、增加信息分享、增强生活希望[1,2,3]。但很多能受益的患者实际上并没有用好这些组织，他们经常没有意识到组织的存在[1,4,5]。病友组织的参与者多为女性，年轻、受过良好教育[1,4,5,6]。一些研究也表明比起未参与者，参与者反而更焦虑[1,5]，只是压力和挫折感较轻[7,8]。

近来，网上社群如雨后春笋般兴起，各有利弊[9]。网站可以提供信息和心理帮助[10]，日益强大[11]。不管怎么说，网站削弱了医生的"信息垄断"[12]，并给医生的专业性带来挑战[13]。

但是问题仍然很多，包括患者如何决定、何时、怎样参与这些患者社群，他们在参与过程中经历了什么，遇到哪些困难、如何应对。

我很快发现面临遗传风险的社群和遭遇其他疾病的社群之间有同有异。正如我们已经看到的，有遗传风险的人可能完全健康，他们的疾病可能极为罕见，实际上不曾察觉。因此遗传学特别具有模糊性，这些患者社群发挥了重要作用，也面临很多挑战。

加入社群

很多人听说有这么多遗传病社群都很惊奇。不同于参加其他社会组织——从小就培养性别、种族、宗教等社会分类意识——受访者都是最近才意识到他们可能是遗传病社群的准成员。"你根本不知道乳腺癌组织的存在，"乔伊斯（水疗会所员工）说，直到"你有了发现他们的理由。"加入这样一个组织，惊奇之余意味着社会身份的意外转变。一个人可能感觉与先前的世界疏远，但突然被另一个世界接纳。

人们可能第一次听说这个组织是因为医疗保健工作者推荐，但他们最后的参与度参差不齐。有些人发现生病了——然后顺理成章地加入组织——因为病情特别严重。他们也可能避开这些组织，甚至不想再听到一切与这些组织有关系的事情。正如本杰明（工程师/有 α1-抗胰蛋白酶缺乏症）报告的："有些人根本不想知道关于这个疾病的任何事情：'把我从名单上划掉。我不想听。'人们害怕在里面太过压抑、愤怒或恐惧。"这些组织在增长见识和催生压力方面各有代价。不过，大部分人可能在彻底加入或退出前都反复掂量过。

由于这些困难，加入此类社群可能是循序渐进的，依靠指南帮助。有时，患者可能在确诊后与某个听过这类组织的朋友联系时接触到这些。正如奥里（犹太人/患乳腺癌/无家族史/无突变）说：

> 其他得乳腺癌比我早的朋友，帮我预约了这个电话访谈。我自己没找过。我也不想听别人谈这个，不想见面。但这个电话很有用。我可能不会主动打给他们。

她可能不主动寻找患者社群，但是一旦取得联系就可能获益。

一些患者从医疗保健工作者那里询问这类组织时得到推荐。"医生第一次给我下诊断时，"金格尔这样谈及他的 α1-抗胰蛋白酶缺乏症，"我问他，'我该上哪儿找 α1-抗胰蛋白酶缺乏症的资料？'他说，'上网。'"

但是总体而言，医生这样推荐并不常见。相反，个人常常只能自行寻找（如借助谷歌等搜索引擎）或者误打误撞，少有他人能够完整提供信息。诊断结果可能很新、很机密，患者可能只和少数医生与至亲分享消息。

社群功能：提供什么

这类社群作用广泛——包括心理、认知、社会、政治诸多方面。其提供的信息很有价值，帮助患者及其家庭理解疾病的遗传机制与广泛影响，应对迷茫和困扰。

患者组织的帮助包括检测、治疗及联络专家。特别是对相当罕见的疾病，这些组织可以帮助定位和找到附近专家。吉尔伯特（工厂工人）评论说：

> 在一个 α1-抗胰蛋白酶缺乏症会议上，我发现有个组织在我家
> 旁边。通过他们，我找到了另一个医生。我之前的医生很不错，
> 但是去他的城市……实在太折腾了。

患者组织能支持科研，包括散发受试者招募信息乃至资助研究、帮助
建立疾病档案或数据库。

这些组织也能帮助提供实际连医生都不了解的有用信息。医生可能精
力有限，忘记、不重视或不擅长轻松讨论某些话题。尤其对罕见病，患者
组织可以填补这个空白。医生可能对乳腺癌、亨廷顿舞蹈症等涉及乳腺、
卵巢、精神病、性生活、死亡等较为忌讳的话题尤其难以启齿。网上匿名
社群可以提供帮助。

医生讨论疗效问题的角度远远窄于患者社群，医生可能觉得有点尴尬
甚至内疚。奥里（犹太人/有乳腺癌）说"工作人员根本不告诉我脱发会
怎样。"

这些组织能帮助讨论与身体有关的敏感话题，会让患者和医生都觉得
尴尬。丹尼斯（银行家）这样说她的乳腺癌治疗情况：

> 做化疗时，肛裂惊人地常见，但医生不会告诉你。患者一般
> 也不说起便秘。你做化疗的时候没什么事情能比得上肛裂。我在
> 网上收到很多私人信息，因为我觉得女士可以问我任何问题，我
> 也一直不想让别人再像我一样遭罪。

预告这些问题可以帮助患者未雨绸缪。正如她所展示，共享信息和无
私精神很重要。

这些组织也可以提供如何应对复杂情况的信息——例如，有遗传风险
但没做过基因检测或症状未表现。

可以从网上搜到更多信息，但是刚被确诊的人可能仍然觉得信息要么
匮乏要么过量。"对遗传学误解如此严重，"琳达（艺术教师）说，"我了解
的信息就对这一小类疾病有用，但你需要自己去找。"

安排治疗

正如早先提到的，患者组织可能遇到的问题还有在治疗中该扮演什么
角色，或者到什么程度。部分原因是，遗传病总体上出奇罕见——所谓"孤

儿病"——药厂和研究者可能在这上面不太愿意投入资源。因此，举例来说，α1-抗胰蛋白酶缺乏症组织就在积极分配 α1-抗胰蛋白酶抑制剂药物，尽管这会招来麻烦。

医疗资源的短缺引出另一个伦理和法律问题——例如，是否应该提倡广泛开展基因筛查。α1-抗胰蛋白酶缺乏症基因筛查的人群越广，对 α1-胰蛋白酶抑制剂的需求无疑越大，而药物供应不一定能跟得上，引发如何平衡公共卫生和个体医疗需求的难题。这些组织首当其冲受到挑战。

心理支持

遗传病社群也提供了很重要的心理帮助和社会关爱——有非正式和正式的、直接和间接的。通常，患者社群的正式流程也会带来非正式的好处。例如，一对一咨询最终对个人的帮助有双重效果。患者社群在帮助应对疾病的过程中可以弘扬助人为乐的精神。正如珍妮弗补充的，"我是一个同伴帮助者：我让自己减少了对氧气瓶的依赖，我决定和其他 α1-抗胰蛋白酶缺乏症病友们也聊聊这个。"

这些组织还对减轻孤独感特别有帮助。尤其是突变相对罕见的疾病，个人可能感觉与世界疏离。加入同类人的社群，可以帮助彼此正视这种痛苦。彼得（退休商人/现在领导一个 α1-抗胰蛋白酶缺乏症关爱组织）说：

> 全国性会议的好处是：你们可以聚在一起，看到很多人关注
> α1-抗胰蛋白酶缺乏症。医生们正在为此努力，还有心理关怀：你
> 不是一个人在战斗。

特别对于鲜为人知的罕见病，这种患者组织很重要。尽管外人不太了解这种疾病，但病友们很熟悉。在组织中患者不再需要为疾病解释和正名。"人们能理解，"多萝西说。一般来说，外界并不知道 α1-抗胰蛋白酶缺乏症是遗传性的，它不会因为吸烟而自行诱发。

这种帮助之所以对遗传性疾病特别关键，是因为患者彼此分享的经历有其内在的生物学关联。事实上，他们可能有共同的祖先。"我们其实是有关联的，"珍妮弗这样形容她的 α1-抗胰蛋白酶缺乏症病友。"这个基因来自维京人（Vikings）[①]。这让我们同根同源的感觉：北欧人。"

从"弃儿"变成"有组织"的感觉会产生一种难以置信的强大力量。

---

① 译者注：维京人（Vikings）是公元 8 世纪后期到公元 11 世纪后期居住在北欧挪威一带的海盗，以掠夺和航海闻名，其足迹遍及欧洲大陆、不列颠群岛以至北极地区

珍妮弗继续说她第一次聚会的感觉：

> 那天早上以前，我都没见过其他 α1-抗胰蛋白酶缺乏症患者。那种兴奋劲就像触电一样，无与伦比。这是一种归属感——互助友爱。我不孤单了。那儿有很多人。我们很多人感觉像一个个孤岛，我是世上唯一一个划着独木舟踏上这块土地的人。

病友们可以相互指导、彼此鼓舞、传播希望。考虑到可能的不良预后，这种乐观主义非常重要。卡罗尔（无视男朋友的反对做了预防性手术）说："我告诉大家，'我活得很好。我就去那里了。'这是我为什么在那儿的原因：成为一种榜样，人们看到我就会说：'她看起来挺不错的。'"

鼓舞其他患者赋予她一种重要的使命感。

和其他已经生病的人建立联系也能淡化沮丧感，使人重拾希望。这些组织独一无二地发挥了这种作用。奥里（有乳腺癌）补充说：

> 有个人淋巴结转移（positive lymph node）到 40 处还活了下来，我听说以后倍感鼓舞。我只有 9 处。所以和她相比我的问题不过小菜一碟。我从她身上吸收了力量。这是我的救星。

组织结构

遗传病社群并非一成不变，随着时间推移发生各种变化。为发挥上述作用，新的组织和小组不断涌现，他们不仅按照诊断结果划分，还结合了年龄、人种、民族、社会经济地位及病情进程和表现程度等特征。

在完全线上和完全线下两种极端之间有很多混合形式。成员活动有非正式和正式的、实时和非实时的、小型和大型的。出现这种差异的部分原因是疾病类型、外显性和污名程度不同，部分原因是从便利交流到保护隐私之间予以平衡。

有些社群建立了一对一的伙伴体系或服务热线，通过面对面、电话或在线方式帮助新成员。应对可能的顾虑，匿名关怀体系可以让成员一对一的沟通而不用担心可识别个人身份信息的泄露。

但是社会快速变化、日益复杂。正如奥里形容的：

> 我认识一个朋友，不过和她不太熟。她是患者组织的成员，和我联络过。她也得了乳腺癌，犹太人，有八个孩子。她做过基因检测，但我不知道她的结果。在她的哈西德派（Hasidic）教友

中①，没人知道她得过乳腺癌。他们都戴着假发，所以她能在未来亲家面前巧妙掩饰——他们为子女安排婚姻。所以我问她，从犹太教的价值观来看，你如何坦然隐瞒这个问题。她说如果有人问，你就说；但不问就不说。人们在群里问了很多与阿尔茨海默病、智力衰退和癌症有关的问题。之前还没人问过她，因为她孩子还没到结婚的年龄。现在，有个孩子已经 19 岁，所以问题很快就会来了。

患者社群因此可以成为逃离污名的避风港。其内部可以再形成小组——如按宗教区分。奥里口中的"朋友"，她其实了解并不多，这种全新而模糊的社会分类——体现了这种关系在含义、责任和界限上的复杂性。

因为一些基本的考虑，网上社群会要求用户注册和设置密码。伊莎贝拉（社会工作者/有乳腺癌/有突变/在考虑做预防性乳腺切除手术）说："有一些板块，你需要特殊密码才能访问，这是给已经做过手术的人看的：都是手术修复照片。"

线下关爱小组经过多年发展，也很常见和有用。正式的患者组织常常促成长久的私交。

全国性和地区性会议还可以让患者会面，包括与研究者见面、学习和交流。这种更大型的活动可以更进一步强化集体感，并将科学家囊括进来。

线上社群

但是，遗传病社群也在逐步向线上化和虚拟化方向发展，线上形式有很多，包括门户网站、论坛和聊天室。这些形式互相并不对立，可以联动起来。线上和线下的联系可以相互转化。

特别对罕见病，线上讨论可能很重要，因为这种疾病在任何地区都不常见，但在全国或全球范围内累积起来就数量可观。对很多常见但难以启齿的情形，如乳腺癌，线上社群能发挥非常独特的作用。

线上社群有地利之便——如节约时间。不过线上社群的匿名性可能削弱信任度。网上可以接触很多人，但网上的信息可能鱼目混珠、真假难辨。

网站的相对新奇、研究和治疗的飞速进步、信息的匿名发布，这些都让材料的真实性难以判断。"一开始，你一无所知，然后逐渐有所了解，"

---

① 译者注：哈西德派（Hasidic）是犹太教派中的一支，18 世纪兴起于乌克兰，后快速传播到东欧地区，教友现主要居住在美国、以色列和英国等地

丹尼斯（银行家/有乳腺癌/有家族史）发现，"但你不知道信息是谁告诉你的，怎么积累。"为解决这个问题，线上社群逐渐发展出非正式的自我纠错机制来控制质量。"如果有人发表错误信息，"她继续说，"其他人可能会写，'不是这样子，我的医生实际上说，不要那么做。'"

线上社群需要电脑和网络，尽管这些在增加，但还不够普及。年龄、教育、性别、人种和民族方面的局限性仍然存在。卡罗尔（43岁/销售/有乳腺癌/做过手术/有突变）就"从来没接触过聊天室。我甚至没听说过。"有些人希望学会，尽管想上手并非不费吹灰之力。"我不是学计算机的，"威尔玛（54岁/有乳腺癌/有双相情感障碍）说，"我刚上手。"

如何参与

人们面临的问题不仅在于是否加入患者社群，还包括参与活动到什么程度及如何参与。患者活动的需求和兴趣不同，参与方式也不同。

志愿精神

正如早先所述，人们不仅获得帮助，也帮助别人，这种行为值得鼓励，也有好处。这些组织常常弘扬了志愿精神，可能对患者的亲属、未来后代及他人也有益处。

有的志愿者帮助管理组织。因领取残疾保障而在法律上被认为失去工作能力的患者可以从事志愿服务。贝亚特丽丝的姐妹很早退休，但义务帮忙管理这类组织。由此这种贡献也给组织带来间接而宝贵的经济效益。"她退休早，找了一份兼职作为新工作，做很多义工。她认为这是命。"

道德要求可能进一步促进这种互惠互利。"我从大众手上赚了很多钱，"珍妮弗这样看待α1-抗胰蛋白酶缺乏症患者关爱组织，"所以我想回报些什么。"

人们能为患者组织做贡献是因为他们有一技之长，可以补组织所缺。多萝西（前电视制片人）帮助促进面向医生和公众的α1-抗胰蛋白酶缺乏症相关教育。"这些组织没有'永久居民'，"她说，"我过去在电视台工作，认识一些人。我认为，我也许能做一些事情。我就那样参与。"

起初，患者在确诊后可能尝试不同的活动，看哪一种更有帮助，然后有所取舍。吉尔伯特（工厂工人）尝试过整体疗法，得出的结论是对α1-抗胰蛋白酶缺乏症不管用。"他们坐在那里和大师一起冥想，这不解决我的问题。"

参与研究

遗传病社群也支持和促进研究，帮助招募参与对象。一旦获知研究信息，个体从无私精神出发会选择参与进来——帮助别的患者。但参与遗传病研究和其他疾病研究项目不一样，不能说是绝对的利他主义。因为结果可能不仅对自己和陌生人有用，也可能对亲属——现在和未来的都有价值。"如果我姐妹的某个孩子死于亨廷顿舞蹈症怎么办？"克洛伊（28 岁/秘书/未检测/无症状）想知道，"或许参加研究可以帮到他们。"

对治疗的一种误解可能影响到他的亲属。这种治疗性误解是指患者经常认为他们受益于所参与的研究，但其实他们没有被分配到实验组中[14]，遗传病患者都认定参与研究可能对自己没什么用，但能帮到下一代。这种获得感可能唤起希望而非误解，但也能改变对风险受益的考量，结果是患者时常愿意承受更高的风险。患者对研究的看法可能与负责审查项目的机构伦理委员会（institutional review board，IRB）的评审意见不同，后者更注重保护受试者。比尔（销售/没有亨廷顿舞蹈症基因突变）很关心他得病的兄弟，他补充说：

> 我兄弟说："我会当小白鼠。给我打针，给我电击。你想做什么都行。也许这能帮到我。如果不能，这也会帮到我的家族。我认为我无药可治，但是如果我能找到什么东西可以帮别人，为什么不呢？"

这种利他主义的参与能在研究过程中增强受试者的使命感。前人栽树后人乘凉的想法能提升研究者的获益感。

很多患者似乎比伦理委员会更愿意研究者用生物样本做探索性的基因研究。伦理委员会一般不太情愿同意参与者在不知道将来要用这些样本做什么的情况下进行一揽子捐赠。但在此受试者看起来更看重对亲属和后代的好处，尽管伦理委员会并不这么认为。正如艾伯特（警察/有亨廷顿舞蹈症基因突变）解释：

> 我母亲过世了，她的遗体就留在中西部的某个地方，躺在那里。这影响我什么吗？没有。如果他们认为遗体可以帮助研究进行下去，我并不介意。他们做研究需要血样，我就抽血给他们拿去用。

他不知道血样要送到哪里、为什么抽血，但这并不妨碍他做决定。

很多受访者承认可能有风险，包括隐私伤害，但认为对他人的帮助超过了这些风险。本杰明（工程师/有 α1-抗胰蛋白酶缺乏症）就把他的血样捐给了一个基因库：

> 很多人问："你们为什么要抽血？"他们需要保护他们的名字不被泄露。他们想要保持匿名。我不是这样。这家基因库可能会有用。我不知道会不会有伤害。我猜隐私信息可能受损，但对我来说没关系。也许有人会用它赚大钱，或者偷走它。但是我信任他们。

他考量再三，最后放下了这些顾虑。即便某家公司可能从这类研究中谋求经济利益，他仍会参与，但希望任何医疗技术的进步将来不要要价太高。"如果他们说，'我们将会用这个赚很多钱，'我只是希望他们能承诺让它普及。"

西蒙（会计/有亨廷顿舞蹈症基因突变）参加了研究才了解这种疾病，她把参加研究当作遗传病患者的一项伦理义务。她很生气有些人拒绝参加，甚至包括她父亲：

> 我很恼火父亲不愿参与。那样很自私。如果你有亨廷顿舞蹈症，你什么都不能做，至少你还可以参加研究，举手之劳而已。

但是，并不是每个人都愿意参与。例如，帕蒂（把她的秘密"藏在地毯下面"），"不想当志愿者，因为我不想做小白鼠。我和很多人的反应不一样。"她举出两项原因——不想检查，不想被当成特例。虽然她现在健康状况尚佳，但得亨廷顿舞蹈症的可能性仍然困扰着她。对她来说，这种恐惧和可能存在的风险大于可能的集体受益及对患者社群的忠诚感、责任感。

政治行动

由于这是一种新情况，且存在误解，包括可能的遗传歧视，很多组织也试图参与提出公共政策倡议。但是这里也有问题。这种政策一般都是从医保、医疗补贴、保险和医疗的角度制定的。

遗传病社群可能给行业专家和政府领导施加压力，推动出台一系列措施帮助患者，同时也鼓励成员对政策制定更加热心。但是这些组织可能力量薄弱，效果不定。不过这样的活动仍然让参与者很有满足感和力量感。"我把政策事务当成一种挑战，"珍妮弗（有 α1-抗胰蛋白酶缺乏症）说，"我能通过这种方式出力感觉真好。它使我坚强。"激增的经济压力可能进一步刺激政治运动和社群及患者的需求。正如多萝西（前电视制片人）所补充，"我们第一次请愿是去华盛顿。医保系统想削减医疗报销额度。我们争取到了胰蛋白酶抑制剂的豁免。只有三种药物得到了豁免。太激动了！"这种活动旨在影响立法，既帮助了自己，又从心理上感觉为社群出了力。

这些组织能够推动公众改变对疾病的印象。正如多萝西补充的：

> 我们不能用术语"A1AD"。没人明白，也没人在乎。我们用了"阿尔法（Alpha）"这个说法，向公众传达信息。我们也放弃了自我抹黑的术语。我们不再使用肺气肿（emphysema）或者肝硬化（cirrhosis）。人们会认为：这都是由于抽烟喝酒——全是你自找的。

因此，患者组织可以帮助扭转患者和公众对诊断结果的负面印象。这些组织也能改变对患者的刻板看法。正如邦妮（24 岁/没有做过检测/没有症状/姐妹有乳腺癌）所说：

> 很多乳腺癌组织给人的感觉是只有老女人才得那种病。有个组织不是这样，它说乳腺癌可以在任何年龄段发生：17 岁、18 岁。摒弃老旧观念很重要。

但是话说回来，个体在如何参与和接纳这些活动上变化很大。患者可能赞同立法目标，但不愿一下子变成"公众焦点"或者涉身政治。考虑到患者的精神状况或者可能更严重的歧视，这种公开举动对亨廷顿舞蹈症患者来说尤其困难。

患者可能要在对组织的责任感和在个人相矛盾的需求偏好之间做出平衡（如想要独处）。"我这个人比较安静，不太活跃，"朗达（护士/有乳腺癌/有基因突变）说，"除非我被要求给刚刚诊断的患者打电话。"

这些男男女女必须决定，从生活中拿出多少时间投身其中。"我并不想把它变成我的全部和终身要务，"朗达补充说。患者往往从自己或家庭的需求而不是从非亲属的需求出发做出取舍。某些人尝试帮助他们自己家族里的人而非整个社群。微小一些、看得见摸得着的效果更受欢迎。此外，某些人就是不喜欢小组聚会而已。正如卡尔总结的，"我能做到的最大限度都是很私人的：帮助我兄弟。"

涉及因素

考虑到这些复杂性和冲突性，患者在社群中的参与度变化很大，受很多因素影响，如病情状况。症状如果较重或者使人较虚弱，都可以妨碍患者参与组织的活动，让他们难于选择。

遗传病社群也可能因病而异。例如，精神性的症状就影响社交互动。因此，有亨廷顿舞蹈症的人们可能对参与政治不那么积极，因为他们有认知和精神障碍，也比较容易被歧视。威尔玛（患乳腺癌/有双相情感障碍）比较了不同疾病组织的特点和价值：

> 我接收过心理疾病类的邮件通讯，参加过一些午餐活动，但我不喜欢他们组织。你就坐在那儿，等一会儿再被请下台。但乳腺癌关爱组织就让人开心得多。我们都是伙伴：你想看我乳腺癌手术的结果，我就给你看。我们关起门，我给你看。而心理疾病组织中，人们自尊心过重，我不会那样。

参加社群对身份认同的反射和影响可以达到不同的程度。很多人想加入社群，但不想标榜这种身份，反之亦然。某些人成为社群中很核心的成员，这对他们的自我意识影响强烈。但个体和社群的边界可能不固定，会变化和渗透。如何划定界限是个问题。卡伦（律师/有乳腺癌）说：

> 我有没有觉得自己是乳腺癌病友群或者癌症病友群的一分子？答案既肯定又否定。我完成了"为康复奔跑"（Race for the Cure）的活动，乳腺癌生存者都穿着粉色 T 恤，其他人穿白的。我一直觉得穿粉色衣服有点怪异。某种程度上来说，也不错：我可以"超越"自我。但是当我走进一家餐馆的时候，我看见了我认识的人。

她随后不得不解释为什么要穿成那样。

正如我们早先看到的，疾病对人生意义而言，也许是全部，也许只代表一部分。即使在网上，个人也要选择如何参与。丹尼斯（有乳腺癌）就以如何帮助别人为出发点决定自己怎样参与。"我看论坛，但从不发帖，除非人家问的问题我很了解，"她说。因为她在银行工作，能接触到大量雇员邮件，她特别谨慎。

目睹重病：接受与排斥

当患者目睹病友的病情更严重时，患者群里就产生了深层次的矛盾。病患聚在一起的时候，既有联系又有冲突。人们对正视、忽视或否认自己疾病的程度都不一样，也影响了他们的参与度。焦虑和窘迫不时伴着幽默流露出来。"你就像走进一家很排外的俱乐部，"查尔斯（会计）说，"如果他们有的选，没人想进来。"

见证自己这种病在别人身上发展到很严重的地步其实很恐怖。某些人甚至讳疾忌医，因为医生总是被重病患者环绕。玛丽（有亨廷顿舞蹈症早期症状）说，"我甚至不愿坐在候诊室里，因为我不想看到我的结局。"

他人治疗时伴随的副作用也让他们不安。珍妮弗（形容她第一次参加的 α1-抗胰蛋白酶缺乏症患者聚会就像一场狂欢）说，"我见过的病友现在情况都很差。我周围噩耗连连。"

别人的病情轻重会影响自己的心情。别人情况比自己好，可能让患者抑郁甚至嫉妒。患者拿自己和别人做比较，如果自认为情况更好，甚至难免幸灾乐祸——建立在他人痛苦上的感觉。当然如果患者未能掩饰痛苦或按捺欣喜，局面可能比较尴尬。谢里（服务员/有乳腺癌/没有家族史/没有检测出突变）解释道：

> 群里有个女士不打算做手术了。她已经做了三次卵巢癌手术，然后又复发。我说："我做过四次乳腺癌手术。"她说，"你比我厉害。我以后再不会对自己失望了！"我想，"但是我会撑下去。"她知道自己做过的手术次数没我多，让她腰杆硬起来。

患者目睹太多病例后，就会陷入一种是否再参与下去、参与到什么程度的纠结，需要在获益与心理负担之间做出平衡。相对健康、没有症状的高风险个体可能退出患者组织，因为他们怕看到更严重的症状。那种经历实际上是一种心理伤害，是一种介于关爱与受惊吓之间身不由己的代价。帕蒂（把她的乳腺癌风险"藏在地毯下"）说，"关爱小组里面很压抑，我退出了。那里的人病情真得很重。几乎全比我糟糕。我宁愿活在自己的小世界里，也不愿和那些痛苦的人凑在一起。"

α1-抗胰蛋白酶缺乏症的人，因为治疗会引起免疫缺陷，反而让患者再暴露在别人面前时病情更容易加重。此类患者甚至需要隔离。贝蒂（设计师/有 α1-抗胰蛋白酶缺乏症）不去"大型聚会"。她很担心"沾上细菌、旅行、和陌生人在一起。"

人们还可能对病友的愤怒、惊恐或抑郁很在意。他人的心理症状也能带来压力，患者不知如何应对。情绪激动的患者会迁怒于人。正如谢里报告的：

> 我第一次通过这个乳腺癌组织参加瑜伽课时，两个女人为怎么放垫子争了起来。后来我去陶艺课，有个女人做了一个只有一个半乳腺的女性雕塑，抱头痛哭。

谢里再也不参加这样的活动了。

网上社群也会迫使参与者承受超出他们预期的压力。即使待在聊天群也不胜其扰。"在群里他们使劲吐槽，"珍妮弗说，"所以我退群了。"

渴望匿名

对隐私和匿名的各种渴望也随之影响了加入社群的意愿。加入一个组织意味着无可避免地泄露个人信息、基因突变、疾病和其他容易招惹污名的生活细节。人们对如何权衡利弊看法不同。另外，对隐私的担忧有时又可能很淡。本杰明（工程师/老板发现他可能会因为 α1-抗胰蛋白酶缺乏症而残疾后解雇了他）承认公开病情的代价，但也愿意接受。"每个人都有一些他们想要保密的事情，但我一直很公开，"他说，"我心直口快，想什么说什么。从政治上来说，这并不太明智。"

相反，正如早先描述的，很多人都希望匿名。甚至丹尼斯（银行家/在网上讨论化疗引起的肛裂）也有自己的底线，就是交流时不被认出来。对肛裂（anal fissure）的尴尬和不适可能也让医生就此缄默。她这样考量无私分享、维护隐私和避免尴尬："有人想打探肛裂的细节，我从不透露自己的电话号码和姓名。"

线上匿名有利有弊。匿名化可以促进讨论一些禁忌性的话题。丹尼斯补充说，"论坛很不错，因为你是匿名的，让你可以告诉大家丑陋的一面：因为你用的是假名。"

在线下，人们可能彼此不认识，自然可以保密。其他人也会在某些沟通中考虑到底何时、在哪一步划出保护自己不被辨认出来的底线。

即使线上交流承诺匿名，但其牵涉的遗传风险可能仍然过于个体化。伊莎贝拉（社工/有乳腺癌/有致病突变）说：

匿名上网还不错——你可以上论坛看到无数人和你有同样遭
遇。但你想把自己曝光到多大程度？我偶尔去看一下，我关注一
项研究课题，但不和任何人讨论。我不和任何人具体接触。我不
参加聊天。我订阅了一个乳腺癌邮件群组。它给你推送信息。我
有次进去聊天，看看会怎么样。有些人看起来很有亲和力，但我
不是这样的。这太私密了。

随着时间变化，在深入交流个人经历过程中保持匿名可能会愈加困难。
对保密的威胁不仅来自网站用户，也来自其他方面。正如我们早先看到的，
人们在工作场合收发医疗相关邮件、浏览网站时都面临怀疑。正如丹尼斯
（银行家）所述，"你写下来的任何东西都会经过公司合规部。"

社群责任

患者也需要在对社群和对他们自己及他人生活承担的责任之间做出取
舍。"我支持社群，但它不是我的生活，"朗达（护士/有乳腺癌/有致病突变）
解释说，"他们在我遭遇这种经历的时候帮过我，所以至少我也能这样做。"

但这种责任感可能与人们的其他个人需求冲突，患者可能想做到一定
程度后减少志愿行为，否则将花费大量时间。患者必须在参加病友群和做
其他事情之间分出轻重缓急，但很难划定和维持清晰的界限。朗达继续说，
"我有时候想：为什么你要把自己陷进这些事情里面。如果我太忙，我就想
是不是因为我到那儿去得太勤了？"

个人面临的困境还在于，第一次确诊后隔多长时间还继续参与此类
活动。患者看见危重病友时，感觉他们在被抛弃，这很可怕。卡伦（律
师）说：

到底癌症发展到什么程度算病入膏肓？我一直在纠结是不是
停下来。我从来没有真正想和那些人继续共处下去。但我还是每
周去一次。对我来说最好玩的事是见证那里人的不同死法。

内部制度

无论在内在外，对患者组织的使命都会存在不同看法，也会带来压
力。就任何一个组织而言，成员对其职能属性的看法都不尽相同，引起
矛盾。一般来说，主要成员或者组织早先的使命，受重视的程度稍高。

但成员和组织都会变，成员可能也会选择坚守或自行离开。珍妮弗（认为 α1-抗胰蛋白酶缺乏症聚会就像一场狂欢）后来退了群，对这种组织的利弊更加在意：

> 这些患者组织对有些人变得很重要，而对其他人则不是。有些人来一两次就脾气很大，攻击那些与他们意见相左的人。那不是我对这个组织的看法。

对不同组织而言，活动重点和日程安排的不同可以增加协作和互助，也能引发矛盾。一个组织可能侧重于促进研究，而另一个可能聚焦于建立关爱小组。他们可能彼此合作、互相帮助，抑或争夺资源。"两个组织以前常打口水仗，"多萝西说，"现在，他们好得穿一条裤子。"

甚至同种疾病的组织也会争斗。本杰明这样评论 α1-抗胰蛋白酶缺乏症组织之间的冲突：

> 有些组织似乎在互相拆台。一家更努力帮助个体，另一家在寻找治疗方法。现在，一家债务缠身。如果另一家不施以援手，它就能打败这一家。如果它做了，结局可能就反转。

另一个社会统计学层面的问题也会产生压力。例如，是否有些关爱小组过于关注某些疾病类型，以及某些年龄、种族或社会阶层。伊尔达（非裔美国人/家庭健康助手/有乳腺癌）就对包括医学中心在内的一些组织的多样性、扩展性及开放性提出质疑。"在其他医院，人们进来和你说话，"她报告说，"我在上一家医院的时候，没人那么做。他们不提供帮助，不提供书籍。没人来，没人伸手。"

社群内外

遗传病社群与外界的关系可以是复杂、互补或者矛盾的。患者可能发现这些组织和没有突变的家族成员等普通人之间会产生矛盾。对患者参与这样的活动，外界有时鼓励，有时反对，使患者何去何从都有压力。外界可能不认同这些组织的好处，可能比较谨慎或持反对态度。简的姐妹要她在乳腺癌组织上少花心思：

> 我的姐妹不理解我去那里所做的事情。她说，"你真无聊，你所做的一切都是听乳腺癌讲座。一切都和癌症有关。回到生活中

来吧!"我想解释。她说我已经放弃了。她不能理解这就是我的生活。当我确诊以后,她没能帮我。她说:"哦,上帝啊,下一个该轮到我了!"

姐妹的反应源自自身的焦虑,但不一定对她产生压力。

与时俱进

经过数月或者数年,患者和患者组织的关系也会变化。很多人一开始积极参与,随后就不再活跃。但这种临时变化并不是事先计划或者可控的。这种关系可能终其一生。奥里谈起她长期参加的组织中有一个电话伙伴:

> 一开始,我们每周互相打一次电话,后来变成两周。然后我觉得不太需要打电话了,她就让我独处。我们之前聊了五六十次。现在一个月或两个月一次,她会等着我挂线。那有点漫长,因为我也不知道什么时候挂断比较礼貌……"那啥,孩子怎么样了?"

病友之间的角色关系也会从"伙伴"向"朋友"转换。但这种新关系会带来新问题。超过一定限度之后,人们会感觉很难维系,必须在各种需求之间取舍。贝蒂这样谈论她的 α1-抗胰蛋白酶缺乏症:

> 我喜欢参与患者组织,但觉得已经够了。很可能对我来说继续纠缠比抽身出去更有害。最近,组里有位女士做了肺移植。她看起来不错,但很快就恶化、离世。她差不多四十岁。

个人可能不仅改变他们愿意参与的活动类型,还会改变参与方式。例如,一开始可能参加线上的匿名活动,但后来可能愿意亮明身份。是否和如何从匿名转为实名,如果双方并不同时愿意转换该怎么办随即成为问题。个人可能在各种利弊之间纠结不定。丹尼斯(银行家)说:

> 我会浏览患者组织的网站,但不加入组织。我在论坛上很活跃,然后我们去餐厅聚会。人们在那儿聊谁到了。我会关注,但不卸下遮掩。我不会表露身份。那天早上,正在下雨,我真的想去,但是也害怕看到病得很重的人。我看起来还算健康。一个朋友说:"你随时都可以走。"所以我去了。我们玩得很开心。我从来没有那样开怀大笑。我那次没戴假发,但还是与戴假发的女士

互换假发。棕色头发的人们换上金色假发，长的换短的。还有人让戴假发的丈夫也去。然后，所有人一起把假发摘掉了。

然而即使这样，实名和匿名之间的冲突很快就会浮现。这些人必须马上决定怎么应对：

> 在餐厅里，我们决定写下名字。一开始，可能是些化名，但最后每个人实际上都写下了真名。很多化名其实是他们小时候的乳名，或者他们宠物或孩子的名字，如"大卫的妈妈"或"阳光"之类的。这是人们的代号——但不是他们的姓名。

随着时间变化，组织可能发展出新的功能和结构。特定的组织可以形成特别的分支——如年轻乳腺癌生存者。正如邦妮（24 岁）报告的："在另一个组织的网页上，我没看到有 22 岁人的照片。我没办法把她们和我联系起来说，'哇，我就是那一类。'"这些组织就这样破土而出。她继续说：

> 有些朋友找到了关爱组织。我们都是做专业工作的。一个是律师。她们并不是无所事事的家庭主妇，组织成为一个体系。"你知道后来还有谁得了癌症吗？我的同事。"

这些患者组织部分按社会经济状况聚集，当新成员加入的时候随之扩张，形成一个关系网。

社群影响

正如早先介绍的，遗传病社群能帮助患者应对疾病、做出决策，这涉及检测、治疗、告知和参加研究。这些组织有直接和间接两方面的影响。例如，遗传病社群可以帮助一个人正视自己的疾病，把病情和更多人分享。珍妮弗解释说："我在 α1-抗胰蛋白酶缺乏症社群中很放松，我现在和每个人都会说。我第一次参加 α1-抗胰蛋白酶缺乏症大会时，每个人带着一个纽扣徽章，'阿尔法——这是什么来着？'"

病友为告知和理解疾病的措辞提供帮助——甚至具体到如何开启这个话题。更进一步的告知可以帮助患者应对疾病，从遗传风险上加强患者的身份认同。珍妮弗补充道：

> 我学习如何开始这个话题，好让人们从容面对。我说自己有"遗传性肺气肿"，这比说自己有"α1-抗胰蛋白酶缺乏症"要好。

我不想和那些不愿深入了解的人说太多。

小结

这里男男女女们都揭示遗传病社群组织结构和组织功能的千差万别，这些组织有大有小、有正式和非正式、线上和线下、匿名和公开、固定和流动等各种类型。早先的研究曾表明加入患者组织有利有弊[9]，但在此个体经历凸显出他们并没有得到太多关注，包括患者在现实中如何随着时间变化对参与活动做出选择，他们面临怎样的问题，如何纠结。患者面临的选择包括亲临现场、一对一打电话、在线聊天、上论坛——每项都各有利弊，彼此关系复杂。人们在何时和如何参与这类社群方面也表现不同，个体和组织被匿名与隐私保护、如何评价与信任别人等问题困扰。匿名会让线上信息良莠不分。结果，随着时间变化，这些组织与个人都会改变活动方式，以应对需求的变化。组织形式也会演化。

参与者在这些社群中需要一定的融入感——而不是排斥和无视——参与活动反过来也会加强这种感觉。同样，积极参与能帮助参加者深入组织内部，产生积极的正向反馈。这些病友展现了他们参与和加入组织过程中的社会化过程，这从内到外改变了他们——他们的身份与社会关系。

然而个体可能加入得太晚，或离开得太早，不然他们获益更大。个体可能达到一种状态，在此感受到的伤害（如目睹重病患者）超过了获益（组织的帮助）。他们还会在所意识到的帮助他人的责任感与自己的心理代价之间做出平衡。

考虑到亲属的风险，患者对遗传性疾病研究风险受益的判断和对其他疾病研究的风险受益判断可能不同。医疗保健工作者、患者、家族成员和其他人需要知晓社群资源所能提供的帮助。广泛开展教育非常关键，因为个人可能没有意识到他们有遗传风险，不知怎样从组织获得帮助。医生也应该更关心这些复杂问题，帮助患者和家族成员做决策，这会影响患者的检测、治疗及生活质量。

我们需要进一步努力，更好地了解社群如何最大限度地帮助个体，个体如何最大限度地利用社群。以往研究主要关注某些组织，而不是人们所广泛选择的那些类型。因此，虽然已有研究者对比了特定类型组织的参与者和非参与者的情况，今后研究也应该扩展到不同类型的组织上去（如线上对线下）。当然经济和其他因素也会带来差异。

更进一步，社群和医生其实可以配合得更好，不过医生如何看待并与这些组织打交道还不清楚——医疗保健工作者是否、何时、如何给患者推荐这类组织。比起其他人，不够满意的患者在组织中可能更想宣扬他们的想法。

科技在飞速进步，网站面临匿名传播网络信息时如何优化质量的挑战。我们需要质量控制——从建立机制到纠正错误。客户、医疗保健工作者和管理组织乃至标准都该发挥作用。随着基因信息的爆炸，医生无论是自发还是通过专业组织或机构，都可以监督这些网站帮助其提供最准确、最友好的信息。

受访者由此展现了遗传病社群里里外外的复杂局面，有朝一日我们很多人都会面对。

第 12 章

"全民检测？"：基因政策

本书中的受访者回忆他们的经历，是为了帮助他人正视类似困境，这也折射出社会和政策的广泛影响。他们自发讨论后果，这说明除了他们自己及其家庭外，整个社会都应正视遗传风险。在这一过程中，他们也在思考可能影响基因检测的若干政策。

正如我们看到的，对隐私保护的信任与否都不能代表全局。对隐私保护法规的评估很困难。这种认识上的混乱，不排除是保险公司有意为之，导致很多人对隐私法规小心翼翼。总的来说，这些人感觉别无选择。

最后，很多人认识到出路似乎只有一条：全面普及医保。从遗传风险角度看，他们认为让医保全面覆盖将普惠众生。芭芭拉（兼职教授/有 α1-抗胰蛋白酶缺乏症）争辩说，"你理应有能力获得保险，安排你的生活，找到你的使命，无论人生道路怎么走都有机会。"巴拉克·奥巴马总统（President Barack Obama）的 2010 医保改革肯定也将帮助解决很多现存的问题。但在本书写作过程中，这部法案的实施细节和力度还不够清晰。这些人在此强调了对这一问题持续关注的必要性。

筛查

这些受访者对扩大基因检测或者筛查的政策争议意见强烈。有些人比较在意可能的普遍公共卫生福利，认为应该扩大检测，因为有可能拯救生命。正如卡门（拉美裔）所述，"医生应该给每个人开基因检测单，而不只是癌症，针对所有的医疗问题，看看你基因上有什么缺陷，然后纠正它。"她携带基因突变、有乳腺癌和甲状腺癌让她产生这样的想法。

但是这些观点很多时候是受错误信息所致，并不能始终充分反映问题的复杂性。卡门认为医生有能力"纠正"这些突变，实际上医生做不到。芭芭拉（曾吸烟）这样说 α1-抗胰蛋白酶缺乏症：

> 应该给所有孩子做 α1-抗胰蛋白酶缺乏症基因检测，因为你可以早点做出人生选择。我就做错了。这可能给保险留下后患。如果你还是个孩子，父母发现你有绝症，这可真艰难。

但是她认为普及基因筛查利大于弊。

本杰明（工程师）认为吸烟者都应该接受 α1-抗胰蛋白酶缺乏症基因筛查，尽管他意识到这可能引发争议：

> 我不知道烟民们是否同意。我以前吸烟的时候可能不愿意。
> 但现今人们肺功能已经损伤很多时才被发现，而不是一开始。

他认为这给可能被识别的患者带来的好处可能大于可能涉及的政治问题。

他承认个人权利的重要性，但仍然不动摇。"我们必须要仔细筛查，但是人们随后可以自己决定要不要吸烟，"他说。

有些人争论说应该做更多亨廷顿舞蹈症基因检测。罗杰（基因检测结果阳性）说：

> 应该让更多人做亨廷顿舞蹈症基因检测，但很多人并没有做好
> 准备。当我第一次见到遗传咨询师，他告诉我不该做检测。但是如
> 果你已经出现早期征兆，你至少应该和亨廷顿舞蹈症组织联系。

给其他疾病做基因筛查也有问题——例如，血色素沉着症（hemochromatosis），这涉及大约 10%的人口。

当然其他人对大面积开展筛查顾虑更重。很多人认为基因检测只有在患者有干预措施的情况下才应进行。瑞秋（有乳腺癌/有基因突变）说她"想弄明白，因为或许有什么事我可以努力……我有两个孩子，如果未来只和我自己有关，我可能就不去做检测。"她想帮助家庭——即使到现在还没弄明白。

其他人支持扩大基因筛查，降低群体突变率。但他们对影响考虑得不够全面。"如果你可以消除亨廷顿舞蹈症基因突变，"凯特（前护士/有 α1-抗胰蛋白酶缺乏症）说，"那就棒极了。"她没有意识到人种改良的问题——可能的滑坡效应（slippery slope）。

还有些人一下子就注意到这种代价的复杂性。彼得（退休商人/正在领导 α1-抗胰蛋白酶缺乏症关爱组织）列举出基因信息其他可能的用途——不只是人种改良方面的——尽管他赞成扩大 α1-抗胰蛋白酶缺乏症基因检测。"你越早了解越好，"他说，"但是你必须防止信息滥用。"

基因筛查存在的另一个问题可能是假阳性和假阴性及其容忍度的设定。正如西蒙（会计/有亨廷顿舞蹈症基因突变）指出的，"假阳性比例差

不多千分之三,并不高,如果你想要告诉一个人:生或死。"但错误率控制到什么程度才可以普遍推广筛查,这并不清晰。这涉及复杂的代价和政治决策。

有些人建议开展大范围检测不应该由政府主导,而应该私下鼓励患者和患者社群。在不同的社会场合,个人常常想劝别人检测。例如,吉尔伯特(工人)就建议吸烟者去检查。"如果我碰到吸烟的,即使一面之缘,我也会鼓励他去做 α1-抗胰蛋白酶缺乏症基因检测,"他说,"或许举手之劳就促成了他戒烟。"

基因数据库

很多法律和当选官员一直要求建立大型基因数据库,用以追捕和鉴定罪犯,这引发了额外的社会和伦理问题。这些提议激起了人们对侵犯隐私的顾虑。受访者担心现有的 DNA 研究数据库可能被用作司法证据,用以搜索罪犯辨别善恶。西蒙(熟悉私营行业)还说:

> 你可以用它跟踪罪犯,但现在学校也想知道结果。他们看了可能说,"这个人会得亨廷顿舞蹈症,我最好给我在保险公司的朋友提个醒。"然后他们就给这个人拒保。如果你打开一扇门,你根本不会知道会放出来什么。你因为某个原因立法,20 年过后,完全不是那么回事。用 DNA 发现犯罪听起来不错,但不管怎么说他们现在并不关心监狱里的人。

但是,如果基因预测的准确性提高,对这个问题的看法可能也会改变。她继续说,"更应该让个人来决定要不要做检测。未来 20 年,如果他们能告诉你两年内就会生病,那做这个检测就更有意义发现你的问题。"

研究期待

遗传病社群筹集资源积极鼓励研究,呼唤希望。但基因研究能发展多快,亨廷顿舞蹈症或其他疾病的疗法何时能问世仍不明朗。数年还是数十年,这个时间表并不清晰。很多人看到了科学上的广阔前景,但也看到了危险。芭芭拉(兼职教授/曾是吸烟者/知道自己有 α1-抗胰蛋白酶缺乏症后很"宽心")仍然保持着乐观态度:"他们在开展干细胞研究……以后的婴儿可能会有救——或许在我这一代,可能要等很多代。"她很容易体谅科学进步需要较长周期。更多人将拥有和命运有关的信息。但她也认识到这是一把双刃剑。人们掌握信息后会做什么——是好是坏——不得而知。她继续说：

> 每个人都知道自己终有一死。但将来人会不会死可能是个问题。有钱人也许能有三条命。我们这个社会需要更公平一些。

对于这些潜在的获益也有很多质疑。考虑到她接受过护理学训练，熟悉科研周期的漫长，安东尼娅认为治愈亨廷顿舞蹈症还遥遥无期。她对科学家还有那么多未知无话可说：

> 十多年了，我们对疾病的了解还只不过来自一个基因。但我们并不知道它干了什么。没有这个基因，小鼠会死，所以它是必需的。但我们仍然不知道它的正常功能。

但是总的来说，即便不是科学家，也对研究抱有希望。在卡尔的印象中科学家已经能够精确定位疾病的原因。"这是一个谜，"他说，"你能窥探人的基因组。最终，这对全人类有无可想象的价值。"

正如早先提到的，很多人认为无私参与研究十分重要。他们认识到基因研究仍在试验阶段，但是他们热情不减。

不过，很多人还很担心基因编辑的滥用。一些人认为要小心，比如克隆和干细胞研究。比尔（销售/贴身照顾被亨廷顿舞蹈症所困的兄弟）说："你正在伤害大自然母亲。认识基因很伟大。但是一旦你把基因混合起来，制造克隆羊，你不知道后果意味着什么。"

其他人对研究中一些行动的具体细节比较在意。例如，厚厚一叠知情同意书其实并不友好，不易理解。但是其他受访者，如查尔斯（会计/曾在一家大型公司工作/有 α1-抗胰蛋白酶缺乏症）明白他的行业和其他做研究的人的要求：

> 知情同意书太长，但这就是他们的习惯做法。我不反对人们保护自己，只要不在我擅长的领域内。如果研究有缺陷，我要知道。

可见个人对这个问题的看法存在广泛分歧，牵涉一系列个人、专业和医疗因素。

未来检测

渐渐地，未来的新研究都会利用过往收集的 DNA。这产生了新问题——谁该拥有这些样本，这些检测结果使用到什么程度，谁该接收结果？如果将来有天受访者的 DNA 被某项研究使用了，他们很多人想知道结果——因为 DNA 是他们的一部分。受访者也认为，未来的研究者应该告知过往的参与者，因为这些信息很重要。简（有乳腺癌/没有突变）说："研究者应该告诉我。如果他们做了基因检测，又不打算告诉我，我想知道原因。"

卡罗尔（不顾男友反对做了预防性手术）也想知道未来的提示结果，因为这可能拯救她。"如果他们发现了什么对我有好处，又不告诉我，我可能真会抓狂。"她知道有些困难限制了研究者联系过往的研究参与者，但她认为这些并不足以构成障碍（"我已经 15 年没搬过家了"）。

不过这些检测可能进展甚缓，如果有什么直接的好处也是探索性的。结果可能无法重复，也可能不是在经过政府认证的标准实验室内完成的。结果的显著性可能很低，也很难解读。

虽然有些人对未来此类研究不予以告知患者新进展持谨慎态度，其他人则从新进展的局限性出发支持不予以告知患者。查尔斯（有 α1-抗胰蛋白酶缺乏症）对以后的问题就不关心：

> 我只是为一个研究提供了血样，允许他们想保存多久就保存多久，想怎么用就怎么用。我对此完全没有问题。我不能理解为什么别人会对这个有异议。

他甚至想不出小心的意义何在。

有些人之所以同意未来开展此类研究，是因为他们已被诊断出某种严重疾病。伊冯娜不担心她的样本未来用于研究——部分因为她已有 α1-抗胰蛋白酶缺乏症："我已经发病了，对我来说无所谓。"

其他人可能对结果不感兴趣，部分原因是这样有点危险。薇拉说她的兄弟姐妹提供血样用于乳腺癌研究，但不想知道结果：

> 有个姐妹说："你为什么想知道？这项检测 20 年前还不存在，人们到现在还不是活的活死的死。如果我的基因有问题，为什么要就此把我逼进该做什么的苦恼？"

某种程度上，薇拉认为她的兄弟姐妹难以"搞定新问题"。

无私的另一面是未来的研究实际上有可能帮助以后的患者——可能反而让研究者不愿公布研究结果。有些人可能选择知情，但是如果他人能获益可能会放弃知情权。邦妮（目睹她母亲和姐妹的乳腺癌）说，"如果再过50 年他们能从我捐赠的血样中找到什么疗法——那行，我应该知道。但是如果他们只是想要一直分析血样，也没问题。"她认为无私奉献比固守个人权利更重要。

其他人支持未来用这些样本做检测，但想知道结果，因为他们对科学感兴趣。

然而有些人认为代价显而易见，因此附加了条件：他们可能允许自己的 DNA 用于研究，帮助他人，但一定要妥善保护隐私。吉尔伯特这么说 α1-抗胰蛋白酶缺乏症：

> 我有条件地同意将来任何时候都可以用我的血样做研究。如果我能为解决问题做贡献，可以。但是保密很关键。我坚持这一点。只要你不透露我的姓名、军衔和部队编号，我没问题。

直到最近，很多研究者和机构伦理委员会都认为 DNA 捐赠者不应该简单被告知结果。但患者反而想知道。考虑到偏好和观念的多样性，还不清楚该不该通知的界限究竟怎么划分。有必要进一步开展公众讨论。

教育影响

这里人们也强调了增强遗传学教育的各种方式。医疗保健工作者需要加强他们对这些话题的了解和敏感性。贝亚特丽丝（数学教师/和姐妹一起都有乳腺癌/没有突变）述说姐妹以前遇到的一个漫不经心的医生：

> 医生一点也不亲切、不让人放心。当我姐妹从医院再次做手术回来的时候，他说："你在这里干什么？"我的姐妹说，"我刚做完另一侧乳房切除术。"他说，"见鬼！"我姐妹马上懵了。他太大意了。

医生可能需要对患者及其家属在检测、结果告知和生殖决策中涉及的多种心理状况和伦理问题更加留意。这些问题在很多方面都和其他疾病不同。在此，医疗保健工作者不只是需要与那些"被记录在册"的患者交流，为其提供帮助，还需要考虑其身后需要帮助的更多的家人。克洛伊补充说：

> 医生应该同时告诉看护人和真正的患者。对看护人来说这很难。我辅导外甥做家庭作业，我姐妹由于亨廷顿舞蹈症做不了。医生应该把病情和整个家族都沟通一下。

这些受访者揭示了在公众教育中增加遗传学知识的必要性，但是困难在于对何种水平的对象说什么、说多少。公众需要更多信息，但可能兴趣有限——除非他们觉得切身相关。正如艾伯特（警察/有亨廷顿舞蹈症基因突变）所说："如果它没影响到你，人们是不会上心的。如果他们家族里没有遇上遗传病，大部分人都不在意。"对乳腺癌和卵巢癌，由于其相当高发普遍，加大公众教育尤其重要，因为很多高风险的人没有意识到基因检测的存在。大众对肿瘤的认识整体上在进步，但还可以更上一层楼。

然而问题随之而来，因为基因信息的与日俱增也会产生不切实际的期望——这已初露端倪——关于这个领域"力量"的期望。萨拉（程序员/有乳腺癌家族史/没有症状/没有突变）说：

> 很多人认为会有起死回生之术。就像种痘。但是对乳腺癌，
> 治疗很可怕——不能工作、不能自己洗澡、不能控制排便。

小结

对遗传风险的看法不仅影响了这些人如何看待自己的生命，还会影响对社会政策和教育的看法。他们的经历影响了他们对舆论关于医疗改革、广泛的基因筛查、由司法机构和政府乃至学校建立基因库、DNA 样本的未来再次使用等话题的看法。这些人强调需要对患者、医疗保健工作者和公众给予更多教育。这个领域日新月异，互联网的兴起，还有其他社会现象的影响，都让基因既是一项个人问题，又是一项社会问题。这些人并不对某个特定政策始终看法一致——但是他们都看到了自己努力的社会影响。

第六部分

总　　结

第 13 章

基因与平常生活

我们已经快到了故事的结尾，当然从很多方面来说也才刚刚起头。我记述了这些人的心路，展现遗传学如何在方方面面改变了他们的生活。我提出的问题远远超过我全部回答过的，但这也是我的部分意图：说明遗传学相关话题之复杂、挑战之广泛，帮助我们从个体和社会两个层面，为迎接排山倒海的基因信息未雨绸缪，而不论我们是否情愿它到来。

我们很多人——无论患者、家人、朋友、同事、雇主、邻居、医疗保健工作者、决策者，还是国民——都与基因信息的接触日渐增多。这些信息的提示意义和社会、心理及伦理影响一样都具有多重性。可惜这些信息的增长远远超越我们对其含义和影响的领悟能力。这些知识应该让惠益最大化，伤害最小化。但是究竟该怎么做还不清晰。

同时，每年都有无数人在考虑或正在接受基因检测。他们结合个性、习俗、价值观和意愿，解读检测结果的方式非常主观。公共卫生优先议程和大企业都在推动大量的研究和实践。基因专利已经吸引了产业界希望从基因检测中营利的兴趣。因此"过度营销"某些检测项目的预测能力和潜在临床价值，会让患者加倍迷惑。

重要的是，这些受访者都在努力用自己的方式理解他们所遭遇的遗传风险，这也折射出自己的个性、医疗经历和家族历史。起初，我以为患者可能对基因信息的看法与医生八九不离十——大体客观。但实际上，这些受访者的看法要比我预想的主观得多——很多情况过去都没有记述过。

遗传学影响之广让我震惊——从生到死、从个体身份到社会认同，从工作到爱情、命运、运势和宗教。遗传学对这些人的改变是多方面的，有时互相矛盾，对他们的生活产生了深远的影响。他们表现各异——但相似之处是都在探索。其面临的问题包括检测抉择、向家族成员和他人告知、理解基因、解读基因、把握身份，以及就治疗、生育和参加患者社群做出决定。每个问题上都有多个灰色地带。他们自己也很震惊问题的广泛性。医疗保健工作者——即便是遗传咨询师——也经常对这么多议题准备不足。然而做过基因检测的人与日俱增，着手全面解决这些问题的重要性日益凸显。

　　在这些问题中，遗传学内在的一些关键特性在起作用。这一领域非常新，充满未来可能的不确定性，可解读的方式数不胜数。这些认识不仅影响患者，还影响多名家族成员——过往、在世和未来——可能催生歧视，而这类歧视经常微妙又难以举证。一系列决策被这些问题左右，反过来又影响了这些问题。

　　哪种疾病有遗传因素，对这个问题相信的程度决定了检测和治疗。在家族内部透露一个人的遗传风险很可能引发连锁泄露。反过来，沉默和忽视也形影相伴。因此加入患者社群可以和基因检测、结果解读、结果告知互为因果、互惠互益。疾病组织能影响基因检测、治疗和生育的一系列决定。是否和何时做检测影响何时与如何向家人告知、生育孩子及参加患者社群。是否告知家族成员也会对这些人做检测或者筛查胚胎再产生影响。

　　人们是在复杂的社会环境中遭遇和处理这些问题的，这对他们的决定有重大影响。医生、家人和社群对识别新增患者发挥了重要作用。尤其对罕见病，社会层面的影响非常关键。个人会对社会及政治情境（如媒体对遗传学的报道），以及个人自己的家庭、朋友和工作两个维度都做出反应。这个多姿多彩的世界内部存在千丝万缕的联系，因此需要医生、患者、家人和他人从整体上认识和应对。

　　某些专家对基因信息的出现特别谨慎。正如最近一些书如 *DNA：Promise and Peril*[1]和 *The Troubled Helix* 所说[2]，很多学者对基因信息的看法极为慎重，而科学家看起来在张开双臂拥抱基因，大量公司掷金数亿投资基因。

　　受访者在此常用独特的方式反映了这一争议话题的两面性。他们想理解的问题之复杂，即使专家也不能完全掌握。他们没有被基因决定论压倒，而是始终不渝地坚信自己能在某些方面主宰自己的命运。

　　很多人认为基因检测实际上为他们提供了帮助。α1-抗胰蛋白酶缺乏症患者得知自己有基因突变反而是一种解脱，因为他们现在得以就医。他们似乎以为未来的患者能借助遗传药理学获得治疗——尽管要确定未来检测的预测性和影响力还为时尚早。在正视这一矛盾的时候，人们也在承受不能理解这些压力的人给自己带来的各种影响。

　　遗传学给这些人日常生活带来的困扰更多、更广、更久，这些矛盾包括宿命论与自由意愿、先天与后天、科学与灵魂。

　　古往今来，如何直面生命天性的关键核心——死亡的事实及内心破坏性情绪的力量——一直困扰着作家和哲人。从柏拉图（**Plato**）到弗洛伊德

（Freud），学者都在探究我们的内在冲突。与这些思想家一样，患者也困惑自己对内在生命力能把握到什么程度。比较明确的是，在很多方面我们都是我们基因的产物。但是这些人理解这层意思有困难——被基因和别的东西共同影响。反抗基因决定论不仅反映环境因素的影响，还深刻体现对自由、希望和自愿的渴望。在我们固有的生物学天性和对自己力量的信念之间理解这种矛盾让人望而生畏。

这些人不大臣服于基因决定论。相反，几乎所有看法的糅合，很大程度上都受他们其他需求的影响。把自己当作基因的产物，这一想法既违背直觉又令人烦恼。总体上来说，这些人感觉他们的生活并不完全由生物学所决定。诚然，环境因素对大部分疾病和性状起到了重要作用，但人们仍然不相信他们的基因起控制作用。这些受访者表明了持续和无法克制的愿望，想避免绝望、宿命、焦虑，想找到人生的连贯性、意义和希望。

但同时人们也想画出一条参考线，确认所遭遇的疾病归根结底是遗传性的（抑或不是遗传性的）——就是说，他们到底能不能干预、是否需要为此揪心。但是做这种决定并不容易，15%的疾病风险是大还是小？是否就此可以保证做胚胎植入前检测时不用检测基因？非黑即白、非此即彼的情况似乎易于认知和处理。但我们的基因让问题复杂到难以理解。我们大脑的思维模式会变化——我们对掌控和清晰答案的追求，我们对疾病的恐惧——都妨碍我们开阔思路。从认知角度，人们都需要一个原因——一个始作俑者。如何归咎责任要棘手得多。因此，这些受访者常常想在某些方面找到一种大一统观点来调和这种冲突。他们试图在基因决定论和其他起因之间设定界限来缓和矛盾（如对干预的渴望与阳性突变的现实）。他们想厘清——如基因决定是否会生病，但不决定何时或如何生病，也不决定什么事情都能做，如果可以做、做什么。人们想要一些回旋的余地——甚至对亨廷顿舞蹈症都是这样。他们疾病结果的哪个方面源于什么病因，到什么程度、有何影响。

但是，基因在个体与社会两个层面呈现的信息远远超出了我们的处理能力。它正抛给患者太多问题——理解即便科学家和医生也都没有分析清楚的数据。在某种程度上，这一领域是个活动靶标。每个月，研究者都有新发现，包括我们的基因如何运作、如何相互作用并受环境影响，以及如何调控我们身体的关键方面。类似地，科学家对宇宙研究了数千年，无数细节仍是未解之谜。当哥伦布踏上新大陆的时候，他以为自己到达的是印度。随后几十年探险才逐步勾勒出两大洲的轮廓，再过几百年才绘制出完整地貌图。就算不用几百年，完全理解遗传机制及其效应肯定也将耗时数十载。因此，新发现数量更多但预测性更低的基因标记——我们说 10%或 20%，而不是说 50%或 100%——反而可能带来的挑战更多，理解的难度更高。

受访者力求理解病因，实际上反映了人的一种原动力——理解周边万物的本质。但是疾病基础可能是多层次、复杂化和难理解的。但是，由于遗传咨询师严重短缺，需要医生和其他医疗保健工作者帮助患者及其家庭理解这些问题。家人和朋友也能从学习过程中获益。

在某些方面，这些问题与哲学家丹尼尔·丹尼特（Daniel Dennett）的结论相似——对于自由意愿，我们应该思考它的哪一方面是我们所在意和希望守护的。但是现实生活注重情感——与理性相悖——是这些问题的根源。20 世纪，哲学上对自由的关注比对原因要多得多，现在这种不平衡可能要改变了。在此记述的心理需求影响了很多关键决定。尽管有些学者厌恶充斥媒体的基因决定论，似乎这种报道完全决定和影响了社会上普遍流行的看法，但很庆幸受访者在此对这种宿命论很谨慎——某种程度上出于这些矛盾的需求和信念。

这些受访者的洞见也超越了基因这一主题，广泛扩展到人类的境况——我们如何看待和理解自己，寻找存在的意义。尽管有一些理论提出文化建构主义对于疾病和身份认同的重要性，但是这里的受访者并不泛泛依赖于文化习俗和社会分类，也受个人和家庭的独特经历，以及生物情况的影响。这些因素毫无疑问继续左右人们对于基因的看法——那就是，不仅从文化或政治建构考虑，还从个人需求出发。这些受访者也说明了生物学的某些方面更容易被主观解读。这些受访者自己演绎出自己的一套因果观，用来解释谁会生病——多少家族成员、都有谁、是什么特定原因所致（遗传性或生物性）。受访者都是根据以往的观念，试图理解所面对的生物学现象，选择关注哪些医疗问题。但是这些医疗问题也和他们的想法一样在不断变化。人们认识自我的方式，不完全是社会建构的（socially constructed）、本质主义（essentialist）或生物性的（biological），更多是同时对各种社会、个人和自身生物天性方面的一种综合反应，他们拼贴出一个自己的复杂小世界。对自己和家族的基因检测、症状及诊断结果的解读相当主观，但对生物学现象的选择性关注是无限的——检测始终反映了突变的存在，而不论其是否具有预测意义。

遗传学让这些业已存在的深层问题浮现出来，它们之前并没有得到太多这方面的关注。发现携带基因突变可能对这个人从精神和宗教信仰上都是一种挑战。在全球范围内，科学在进步，人们转而追索生命形而上学的意义。宗教与灵性化身为命运的提示，以试图认识遗传学，回答"为什么是我"和是否该借助辅助生殖技术改变所谓命运的问题——创造生命并"扮演上帝"。很多受访者想把基因融入他们已有的精神和宗教观念——如肯定是上帝让他们拥有这个突变。这些人展现出超自然的命运观自在而不受约束的核心——"它意味着什么。"这些观念经常与迷信和崇拜有关，而不一定和某种宗教绑定。相反，这些观念在某些方面与非基督教徒及古希腊人对命运的理解类似，比主要宗教体系的成型更早。这种见解似乎也反映出一种对个人生命的完整性、时空连贯性的渴望。

类似地，虽然心理学家如丹尼尔·卡尼曼（Daniel Kahneman）和阿莫斯·特韦尔斯基（Amos Tversky）都借助实验研究过风险厌恶（risk aversion），在此，大千世界中这些问题似乎与其他问题纠缠在一起。这些受访者经常比较的不是损失风险与受益可能（像很多实验那样），而是对比两种以上的风险（如疾病复发的风险与预防性手术的副作用）。这些人们权衡之后做出最现实的决定——例如，对自己风险的承受度大于对后代风险的承受度。无私主义——为了孩子而给自己做基因检测——就战胜了风险厌恶。

更重要的是，这些受访者表明理性选择理论（rational choice theoriy）可能如何普遍忽略了畏惧、希望、嫌恶、迷信和怪异念头等出现因素的重要性。虽然哲学家索伦·克尔恺郭尔（Søren Kierkegaard）描述了对坠入担忧上帝是否存在的普遍恐惧，但本书中的受访者跨越了很多与命运和疾病终极原因有关，艰难惊险的障碍。他们突然发现被源于自己生命关键方面的奇想和怀疑包围。

许多历史学家和哲学家都形容科学家是用各种方式"构建"对现象的解释，然而这里的非科学家的行为既相似又不同。这些患者主要不是寻求真理（像科学家那样），而是追求健康。因此，在理解遗传学过程中，这些男性和女性追逐的目标——远远超过科学家做的——是躲避压力、抑郁和焦虑，以及解决基因检测、告知、治疗和生育中遇到的难题，并获取社会支持。虽然米歇尔·福柯（Michel Foucault）和其他人已经揭示了时代对疾病认识的影响，但患者在此表现出一系列个体因素和需求的影响。

虽然健康信念模型（health belief model）和理性行为理论（theories of reasoned action）试图解释客观的健康行为，但这些受访者使用的概念具有很强主观性——如关于运气和上帝。这些观念反过来影响了他们的决定和自我意识。已经有研究关注宗教在医学中的作用，使用数字量表来评估宗教信仰[1]，但是在此受访者突出了这些领域难以理解的含糊之处，否定了简单的统计分析。其中很多概念就算能够量化，难度也很高。正如所建议的那样，在本书中对患者的叙述，可以揭示他们生活的关键部分。

同样，这些受访者也展现出人文社会科学的重要性。受访者自己的语言最好地展现了他们的经历。因此，他们强调了需要在医学上增加对用词和叙述的关注，以及在其他方面对社会科学和人文学科的运用。随着自然科学的蓬勃发展，越来越多的大专院校削减对人文社科的资助和重视。把科技知识融入日常生活的过程中，不忽视我们的内在主观性至关重要。遗传学家提供的数据正远远超过我们需要的或知道如何使用的，这让我们困惑。我们应如何加以利用也是高度个性化的。可惜绝大多数针对疾病处理和其他心理方面的问题开展的研究是定量分析。因此，可能忽略了关键现象。

这些人也强调各类术语的语言局限性。他们面对抽象遗传概念，常常不能理解，而这依然深刻影响了他们的生活。既定词汇无法传达基因的全部含义、影响和界限。现有名词对描述经历并不全面：这些受访者不完全自认为是"病态的""患病的""残疾的"或根本"健康的"。相反，他们努力以独特的方式重新界定自己。他们努力评估突变是否实际引发疾病，有何意义，责任何在。术语展现出了深度模糊性，如"命运""运气""倾向""自我""告知""亲密""隐私""保密""信任""家庭""亲属""朋友""无私"和"社群"。

有种意见可能争辩说，这些经历仅仅反映了特定条件下的风险，其他人将来面对一些预测性有限的基因检测时，参考意义有限。可以说，有关因果关系、归责、分享检测结果的问题，可能只对预测性高的基因检测才有意义。

显然，这些问题因疾病类型而异——例如，慢性与急性、罕见与常见、可治疗与致命，以及涉及或不涉及精神疾病或可见症状。"遗传病"并不是单指一种疾病。相反，在此展示的多种疾病揭示了极大的相似性和差异性。例如，因为α1-抗胰蛋白酶缺乏症很容易被漏诊，医生并不总是知道要做基因检测，但掌握治疗手段。对乳腺癌，特别是那些有突变但没有症状的人，这些问题可能更抽象：考虑未来可能出现、实际上又可能永远不会发生的症状，决定是否接受预防性手术。亨廷顿舞蹈症有严重的精神问题，没有有效治疗手段，会带来额外的挑战。这些疾病有共通的问题，但也有差异。

的确，在很多方面，作为第一个被确认遗传标记的人类疾病，亨廷顿舞蹈症——并不具有代表意义。亨廷顿舞蹈症预测性很强，遵循简单的孟德尔遗传定律，当患者达到父母相同年龄时发病。相比大多数已鉴定出遗传标记的疾病，亨廷顿舞蹈症与它们有很多不同。但这里的经验本身仍然很有价值，至少它揭示了人们在某些特定的困境和压力中对某个基因信息做出反应。此外，我们还不知道未来是否可能发现组合型突变（可能与某些环境因素相结合），它能预测单个遗传标记难以预测的遗传病。随着基因研究和应用的进一步发展，我们应该为这些不同的场景做好准备。

术语"遗传性疾病"本身也有问题，它泛指一系列主要源于遗传而非环境或其他因素影响的疾病。对乳腺癌而言，约 10% 的病例拥有两种突变中的一种，其对疾病的贡献度大约 50%。与阿尔茨海默病和其他疾病相关的突变发现得更少。因此，此类疾病对一些患者而言可能是遗传性的，但对其他患者可能不是。最终，随着研究深入，科学家可能发现不同因素导致的不同疾病亚型。其中 *BRCA* 突变的乳腺癌可能与没有突变的乳腺癌情况不同。在那以前，使用术语"遗传性疾病"可能都是有问题的，因为这种复杂疾病的病因是混合性的。

遗传标记较明确的疾病和其他疾病有很多不同——例如，对后代有更明确的影响，并且不仅直接影响一个人，还有他或她的家人。与其他疾病一样，一个人生病会搅乱整个家庭，也间接影响家人的健康。但遗传学可能对亲属的影响更广，这凸显出血缘上的联系反过来改变了社会关系和伦理责任。相比其他疾病类型的患者，这些受访者更直接在意后代的受益，而不是自己可能承担的伤害。但他们也在困惑到底该为亲属提供多少帮助，是否鼓励家人去做基因检测、接受治疗和采取预防保健措施。

当然，检测其他基因，特别是在别的文化背景下，与这里的受访者可能在很多方面不一样，但是这里的经验对他们来说仍然值得一览。这些经验在未来会有重要借鉴意义，即使还不明确在哪些方面。未来的患者面对自己的基因数据时，可能遭遇类似挑战。未来数年到数十年，患者理解这些信息无疑仍然有困难，他们看待问题的方式仍然高度主观，并可能与医生认识不一致。在未来，未能全面预测疾病的基因检测确实更难把握。许多人将不可避免地以各种方式使用、误解或误用基因信息。人们无疑会持续努力解读和把握基因信息，并将这些知识融入他们自己的人生、自我观念和过往经历中，重塑或维持自己的身份认同，决定是否去做基因检测，是否把检测结果透露给他人。受教育程度较低的人最有可能遇到额外障碍。

没有已知遗传病风险的健康人，也可能越来越多地触及全基因组测序，由他们的医生及直接面向消费者（direct to consumer，DTC）公司完成。当这些人有症状，因为基因检测已经从分析染色体的微小区域发展到完整测定全基因组本身，他们可能获得比现在所提供的信息更丰富的结果，用于诊断和治疗，即便这只适用于部分疾病。此外，如前所述，组合三四种遗传标记，有时再综合各种环境因素，会比当前许多测试具有更强的预测能力，这强化了本书所讨论问题的重要性。退一万步，即使本书中一些最大的挑战随着科学进步发生改变，我认为这些内容仍然重要，因为它及时再现了一道珍贵而独特的历史缩影。这里的故事所体现的重要性在于人们如何在科学和社会历史发生转折的时刻做出反应，就好比搜索引擎如何成为帮助个人理解科学的神器。

关键是这些人无论男女都表明，对遗传学的讨论需要从它是否被夸大扩展到我们如何为今后数年必定扑面而来大量增加的遗传数据做好准备——不管情况有多混乱、形式有多不完整。

我们现在需要为这些挑战做好准备——竭尽所能避免陷阱和误解。

这些访谈也对公共政策有影响。基因检测需要完善——面向所有能获益的人。但究竟该怎么实现还不清晰。目前，医生对相对罕见的疾病所做的基因检测还不够（如可治疗的 α1-抗胰蛋白酶缺乏症和血色素沉着症），而直接面向消费者的营销似乎对常见疾病用力过猛，提供的有用信息微不足道。鉴于这般复杂性，对决策者、医疗保健工作者和公众在这些问题上进行广泛教育至关重要。

让基因检测更可及、可负担的需求催生出公平性的问题。保险公司应该在不歧视的条件下扩大对基因检测的支持。人寿保险和残疾保险应更为灵活有用。法律也可以对健康保险设定要求，让保险能对辅助生殖给予一定保障。保险公司可能会争辩说有其他优先需要考虑的问题，但不幸的是，赚钱是其中之一。但是，决定保险能覆盖到什么程度、对谁、何时都很难。例如，植入前胚胎诊断可能对亨廷顿舞蹈症有意义，但对其他多种疾病未必如此。这些问题需要持续仔细关注。

这类情况也给临床医生带来额外的影响。例如，医疗保健工作者如何或是否应该评估患者究竟给有风险的家族成员披露什么内容还不明确。更常见的情况可能是医疗保健工作者是否有责任告知第三方（如家族成员）的遗传风险，如果是、何时。

　　我们既不应该放任基因行业夸大宣传，也不应该把这个领域一棍子打死——相反，个人和社会，应该仔细判断如何处理方为最佳。鉴于遗传学固有的模糊性，我们将继续努力理解这些信息，构建、梳理、体会其意义。正如这里的受访者所表明的那样，人们的应对之道其实折射出他们的生活之路。我们将依赖对科学的理解、误解和不确定，依赖个人经历，依赖习俗传说，依赖对希望和掌控的期盼，依赖避免焦虑和绝望的意愿。

　　飞速发展的基因研究，将使我们遭遇前所未有的复杂问题、困难局面、模糊情况和矛盾状态。本书中的个人经历能指引我们未雨绸缪。

参 考 文 献

CHAPTER 1

1. Steenhuysen J. "Consumer gene test results misleading: U.S. probe." *Reuters.* July 22, 2010. http://www.reuters.com/article/idUSTRE66L5QF20100722. Accessed June 28, 2011.

2. Gibson DG, Glass JI, Lartigue C, et al. "Creation of a bacterial cell controlled by a chemically synthesized genome." *Science* 329(5987) (2010): 52–56.

3. Rothman, BK. *The Book of Life: A Personal and Ethical Guide to Race, Normality and the Human Gene Study.* Boston, MA: Beacon Press, 2001.

4. Geertz C. *Interpretation of Cultures: Selected Essays.* New York: Basic Books, 1973.

5. Harper B. "Huntington disease." *Journal of the Royal Society of Medicine* 98(12) (2005): 550.

6. Harper PS. "The epidemiology of Huntington's disease." *Human Genetics* 89(4) (1992): 365–376.

7. Oveson L, Yarborough M. "Aspen report: 'ethical issues in occupational genetics.'" The Ramazzini Institute for Occupational and Environmental Health Research 2(2) (2001). http://www.ramazziniusa.org/apr01/geneticp. Accessed May 21, 2008.

8. Jones NL, Smith AM. *Genetic Information: Legal Issues Relating to Discrimination and Privacy.* CRS Report for Congress. Washington, D.C.: Congressional Research Service: Library of Congress, 2005.

9. Laurell CB, Erikson S. "The electrophoretic alpha1 globulin pattern of serum in alpha antitrypsin deficiency." *Scandinavian Journal of Clinical and Laboratory Investigation* 15(2) (1963): 132.

10. Rachelefsky G, Hogarth DK. "Issues in the diagnosis of alpha 1-antitrypsin deficiency." *Journal of Allergy and Clinical Immunology* 121(4) (2008): 833–838.

11. Browne BS, Rozalinde J, Mannino DM III, et al. "Alpha 1-antitrypsin deficiency deaths in the United States from 1979–1991: an analysis using multiple-cause mortality data." *Chest* 110(1) (1996): 78–83.

12. Campos MA, Wanner A, Zhang G, et al. "Trends in the diagnosis of symptomatic patients with alpha-1-antitrypsin deficiency between 1968 and 2003." *Chest* 128(3) (2005): 1179–1186.

13. Stolk J, Seersholm N, Kalsheker N. "Alpha-1 antitrypsin deficiency: current perspective on research, diagnosis, and management." *International Journal of Chronic Obstructive Pulmonary* Disease 1(2) (2006): 151–160.

14. Stolk J. "Case detection of alpha-1 antitrypsin deficiency: does it help the patient or the doctor?" *European Respiratory Journal* 26(4) (2005): 561–652.

15. Sveger T, Thelin T, McNeil TF. "Neonatal Alpha-1 antitrypsin screening: parents' views and reactions 20 years after the identification of the deficiency state." *Acta Paediatrica* 88(3) (1999): 315–318.

16. World Health Organization. "Global strategy for the diagnosis, management, and prevention of chronic obstructive pulmonary disease." *Global Initiative for Chronic Obstructive Lung Disease* (2006). http://www.who.int/respiratory/copd/GOLD_WR_06.pdf. Accessed June 16, 2008.

17. American Thoracic Society. "American Thoracic Society/European Respiratory Society statement: standards for the diagnosis and management of individuals with Alpha-1 Anti-trypsin deficiency." *American Journal of Respiratory and Critical Care Medicine* 168 (2003): 818–900.

18 "Cancer facts and figures." *American Cancer Society* (2009): 9–11. http://www.cancer.org/docroot/STT/content/STT_1x_Cancer_Facts__Figures_2009.asp. Accessed May 27, 2010.

19. Hall JM, Lee MK, Newman B, et al. "Linkage of early-onset familial breast cancer to chromosome 17q21." *Science* 250(4988) (1990): 1684–1689.

20. Wooster R, Neuhausen SL, Mangion J, et al. "Localization of a breast cancer susceptibility gene, BRCA2, to chromosome 13q12–13." *Science* 265(5181) (1994): 2088–2090.

21. "BRCA1 and BRCA2: Cancer Risk and Genetic Testing." National Cancer Institute (2009). http://www.cancer.gov/cancertopics/factsheet/Risk/BRCA. Accessed May 27, 2010.

22. Saslow D, Boetes C, Burke W, et al. "American Cancer Society guidelines for breast screening with MRI as an adjunct to mammography." *CA: A Cancer Journal for Clinicians* 57(2) (2007): 75–89.

CHAPTER 2

1. Kessler S, Field T, Worth L, Mosbarger H. "Attitudes of persons at risk for Huntington disease toward predictive testing." *American Journal of Medical Genetics* 26(2) (1987): 259–270.

2. Markel DS, Young AB, Penney JB. "At-risk persons' attitudes toward presymptomatic and prenatal testing of Huntington disease in Michigan." *American Journal of Medical Genetics* 26(2) (1987): 295–305.

3. Mastromauro C, Myers RH, Berkman B. "Attitudes toward presymptomatic testing in Huntington disease." *American Journal of Medical Genetics* 26(2) (1987): 271–282.

4. Meissen GJ, Berchek RL. "Intended use of predictive testing by those at risk for Huntington disease." *American Journal of Medical Genetics* 26(2) (1987): 283–293.

5. Creighton S, Almqvist EW, MacGregor D, et al. "Predictive, pre-natal and diagnostic genetic testing for Huntington's disease: the experience in Canada from 1987 to 2000." *Clinical Genetics* 63(6) (2003): 462–475.

6. Hayden M. "Predictive testing for Huntington's disease: the calm after the storm." *The Lancet* 356(9246) (2000): 1944–1945.

7. Cox SM. "Stories in decisions: how at-risk individuals decide to request predictive testing for Huntington disease." *Qualitative Sociology* 26(2) (2003): 257–280.

8. Wexler NS. "Presymptomatic testing for Huntington's disease: Harbinger for the new genetics." In Bankowski Z, Caprons AM, eds. *Genetics, Ethics and Human Values: Human Genome Mapping, Genetic Screening and Gene Therapy.* Geneva, Switzerland: CIOMS, 1991.

9. Quaid K, Brandt J, Faden R, Folstein, S. "Knowledge, attitude, and the decision to be tested for Huntington's disease." *Clinical Genetics* 36(6) (1989): 431–438.

10. Evers-Kiebooms G, Decruyenaere M. "Predictive testing for Huntington's disease: a challenge for persons at risk and for professionals." *Patient Education and Counseling* 35(1) (1998): 15–26.

11. Meissen G, Mastromauro CA, Kiely DK, McNamara DS, Myers RH. "Understanding the decision to take the predictive test for Huntington disease." *American Journal of Medical Genetics* 39(4) (1991): 404–410.

12. Robins-Wahlin TB, Backman L, Lundin A, Haegermark A, Winblad B, Anvert M. "High suicidal ideation in persons testing for Huntington's disease." *Acta Neurologica Scandinavica.* 102(3) (2000): 150–161.

13. Quaid K, Morris M. "Reluctance to undergo predictive testing: the case of Huntington disease." *American Journal of Medical Genetics* 45(1) (1993): 41–45.

14. Baum A, Friedman AL, Zakowski SG. "Stress and genetic testing for disease risk." *Health Psychology* 16(1) (1997): 8–19.

15. Struewing JP, Lerman C, Kase RG, Giambarresi TR, Tucker MA. "Anticipated uptake and impact of genetic testing in hereditary breast and ovarian cancer families." *Cancer Epidemiology, Biomarkers & Prevention* 4(2) (1995): 169–173.

16. Brunger JW, Murray GS, O'Riordan M, Matthews AL, Smith RJH, Robin NH. "Parental attitudes toward genetic testing for pediatric deafness." *American Journal of Human Genetics* 67(6) (2000): 1621–1625.

17. Lerman C, Hughes C, Trock BJ, et al. "Genetic testing in families with hereditary nonpolyposis colon cancer." *The Journal of the American Medical Association* 281(17) (1999): 1618–1622.

18. Jacobsen PB, Valdimarsdottir HB, Brown KL, Offit K. "Decision-making about genetic testing among women at familial risk for breast cancer." *Psychosomatic Medicine* 59(5) (1997): 459–466.

19. Lerman C, Narod S, Schulman K, et al. "*BRCA1* testing in families with hereditary breast-ovarian cancer." *The Journal of the American Medical Association* 275(24) (1996): 1885–1892.

20. Prochaska JO, DiClemente CC, Norcross JC. "In search of how people change: applications to addictive behavior." *American Psychologist* 47(9) (1992): 1102–1114.

21. Houlihan GD. "The evaluation of the 'stages of change' model for use in counselling client's undergoing predictive testing for Huntington's disease." *Journal of Advanced Nursing* 29(5) (1999): 1137–1143.

22. Taylor SD. "Predictive genetic test decisions for Huntington's disease: elucidating the test/no-test dichotomy." *Journal of Health Psychology* 10(4) (2005): 597–612.

23. Littell JH, Girvin H. "Stages of change: a critique." *Behavior Modification* 26(2) (2002): 223–273.

24. Rosenstock IM, Strecher VJ, Becker MH. "Social learning theory and the health belief model." *Health Education Quarterly* 15(2) (1988): 175–183.

25. Fang CY, Dunkel-Schetter C, Tatsugawa ZH, et al. "Attitudes toward genetic carrier screening for cystic fibrosis among pregnant women: the role of health beliefs and avoidant coping style." *Women's Health* 3(1) (1997): 31–51.

26. Folkman S, Lazarus RS. "An analysis of coping in a middle-aged community sample." *Journal of Health and Social Behavior* 21(3) (1980): 219–239.

27. Gooding H, Organista K, Burack J, Bowles Biesecker B. "Genetic susceptibility testing from a stress and coping perspective." *Social Science & Medicine* 62(8) (2006): 1880–1890.

28. Wilson TD. "On user studies and information needs." *Journal of Documentation* 37(1) (1981): 3–15.

29. Miller SM. "Monitoring and blunting: validation of a questionnaire to assess styles of information seeking under threat." *Journal of Personal Social Psychology* 52(2) (1987): 345–353.

30. Case DO, Andrews JE, Johnson JD, Allard S. "Avoiding versus seeking: the relationship of information seeking to avoidance, blunting, coping, dissonance and related concepts." *Journal of the Medical Library Association* 93(3) (2005): 48–57.

31. Shiloh S, Ben-Sinai R, Keinan G. "Effects of controllability, predictability, and information-seeking style on interest in predictive genetic testing." *Personality and Social Psychology Bulletin* 25(10) (1999): 1187–1195.

32. Van Zuuren FJ, Wolfs HM. "Styles of information seeking under threat: personal and situational aspects of monitoring and blunting." *Personality and Individual Differences* 12(2) (1991): 141–149.

33. Tversky A, Kahneman D. "The framing of decisions and the psychology of choice." *Science* 211(4481) (1981): 453–458.

34. Kahneman D, Tversky A. "Judgment under uncertainty: heruristics and biases." *Science* 185(4157) (1974): 1124–1131.

35. Gifford SM. "The meanings of lumps: a case study of the ambiguities of risk." In Janes, C, Stall, R, Gifford, SM, eds. *Anthropology and Epidemiology: Interdisciplinary Approach to the Study of Health and Disease (Culture, Illness and Healing)*. Boston: Reidel., 1986.

36. Goffman E. *Stigma: Notes on the Management of Spoiled Identity*. Englewood Cliffs, NJ: Prentice-Hall, 1963.

37. Downing C. "Negotiating responsibility: case studies of reproductive decision-making and prenatal genetic testing in families facing Huntington's disease." *Journal of Genetic Counseling* 14(3) (2005): 219–234.

38. Sher C, Romano-Zelekha O, Green MS, Shohat T. "Factors affecting performance of prenatal genetic testing by Israeli Jewish women." *American Journal of Medical Genetics* 120A(3) (2003): 418–422.

39. Freedman AN, Wideroff L, Olson L, Davis W, et al. "US physicians' attitudes toward genetic testing for cancer susceptibility." *American Journal of Medical Genetics* 120A(1) (2003): 63–71.

40. Cho MK, Sankar P, Wolpe PR, Godmilow L. "Commercialization of BRCA1/2 testing: Practitioner awareness and use of a new genetic test." *American Journal of Medical Genetics* 83(3) (1999): 157–163.

41. Parsons T. "On the concept of influence." In Parsons, T. *Sociological Theory and Modern society*. New York: Free Press, 1967.

42. Meiser B, Dunn S. "Psychological impact of genetic testing for Huntington's disease: an update of the literature." *Journal of Neurology, Neurosurgery & Psychiatry* 69(5) (2000): 574–578.

43. Beck AT, Brown G, Berchick RJ, Stewart BL, Steer RA. "Relationship between hopelessness and ultimate suicide: a replication with psychiatric outpatients." *The American Journal of Psychiatry* 147(2) (1990): 190–195.

44. Broadstock M, Michie S, Marteau T. "Psychological consequences of predictive genetic testing: a systematic review." *European Journal of Human Genetics* 8(10) (2000): 731–738.

45. Tibben A, Duivenvoorden HJ, Vegter-van der Vlis M, et al. "Presymptomatic DNA testing for Huntington disease: identifying the need for psychological intervention." *American Journal of Medical Genetics* 48(3) (1993): 137–144.

46. Decruyenaere M, Evers-Kiebooms G, Cloostermans T, et al. "Predictive testing for Huntington's disease: relationship with partners after testing." *Clinical Genetics* 65(1) (2004): 24–31.

47. Brain K, Soldan J, Sampson J, Gray J. "Genetic counselling protocols for hereditary non-polyposis colorectal cancer: a survey of UK regional genetics centres." *Clinical Genetics* 63(3) (2003): 198–204.

48. Chase GA, Geller G, Havstad SL, Holtzman NA, Bassett SS. "Physicians' propensity to offer genetic testing for Alzheimer's disease: results from a survey." *Genetics in Medicine* 4(4) (2002): 297–303.

49. Menasha JD, Schechter C, Willner J. "Genetic testing: a physician's perspective." *The Mount Sinai Journal of Medicine* 67(2) (2000): 144–151.

50. Sifri R, Myers R, Hyslop T, et al. "Use of cancer susceptibility testing among primary care physicians." *Clinical Genetics* 64(4) (2003): 355–360.

51. Wideroff L, Freedman AN, Olson L, et al. "Physician use of genetic testing for cancer susceptibility: results of a national survey." *Cancer Epidemiology, Biomarkers & Prevention* 12(4) (2003): 295–303.

52. Graham J, Maugh TH. "Mammogram guidelines spark heated debate." *Los Angeles Times*. November 17, 2009. http://www.latimes.com/news/nationworld/nation/la-na-mammogram17-2009nov17,0,3942708.story. Accessed January 20, 2011.

53. Appelbaum PS, Roth LH, Lidz C. (1982). "The therapeutic misconception: informed consent in psychiatric research." *International Journal of Law & Psychiatry* 5(3-4), 319–329.

54. Aktan-Collan K, Mecklin JP, de la Chapelle A, Peltomäki P, Uutela A, Kääriäinen H. "Evaluation of a counselling protocol for predictive genetic testing for hereditary non-polyposis colorectal cancer." *Journal of Medical Genetics* 37(2) (2000): 108–113.

55. Harper PS, Lim C, Craufurd D. "Ten years of presymptomatic testing for Huntington's disease: the experiences of the UK Huntington's Disease Prediction Consortium." *Journal of Medical Genetics* 37(8) (2000): 567–571.

56. Sermon K, De Rijcke M, Lissens W, et al. "Preimplantation genetic diagnosis for Huntington's disease with exclusion testing." *European Journal of Human Genetics* 10(10) (2002): 591–8.

57a. Simpson SA, Harper PS, United Kingdom Huntington's Disease Prediction Consortium. "Prenatal testing for Huntington's disease: experience within the UK 1994–1998." *Journal of Medical Genetics* 38(5) (2001): 333–335.

57b. Stern HJ, Harton GL, Sisson ME, et al. "Non-disclosing preimplantation genetic diagnosis for Huntington disease." *Prenatal Diagnosis* 22(6) (2002): 503–507.

58. Forrest K, Simpson SA, Wilson BJ, et al. "To tell or not to tell: Barriers and facilitators in family communication about genetic risk." *Clinical Genetics* 64(4) (2003): 317–326.

59. Evers-Kiebooms G, Welkenhuysen M, Claes E, Decruyenaere L. "The psychological complexity of predictive testing for late onset neurogenetic diseases and hereditary cancers: implications for multidisciplinary counseling and for genetic education." *Social Science & Medicine* 51(6) (2000): 831–841.

60 Keats J. "To George and Thomas Keats, December 21, 27 (?), 1817." In *Selected Poems and Letters.* Boston, MA: Houghton Miffin, 1959.

61. Hundert EM. "A model for ethical problem solving in medicine, with practical applications." *American Journal of Psychiatry* 144(7) (1987): 839–846.

62. Fins JJ, Miller FG, Bachetta MD. "Clinical pragmatism: Bridging theory and practice." *Kennedy Institute of Ethics Journal* 8(1) (1998): 37–42.

CHAPTER 3

1. Sobel S, Cowan D. "Impact of genetic testing for Huntington disease on the family system." *American Journal of Medical Genetics* 90(1) (2000): 49–59.

2. Sorenson JR, Jennings-Grant T, Newman J. "Communication about carrier testing within hemophilia A families." *American Journal of Medical Genetics* 119C(1) (2003): 3–10.

3. Green J, Richards M, Murton F, Statham H, Hallowell N. "Family communication and genetic counseling: the case of hereditary breast and ovarian cancer." *Journal of Genetic Counseling* 6(1) (1997): 45–60.

4. Forrest Keenan K, Simpson SA, Wilson BJ, et al. "'It's their blood not mine': who's responsible for (not) telling relatives about genetic risk." *Health Risk and Society* 7(3) (2005): 209–226.

5. Lerman C, Peshkin BN, Hughes C, Isaacs C. "Family disclosure in genetic testing for cancer susceptibility: determinants and consequences." *Journal of Health Care Law & Policy* 1 (1998): 353–372.

6. Wilson BJ, Forrest Keenan K, van Teijingen ER, et al. "Family communication about genetic risk: the little that is known." *Community Genetics* 7(1) (2004): 15–24.

7. Ayme S, Macquart-Moulin G, Julian-Reynier C, Chabal F, Giraud F. "Diffusion of information about genetic risk within families." *Neuromuscular Disorders* 3(5-6) (1993): 511–514.

8. Suslak L, Price DM, Desposito F. "Transmitting balanced translocation information within families: a follow-up study." *American Journal of Medical Genetics* 20(2) (1985): 227–232.

9. Julian-Reynier C, Eisinger F, Chabal F, et al. "Disclosure to the family of breast/ovarian cancer genetic test results: patient's willingness and associated factors." *American Journal of Medical Genetics* 94(1) (2000): 13–18.

10. Fanos JH, Johnson JP. "Barriers to carrier testing for adult cystic fibrosis sibs: the importance of not knowing." *American Journal of Medical Genetics* 59(1) (1995): 85–91.

11. Tercyak KP, Hughes C, Main D, Snyder C, Lynch JF, Lynch HT, et al. "Parental communication of *BRCA 1/2* genetic test results to children." *Patient Education and Counseling* 42(3) (2001): 213–224.

12. Tercyak KP, Peshkin BN, Tiffani A, et al. "Parent-child factors and their effect on communicating *BRCA 1/2* test results to children." *Patient Education and Counseling* 47(2) (2002): 145–153.

13. Hughes C, Lerman C, Schwartz M, et al. "All in the family: evaluation process and content of sisters' communication about *BRCA 1/2* genetic test results." *American Journal of Medical Genetics* 107(2) (2002): 143–150.

14. Peterson SK. "The role of the family in genetic testing: Theoretical perspectives, current knowledge, and future directions." *Health Education & Behavior* 32(5) (2005): 627–639.

15. Plantinga L, Natowicz M, Kass N, Chandros S, Gostin L, Faden R. "Disclosures, confidentiality, and families: experiences and attitudes of those with genetic versus nongenetic medical conditions." *American Journal of Medical Genetics* 119C(1) (2003): 51–59.

16. Klitzman R. *Being Positive: The Lives of Men and Women With HIV*. Chicago: Ivan R. Dee, 1997.

17. Klitzman R, Bayer R. *Mortal Secrets: Truth and Lies in the Age of AIDS*. Baltimore, MD: Johns Hopkins University Press, 2003.

18. Dudok deWit AC, Meijers-Heijboer EJ, Tibben A, et al. "Effect on a Dutch family of predictive DNA-testing for hereditary breast and ovarian cancer." *The Lancet* 344(8916) (1994): 197.

19. Rosenstock IM, Strecher VJ, Becker MH. "Social learning theory and the health belief model." *Health Education Quarterly* 15(2) (1988): 175–183.

20. Goffman E. *Stigma: Notes on the Management of Spoiled Identity*. Englewood Cliffs, NJ: Prentice-Hall, 1963.

21. Parsons T. *The Social System*. London: Routledge and Kegan Paul, 1951.

22. Buckner F, Firestone M. "'Where the public peril begins': 25 years after Tarasoff." *The Journal of Legal Medicine* 21(2) (2000): 187–222.

23. Offit K, Groeger E, Turner S, Wadsworth E, Weiser M. "The 'duty to warn' a patient's family members about hereditary disease risks." *The Journal of the American Medical Association* 292(12) (2004): 1469–1473.

24. Palner J, Mittelmark MB. "Differences between married and unmarried men and women in the relationship between perceived physical health and perceived mental health." *Norwegian Journal of Epidemiology* 12(1) (2002): 55–61.

25. Pienta AM, Hayward MD, Jenkins KR. "Health consequences of marriage for the retirement years." *Journal of Family Issues* 21(5) (2000): 559–586.

26. Osborne C, Ostir GV, Du X, Peek MK, Goodwin JS. "The influence of marital status on the stage at diagnosis, treatment, and survival of older women with breast cancer." *Breast Cancer Research and Treatment* 93(1) (2005): 41–47.

27. Sherbourne CD, Hays RD. "Marital status, social support and health transitions in chronic disease patients." *Journal of Health and Social Behavior* 31(4) (1990): 328–343.

28. Sherbourne CD, Meredith LS, Rogers W, Ware JE. "Social support and stressful life events: age differences in their effects on health-related quality of life among the chronically ill." *Quality of Life Research* 1(4) (1992): 235–246.

29. Booth A, Johnson D. "Declining health and marital quality." *Journal of Marriage and the Family* 56(1) (1994): 218–223.

30. Wikrama KAS, Lorenz FO, Conger RD, Elder Jr. GH. "Marital quality and physical illness: a latent growth curve analysis." *Journal of Marriage and the Family* 59(1) (1997): 143–155.

31. Hollingshead AB. "Cultural factors in the selection of marriage mates." *American Sociological Review* 15(15) (1950): 619–627.

32. South SJ. "Sociodemographic differentials in mate selection preferences." *Journal of Marriage and the Family* 53(4) (1991): 928–940.

33. Belot M, Francesconi M. "Can anyone be 'the' one? Evidence on mate selection from speed dating." Institute for the Study of Labor, University of Bonn (2006).

34. Li NP, Bailey JM, Douglas TK, Linsenmeier JAW. "The necessities and luxuries of mate preferences: testing the tradeoffs." *Journal of Personality and Social Psychology* 82(6) (2002): 947–955.

35. Surra CA. "Research and theory on mate selection and premarital relationships in the 1980s." *Journal of Marriage and the Family* 52(4) (1990): 844–865.

36. D'agincourt-Canning L. "Experiences of genetic risk: disclosure and the gendering of responsibility." *Bioethics* 15(3) (2001): 231–247.

37. Bok S. *Lying: Moral Choice in Public and Private Life.* New York: Vintage, 1999.

38. Nyberg D. *The Varnished Truth.* Chicago, IL: University of Chicago Press, 1995.

CHAPTER 4

1. Klitzman R, Daya S. "Challenges and changes in spirituality among doctors who become patients." *Social Science & Medicine* 61(11) (2005): 2396–2406.

2. Klitzman R. *When Doctors Become Patients.* New York: Oxford University Press, 2008.

3. Kleinman A. *The Illness Narratives: Suffering, Healing, & the Human Condition.* New York: Basic Books, 1988.

4. Kuhn T. *The Structure of Scientific Revolutions.* Chicago, IL: University of Chicago Press, 1996.

5. Shiloh S, Rashuk-Rosenthal D, Benyamini Y. "Illness causal attributions: an exploratory study of their structure and associations with other illness cognitions and perceptions of control." *Journal of Behavioural Medicine* 25(4) (2002): 373–394.

6. Henderson BJ, Maguire BT. "Three lay mental models of disease inheritance." *Social Science & Medicine* 5(2) (2000): 293–301.

7. Wulff H. "Comments on Hesslow's 'What is genetic disease?'" In L Nordenfelt, BIB Lindahl, eds., *Health, Disease and Causal Explanations in Medicine.* Dordrecht: D. Reidel, 1984: 195–197.

8. Weil J. "Mothers' postcounseling beliefs about the causes of their children's genetic disorders." *The American Journal of Human Genetics* 48(1) (1991): 145–153.

9. Shiloh S. "Illness representations, self-regulation, and genetic counseling: a theoretical review" *Journal of Genetic Counseling* 15(5) (2006): 325–337.

10. Bottorff JL, Ratner PA, Johnson JL, Lovato CY, Joab SA. "Communicating cancer risk information: the challenges of uncertainty." *Patient Education and Counseling* 33(1) (1998): 67–81.

11. Dekkers W, Rikkert MO. "What is a genetic cause? The example of Alzheimer's disease." *Medicine, Health Care and Philosophy* 9(3) (2006): 273–284.

12. Smith KC. "A disease by any other name: musings on the concept of a genetic disease." *Medicine, Health Care and Philosophy* 4(1) 2001: 19–30.

13. Popper KR. *The Logic of Scientific Discovery*. London: Routledge, 2002.

14. Evans-Pritchard EE. *Witchcraft, Oracles and Magic Among the Azande*. New York, NY: Oxford University Press, 1976.

15. Farmer P. *AIDS and Accusation: Haiti and the Geography of Blame (Comparative Studies of Health Systems and Medical Care)*. Berkeley, CA: University of California Press, 1993.

16. Phelan JC, Bromet EJ, Link BG. "Psychiatric illness and family stigma." *Schizophrenia Bulletin* 24(1) (1998): 115–126.

17. Brown L, ed. *The New Shorter Oxford English Dictionary on Historical Principles (Vol. 1, A–M)*. New York, NY: Oxford University Press, 1973.

18. Pritchard D, Smith M. "The psychology and philosophy of luck." *New Ideas in Psychology* 22(1) (2004): 1–28.

19. Nagel T, 1979. *Mortal Questions*. Cambridge: Cambridge University Press, 1979.

20. Weiner B. *An Attribution Theory of Achievement, Motivation and Emotion*. New York: Springer, 1986.

21. Langer EJ. "The illusion of control." *Journal of Personality and Social Psychology* 32(2) (1975): 311–328.

22. Strenski I. (Ed.) *Malinowski and the Work of Myth*. Princeton, NJ: Princeton University Press, 1992.

23. Lawson KL. "Perceptions of deservedness of social aid as a function of prenatal diagnostic testing." *Journal of Applied Social Psychology* 33(1) (2003): 76–90.

24. Dennett DC. *Elbow Room: The Varieties of Free Will Worth Wanting*. Cambridge, MA: The MIT Press, 1984.

25. Sivell S, Elwyn G, Gaff CL, et al. "How risk is perceived, constructed and interpreted by clients in clinical genetics, and the effects on decision-making: systematic review." *Journal of Genetic Counseling* 17(1) (2008): 30–63.

26. Senior V, Marteau TM, Peters TJ. "Will genetic testing for predisposition for disease result in fatalism? A qualitative study of parents responses to neonatal screening for familial hypercholesterolaemia." *Society Science & Medicine* 48(12) (1999): 1857–1860.

27. Santos S. "The diversity of everyday ideas about inherited disorders." *Public Understanding of Science* 15(3) (2006): 259–275.

28. Gifford SM. "The meanings of lumps: a case study of the ambiguities of risk." In Janes C, Stall R, Gifford SM, eds. *Anthropology and Epidemiology: Interdisciplinary Approach to the Study of Health and Disease (Culture, Illness and Healing)*. Boston: Reidel, 1986.

29. Floyd DL, Prentice-Dunn S, Rogers RW. "A meta-analysis of research on protection motivation theory." *Journal of Applied Social Psychology* 30(2) (2000): 407–429.

30. Parsons T. *The Social System*. London: Routledge and Kegan Paul, 1951.

CHAPTER 5

1. Klitzman R. *Being Positive: The Lives of Men and Women With HIV*. Chicago, IL: Ivan R. Dee, 1997.

2. Kleinman A. *The Illness Narratives: Suffering, Healing, & the Human Condition*. New York: Basic Books, 1988.

3. Shiloh S. "Illness representations, self-regulation, and genetic counseling: A theoretical review." *Journal of Genetic Counseling* 15(5) (2006): 325–337.

4. Walter FM, Emery J. "'Coming down the line'–patients' understanding of their family history of common chronic disease." *Annals of Family Medicine* 3(5) (2005): 405–414.

5. Riessman CK. "Performing identities in illness narrative: masculinity and multiple sclerosis." *Qualitative Research* 3(1) (1988): 5–33.

6. Mathieson C, Stam H. "Renegotiating identity: cancer narratives." *Sociology of Health and Illness* 17(3) (1995): 283–306.

7. Adams S, Pill R, Jone A. "Medication, chronic illness and identity: the perspective of people with asthma." *Social Science & Medicine* 45(2) (1997): 198–201.

8. Scharloo M, Kaptein AA, Weinman J, et al. "Illness perceptions, coping and functioning in patients with rheumatoid arthritis, chronic obstructive pulmonary disease and psoriasis." *Journal of Psychosomatic Research* 44(5) (1998): 573–585.

9. Bradley EJ, Calvert E, Pitts MK, Redman CWE. "Illness identity and the self-regulatory model in recovery from early stage gynaecological cancer." *Journal of Health Psychology* 6(5) (2001): 511–521.

10. Petrie KJ, Weinman J, Sharpe N, Buckley J. "Role of patients' view of their illness in predicting return to work and functioning after myocardial infarction: longitudinal study." *British Medical Journal* 312(7040) (1996): 1191–1194.

11. Kelly M. "Self, identity and radical surgery." *Sociology of Health and Illness* 14(3) (1992): 390–415.

12. McConkie-Rosell A, Spiridgliozzi G, Melvin E, Dawson DV, Lachiewicz AM. "Living with genetic risk: effect on adolescent self-concept." *American Journal of Medical Genetics Part C* 148C(1) (2008): 56–69.

13. Zeiler K. "Who am I? When do 'I' become another? An analytic exploration of identities, sameness and difference, genes and genomes." *Health Care Analysis* 15(1) (2007): 25–32.

14. Armstrong D, Michie S, Marteau T. "Revealed identity: a study of the process of genetic counseling." *Social Science & Medicine* 47(11) (1998): 1653–1658.

15. Juengst ET. "FACE facts: why human genetics will always provoke bioethics." *Journal of Law, Medicine & Ethics* 32(2) (2004): 267–275.

16. Elliott C, Brodwin P. "Identity and genetic ancestry tracing." *British Medical Journal* 325(7378) (2002): 1469–1471.

17. Parsons T. *The Social System*. London: Routledge and Kegan Paul, 1951.

CHAPTER 6

1. Emery J, Watson E, Rose P, Andermann A. "A systematic review of the literature exploring the role of primary care in genetic services." *Family Practice* 16(4) (1999): 426–445.

2. Walter FM, Emery J, Braithwaite D, Marteau TM. "Lay understanding of familial risk of common chronic diseases: a systematic review and synthesis of qualitative research." *Annals of Family Medicine* 2(6) (2004): 583–593.

3. Kessler L, Collier A, Hughes Halbert C. "Knowledge about genetics among African-Americans." *Journal of Genetic Counseling* 16(2) (2007): 191–200.

4. DeVries H, Mesters I, van de Steeg H, Honing C. "The general public's information needs and perceptions regarding hereditary cancer: an application of the integrated change model." *Patient Education and Counseling* 56(2) (2005): 154–165.

5. Lanie AD, Jayaratne TE, Sheldon JP, et al. "Exploring the public understanding of basic genetic concepts." *Journal of Genetic Counseling* 13(4) (2004): 305–320.

6. Shaw A, Hurst JA. "'What is this genetics, anyway?' Understandings of genetics, illness causality and inheritance among British Pakistani users of genetic services." *Journal of Genetic Counseling* 17(4) (2008): 373–383.

7. Condit CM, Dubriwny T, Lynch J, Parrott R. "Lay people's understanding of and preference against the word 'mutation.'" *American Journal of Medical Genetics* 130A(3) (2004): 245–250.

8. Shaw A, Hurst JA. "'What is this genetics, anyway?' Understandings of genetics, illness causality and inheritance among British Pakistani users of genetic services." *Journal of Genetic Counseling* 17(4) (2008): 373–383.

9. Emslie C, Hunt K, Watt G. "A chip off the old block? Lay understandings of inheritance among men and women in mid-life." *Public Understanding of Science* 12(1) (2003): 47–65.

10. Sivell S, Elwyn G, Gaff CL, et al. "How risk is perceived, constructed and interpreted by clients in clinical genetics, and the effects on decision-making: systematic review." *Journal of Genetic Counseling* 17(1) (2008): 30–63.

11. D'Agincourt-Canning L. "The effect of experiential knowledge on construction of risk perception in hereditary breast/ovarian cancer." *Journal of Genetic Counseling* 14(1) (2005): 55–69.

12. Appelbaum PS, Roth LH, Lidz C. "The therapeutic misconception: informed consent in psychiatric research." *International Journal of Law & Psychiatry* 5(3-4) (1982): 319–329.

13. "BRCA1 and BRCA2: Cancer risk and genetic testing." National Cancer Institute (2009) http://www.cancer.gov/cancertopics/factsheet/Risk/BRCA. Accessed May 27, 2010.

14. Whittemore AS, Gong G, John EM, et al. "Prevalence of *BRCA1* mutation carriers among U.S. Non-Hispanic Whites." *Cancer Epidemiology, Biomarkers & Prevention* 13(12) (2004): 2078–2083.

15. Walter FM, Emery J. "'Coming down the line'—Patients' understanding of their family history of common chronic disease." *Annals of Family Medicine* 3(5) (2005): 405–414.

16. Shiloh S. "Illness representations, self-regulation, and genetic counseling: a theoretical review." *Journal of Genetitc Counseling* 15(5) (2006): 325–337.

17. Etchegary H, Perrier C. "Information processing in the context of genetic risk: implications for genetic-risk communication." *Journal of Genetic Counseling* 16(4) (2007): 419–432.

18. Berkenstadt M, Shiloh S, Barkai G, Katznelson M, Goldman B. "Perceived personal control (PPC): A new concept in measuring outcome of genetic counseling." *American Journal of Medical Genetics* 82(1) (1999): 53–59.

19. Tversky A, Kahneman D. "The framing of decisions and the psychology of choice." *Science* 211(4481) (1981): 453–458.

20. Tversky A, Kahneman D. "Judgment under uncertainty: Heuristics and biases." *Science* 185(4157) (1974): 1124–1131.

21. Almqvist EW, Brinkman RR, Wiggins S, Hayden MR. "Canadian collaborative study of predictive testing. Psychological consequences and predictors of adverse events in the first 5 years after predictive testing for Huntington's disease." *Clinical Genetics* 64(4) (2003): 300–309.

CHAPTER 7

1. Fox R, Swazey J. *Spare Parts: Organ Replacement in American Society.* New York: Oxford University Press, 1992.

2. "Genetic/familial high-risk assessment: breast and ovarian." NCCN Guidelines. National Comprehensive Cancer Network. 2010. http://www.nccn.org. Accessed May 27, 2010.

3. Bermajo-Perez MJ, Marquez-Calderon S, Llanos-Mendez A. "Effectiveness of preventive interventions in *BRCA*1/2 gene mutation carriers: a systematic review." *International Journal of Cancer* 121(2) (2007): 225–231.

4. Anderson K, Jacobson JS, Heitjan DF, et al. "Cost-effectiveness of preventive strategies for women with *BRCA1* or *BRCA* 2 mutation." *Annals of Internal Medicine* 144(6) (2006): 397–406.

5. Lerman C, Hughes C, Croyle RT, et al. "Prophylactic surgery decisions and surveillance practices one year following *BRCA 1/2* testing." *Preventive Medicine* 31(1) (2000): 75–80.

6. Schwartz MD, Kaufman E, Peshkin, BN, et al. 2003. "Bilateral prophylactic oophorectomy and ovarian cancer screening following *BRCA1/BRCA2* mutation testing." *Journal of Clinical Oncology* 21(21) (2003): 4034–4041.

7. Meijers-Heijboer EJ, Verhoog LC, Brekelmans CTM, et al. "Presymptomatic DNA testing and prophylactic surgery in families with a *BRCA 1* or *BRCA 2* mutation." *The Lancet* 355(9220) (2000): 2015–2020.

8. Metcalfe KA, Lubinkski J, Ghadirian P, et al. "Predictors of contralateral prophylactic mastectomy in women with *BRCA 1* or *BRCA 2* mutation: the hereditary breast cancer clinical study group." *Journal of Clinical Oncology* 26(7) (2008): 1093–1097.

9. Metcalfe KA, Ghadirian P, Rosen B, et al. "Variation in rates of uptake of preventive options by Canadian women carrying the *BRCA 1* or *BRCA 2* genetic mutation." *Open Medicine* 1(2) (2007): 92–98.

10. Metcalfe KA, Birenbaum-Carmeli D, Lubinski J, et al. and the Hereditary Breast Cancer Clinical Study Group. "International variation in rates of uptake of preventive options in *BRCA 1* and *BRCA 2* mutation carriers." *International Journal of Cancer* 122(9) (2008): 2017–2022.

11. Bradbury AR, Ibe CN, Dignam JJ, et al. "Uptake and timing of bilateral prophylactic salpingo-oophorectomy among *BRCA 1* and *BRCA 2* mutation carriers." *Genetics in Medicine* 10(3) (2008): 161–166.

12. Kram V, Peretz T, Sagi M. 2006. "Acceptance of preventive surgeries by Israeli women who had undergone *BRCA* testing." *Familial Cancer* 5(4) (2006): 327–335.

13. Miller SM, Roussi P, Daly MB, et al. "Enhanced counseling for women undergoing *BRCA 1/2* testing: impact on subsequent decision making about risk reduction behaviors." *Health Education and Behavior* 32(5) (2005): 654–667.

14. Van Dijk S, Otten W, Zoeteweij MW, et al. "Genetic counseling and the intention to undergo prophylactic mastectomy: effects of a breast cancer risk assessment." *British Journal of Cancer* 88(11) (2003): 1675–1681.

15. Madalinska JB, van Beurden M, Bleiker EMA, et al. "Predictors of prophylactic bilateral salpingo-oophorectomy compared with gynecologic screening use in *BRCA 1/2* mutation carriers." *Journal of Clinical Oncology* 25(3) (2007): 301–307.

16. Antill Y, Reynolds J, Young M, et al. "Risk-reducing surgery in women with familial susceptibility for breast and/or ovarian cancer." *European Journal of Cancer* 42(5) (2006): 621–628.

17. Hallowell N, Jacobs I, Richards M, Mackay J, Gore M. "Surveillance or surgery? A description of the factors that influence high risk premenopausal women's decisions about prophylactic oophorectomy." *Journal of Medical Genetics* 38(10) (2001): 683–726.

18. Tiller K, Meiser B, Butow P, et al. "Psychological impact of prophylactic oophorectomy in women at increased risk of developing ovarian cancer: a prospective study." *Gynecologic Oncology* 86(2) (2002): 212–219.

CHAPTER 8

1. Sermon K, De Rijcke M, Lissens W, et al. "Preimplantation genetic diagnosis for Huntington's disease with exclusion testing." *European Journal of Human Genetics* 10(10) (2002): 591–598.

2. Simpson SA, Harper PS, United Kingdom Huntington's Disease Prediction Consortium. "Prenatal testing for Huntington's disease: experience within the UK 1994–1998." *Journal of Medical Genetics* 38(5) (2001): 333–335.

3. Stern HJ, Harton GL, Sisson ME, et al. "Non-disclosing preimplantation genetic diagnosis for Huntington disease." *Prenatal Diagnosis* 22(6) (2002): 503–507.

4. Lavery SA, Aurell R, Turner C, et al. "Preimplantation genetic diagnosis: patients' experiences and attitudes." *Human Reproduction* 17(9) (2002): 2464–2467.

5. Elger B, Harding T. "Huntington's disease: do future physicians and lawyers think eugenically?" *Clinical Genetics* 64(4) (2003): 327–338.

6. Alonso Vilatela ME, Ochoa Morales A, Garcia de la Cadena C, Ruiz Lopez I, Martinez Aranda C, Villa A. "Predictive and prenatal diagnosis of Huntington's disease: attitudes of Mexican neurologists, psychiatrists, and psychologists. *Archives of Medical Research* 30(4) (1999): 320–324.

7. Drake H, Reid M, Marteau T. "Attitudes towards termination for fetal abnormality: comparisons in three European countries." *Clinical Genetics* 49(3) (1996): 134–140.

8. Hayden M. "Predictive testing for Huntington's disease: the calm after the storm." *The Lancet* 356(9246) (2000): 1944–1945.

9. Richards FH, Rea G. "Reproductive decision making before and after predictive testing for Huntington's disease: an Australian perspective." *Clinical Genetics* 67(5) (2005): 404–411.

10. Creighton S, Almqvist EW, MacGregor D, et al. "Predictive, pre-natal and diagnostic genetic testing for Huntington's disease: the experience in Canada from 1987 to 2000." *Clinical Genetics* 63(6) (2003): 462–475.

11. Lesca G, Goizet C, Dürr A. "Predictive testing in the context of pregnancy: experience in Huntington's disease and autosomal dominant cerebellar ataxia." *Journal of Medical Genetics* 39(7) (2002): 522–525.

12. Maat-Kievit A, Vegter-van der Vlis M, Zoeteweij M, et al. "Experience in prenatal testing for Huntington's disease in The Netherlands: procedures, results and guidelines (1987–1997)." *Prenatal Diagnosis* 19(5) (1999): 450–457.

13. Taylor CA, Myers RH. "Long-term impact of Huntington disease linkage testing." *American Journal of Medical Genetics* 70(4) (1997): 365–370.

14. Goizet C, Lesca G, Durr A. "Presymptomatic testing in Huntington's disease and autosomal dominant cerebellar ataxias." *Neurology* 59(9) (2002): 1330–1336.

15. Evers-Kiebooms G, Nys K, Harper P, et al. "Predictive DNA-testing for Huntington's disease and reproductive decision making: a European collaborative study." *European Journal of Human Genetics* 10(3) (2002): 167–176.

16. Adam S, Wiggins S, Whyte P, et al. "Five year study of prenatal testing for Huntington's disease: demand, attitudes, and psychological assessment." *Journal of Medical Genetics* 30(7) (1993): 549–556.

17. Henn W. "Consumerism in prenatal diagnosis: A challenge for ethical guidelines." *Journal of Medical Ethics* 26(6) (2000): 444–446.

18. Robertson JA. "Extending preimplantation genetic diagnosis: the ethical debate: Ethical issues in the new uses of preimplantation genetic diagnosis." *Human Reproduction* 18(3) (2003): 465–471.

19. Braude PR, De Wert GM, Evers-Kiebooms G, Pettigrew RA, Geraedts JP. "Non-disclosure preimplantation genetic diagnosis for Huntington's disease: practical and ethical dilemmas." *Prenatal Diagnosis* 18(13) (1998): 1422–1426.

20. Downing, C. "Negotiating responsibility: Case studies of reproductive decision-making and prenatal genetic testing in families facing Huntington disease." *Journal of Genetic Counseling* 14(3) (2005): 219–234.

21. Houlihan GD. "The evaluation of the 'stages of change' model for use in counselling client's undergoing predictive testing for Huntington's disease." *Journal of Advanced Nursing* 29(5) (1999): 1137–1143.

22. Taylor SD. "Predictive genetic test decisions for Huntington's disease: elucidating the test/no-test dichotomy." *Journal of Health Psychology* 10(4) (2005): 597–612.

23. Coleman PK, Reardon DC, Strahan T, and Cougle JR. "The psychology of abortion: a review and suggestions for future research." *Psychology and Health* 20(2) (2005): 237–271.

24. Hundert, EM. "A model for ethical problem solving in medicine, with practical applications." *American Journal of Psychiatry* 144(7) (1987): 839–846.

25. Robertson JA. "Ethics and the future of preimplantation genetic diagnosis." Reproductive BioMedicine Online., 2005. 10, Supp 1: 97–101.

26. Healy M. "Embryo diagnosis stirs controversy." *Los Angeles Times*, July 29, 2003.

27. Bankole A, Sing S, Haas T. "Reasons why women have induced abortions: Evidence from 27 countries." *International Family Planning Perspectives* 24(3) (1998): 117–152.

28. Sihvo S, Bajos N, Ducot B, Kaminski M, the Cocon Group. "Women's life cycle and abortion decision in unintended pregnancies." *Journal of Epidemiology & Community Health* 57(8) (2003): 601–605.

29. Thomassen R, Tibben A, Niermeijer MF, vand der Does E, van de Kamp JJP, Verhage F. "Attitudes of Dutch general practitioners towards presymptomatic DNA-testing for Huntington disease." *Clinical Genetics* 43(2) (1993): 63–68.

30. Richards F, Williams K. "Impact on couple relationships of predictive testing for Huntington Disease: a longitudinal study." *American Journal of Medical Genetics* 126A (2004): 161–169.

31. Uniform Adoption Act. 1994. http://www.law.upenn.edu/bll/ulc/fnact99/1990s/uaa94.htm. Accessed March 27, 2006.

CHAPTER 9

1. Greenhouse S. "Ex-Worker says her firing was based on genetic test." *New York Times*, April 30, 2010.

2. Nowlan W. "A rational view of insurance and genetic discrimination." *Science* 297(5579) (2002): 195–196.

3. Nowlan W. "A scarlet letter or a red herring?" *Nature* 241(6921) (2003): 313.

4. Wertz D. "Genetic discrimination—an overblown fear?" *Nature Reviews Genetics* 3(7) (2002): 496.

5. Otlowski M. "Exploring the concept of genetic discrimination." *Journal of Bioethical Inquiry* 2(3) (2005): 165–176.

6. Otlowski MF, Taylor SD, Barlow-Stewart KK. "Genetic discrimination: too few data." *European Journal of Human Genetics* 11(1) (2003): 1–2.

7. Treloar S, Taylor S, Otlowski M, Barlow-Stewart K, Stranger M, Chenoweth K. "Methodological considerations in the study of genetic discrimination: a review." *Community Genetics* 7(4) (2004): 161–168.

8. Taylor S, Treloar S, Barlow-Stewart K, Otlowski M, Stranger M. "Investigating genetic discrimination in Australia: perceptions and experiences of clinical genetics service clients regarding coercion to test, insurance and employment." *Australian Journal of Emerging Technologies and Society* 5(2) (2007): 63–83.

9. Taylor S, Treloar S, Barlow-Stewart K, Stranger M, Otlowski M. "Investigating genetic discrimination in Australia: a large-scale survey of clinical genetics clients." *Clinical Genetics* 74(1) (2008): 20–30.

10. Rawls J. *A Theory of Justice*. Cambridge, MA: Harvard University Press, 1971.

CHAPTER 10

1. Klitzman R. *When Doctors Become Patients*. New York: Oxford University Press, 2008.

CHAPTER 11

1. Plass A, Koch U. "Participation of oncological outpatients in psychosocial support." *Psycho-Oncology* 10(6) (2001): 511–520.

2. Ussher J, Kirsten L, Butow P, Sandoval M. "What do cancer support groups provide which other supportive relationships do not? The experience of peer support groups for people with cancer." *Social Science & Medicine* 62(10) (2006): 2565–2576.

3. Docherty A. "Experience, functions and benefits of a cancer support group." *Patient Education and Counseling* 55(1) (2004): 87–93.

4. Taylor SE, Falke RL, Shoptaw SJ, Lichtman RR. "Social support, support groups, and the cancer patient." *Journal of Consulting and Clinical Psychology* 54(5) (1986): 608–615.

5. Grande GE, Myers LB, Sutton SR. "How do patients who participate in cancer support groups differ from those who do not?" *Psycho-Oncology* 15(4) (2006): 321–334.

6. Shaw BR, Hawkins R, Arora N, McTavish F, Pingree S, Gustafson DH. "An exploratory study of predictors of participation in a computer support group for women with breast cancer." *CIN: Computers, Informatics, Nursing* 24(1) (2006): 18–27.

7. Winzelberg AJ, Classen C, Alpers GW, et al. "Evaluation of an internet support group for women with primary breast cancer." *Cancer* 97(5) (2003): 1164–1173.

8. Classen C, Butler LD, Koopman C, et al. "Support-expressive group therapy and distress in patients with metastatic breast cancer." *Archives of General Psychiatry* 58(5) (2001): 494–501.

9. Finfgeld DL. "Therapeutic groups online: the good, the bad, and the unknown." *Issues in Mental Health Nursing* 21(3) (2000): 241–255.

10. Coulson NS, Buchanan H, Aubeeluck A. "Social support in cyberspace: a content analysis of communication within a Huntington's disease online support group." *Patient Education and Counseling* 68(2) (2007): 173–178.

11. Van Uden-Kraan CF, Drossaert CH, Taal E, Shaw BR, Seydel ER, van de Laar MAFJ. "Empowering processes and outcomes of participation in online support groups for patients with breast cancer, arthritis, or fibromyalgia." *Qualitative Health Research* 18(3) (2008): 405–417.

12. Radin P. "'To me, it's my life': medical communication, trust, and activism in cyberspace." *Social Science & Medicine* 62(3) (2006): 591–601.

13. Barker KK. "Electronic support groups, patient-consumers, and medicalization: the case of contested illness." *Journal of Health and Social Behavior* 49(1) (2008): 20–36.

14. Appelbaum PS, Roth LH, Lidz C. "The therapeutic misconception: informed consent in psychiatric research." *International Journal of Law & Psychiatry* 5(3–4) (1982): 319–329.

CHAPTER 13

1. McCabe LL, McCabe ERB. *DNA: Promise and Peril*. Berkeley, CA: University of California Press, 2008.

2. Marteau T, Richards M. (eds.) *The Troubled Helix: Social and Psychological Implications of the New Human Genetics*. Cambridge, England: Cambridge University Press, 1999.

3. Klitzman R, Daya S. "Challenges and changes in spirituality among doctors who become patients." *Social Science & Medicine* 61(11) (2005): 2396–2406.

附　录

附录 A：基因检测 101

格里哥·孟德尔（Gregor Mendel），一位生活在奥匈帝国的修道士，根据他做的豌豆实验，于 1865 年发现遗传的基本原则。他发现当白花与紫花杂交后，产生的后代并不都是略带紫色的白花，也不是 50%紫花和 50%白花。而是 75%的紫花，25%的白花。然后，他把筛选出来的紫色豌豆再进行杂交，25%的后代是白花。因此，他断言"粒子"（后来被称为"遗传因子"）控制了某些性状，这些性状来源于父母中的一方。另外，控制性状的基因如花的颜色有显性和隐性之分。

从那时起，科学家发现在人类学和其他领域，"经典的"孟德尔模型可以用来解释某些疾病和特征，当然并非全部。一些常见疾病如高血压和糖尿病，可能受到多个基因和环境的影响。

现在我们知道每个人都有 46 条染色体——来自父亲和母亲各 23 条——由脱氧核糖核酸（DNA）组成。DNA 是一条双链螺旋分子，每一条链都含有由四种不同的氨基酸组成的序列——腺嘌呤脱氧核苷酸、胞嘧啶脱氧核苷酸、胸腺嘧啶脱氧核苷酸和鸟嘌呤脱氧核苷酸（缩写分别为 A、C、T、G）。基因的 ACTG 序列构成了一个特定功能的细胞指令（如制造一种特殊蛋白）。我们的染色体包含了 30 亿个字母的两套副本，这些字母构成了大约 25 000 个基因。

我们体内的每一个细胞都包含着这 46 条染色体。我们每个人的染色体上的 DNA 序列只有 0.1%不同于其他任何人体内的 DNA 序列。唯一例外的是同卵双胞胎（或者是克隆出来的）。

当一个受精卵或胚胎持续分裂成一个数十亿的细胞团时，错误或突变会偶尔发生。如果这种突变发生在精子或卵子的细胞中，这种突变可能会给我们的孩子遗传。通常，单个这样的错误不会产生任何后果。但有时，这种错误会导致重大问题。在 DNA 链中，单链断裂可以使蛋白质错误折叠从而导致功能紊乱。同样，在重复文本中，偶然出现的错误通常不会改变整体的意义。但有时，单个错误也会导致问题。路易十四国王（King Louis

XIV）在《我是国家》（*L'etat c'est moi*）上的用语是"我是国家"，可能不小心变成了"你是国家"（*L'etat c'est toi*），意义完全改变。《战争与和平》（*War and Peace*）最终可能变成"汽车与和平（*Car and Peace*）"或"酒吧与和平（*Bar and Peace*）"。同样，诗人约翰·多恩（John Donne）在他的圣十四行诗（*Wit*）的最后一行中使用逗号或分号的时候，剧本的意思也模棱两可——他的诗歌的含义在每个例子中都是不同的。[单个字母也会改变戏剧的标题，一点（bit），打击（hit），或者战胜（win）]。

在亨廷顿舞蹈症、乳腺癌和α1-抗胰蛋白酶缺乏症病例中，这些突变是致命的。但这三种疾病在某些方面有所不同。亨廷顿舞蹈症遵循所谓的孟德尔遗传定律——由一个显性基因控制的疾病。这个突变由一种偶然增加的基因序列 CAG 的重复序列组成，从而产生亨廷顿蛋白。如果一个人从父母遗传的这个基因上有这样的错误，那么他就会得这种致命的疾病。每个孩子有 50% 的机会遗传有这个缺陷的染色体（带有突变）。

相反，乳腺癌似乎并没有遵循经典的孟德尔遗传定律，还涉及多个因素。有两种基因突变被命名为 *BRCA1* 和 *BRCA2*，可能引发这种疾病。这两种突变中的一种会使患病概率达到 40%~60%。然而，只有 10% 的乳腺癌是这类突变所致。

对 α1-抗胰蛋白酶缺乏症，一个人从父母一方遗传突变（在这种情况下，他是携带者，可能出现轻微症状），或者来自父母双方（在这种情况下，他会病情更严重）。

附录 B：半结构化采访的典型问题

你什么时候第一次发现自己有遗传病风险，有何反应？你对遗传疾病的理解是什么？

你认为遗传信息是否与其他健康信息不同？如果是，有哪些不同，为什么？

你认为你是不是"残疾的"或"患病的"？

你把遗传信息看成一种身份吗，如果是，如何看待？

你的遗传风险是否对你有任何影响，如果是，怎样影响？

隐私和告知决定

如果基因或其他医疗信息被他人知道，你会不会不舒服，为什么？

你如何看待基因信息隐私受到威胁的？如果是其他信息呢？

你曾决定把你的遗传风险告诉谁，或者不告诉谁？

你曾告诉你的家人（配偶/其他重要的人、姐妹、兄弟、父母、孩子、其他家族成员、姻亲）、朋友、同事、雇主、邻居、医护专业人员（自己的主治医生、不同背景的其他医生）、研究者、保险商（健康险、寿险、残疾险）或其他人吗？你如何做出这些决定？

你曾告知过什么，何时告知及为什么告知？

你曾告诉过后代吗，如果是，什么时候？

你曾告知医护专业人员或机构吗？为什么或为什么不？

你曾被迫隐瞒你有遗传病或其他疾病风险的事实吗？

其他家庭成员有没有告诉过你，你可能有遗传病的风险？如果是，都说了什么，那是什么时候说的？

该告诉谁的想法是否会随着时间而改变，如果是，如何改变？

面对这些决定，你有何感想？

歧视

你是否经受过隐私限制？

获得诊断后你是否遭受过羞辱或歧视？你如何看待？

你有没有透露过潜在的相关信息给你的医生，如果是，你透露过什么样的信息，什么时候，为什么？

医生是否曾与你讨论过保密的限制或基因歧视的风险，如果是，都说了些什么？

你对医疗保健工作者或机构接触你的个人隐私有什么看法？

医生之间在接触个人信息、医疗史或实验室检测（包括 DNA）是否存在差别，如果是，会有什么不同？

你是否曾要求或考虑过要求不要把某些信息记入你的病例，或出于隐私考虑推迟或回避治疗？你如何做出这些决定？

隐私问题是否影响你使用互联网，如果是，怎么影响？

对遗传信息隐私的担忧是否在其他方面影响了你，如果是，怎么影响？

你的健康信息是否曾被泄露或引起歧视，如果是，是怎样的？

你是否认为雇主得到过你的健康信息，或者根据新的法律会得到？

你是否认为雇主在人事决定（招聘或擢升）中考虑过雇员的健康信息？

你是否知道有人因为基因或其他健康信息承受歧视或污名？他们经历了什么？

你是否遭遇过把基因或其他疾病的风险告诉一些人，然后他们又将信息泄露给他人的情况？

健康行为，检测和治疗

你曾有家庭成员考虑或寻求检测吗？他们如何做出决定？涉及哪些因素？这些经历会影响你的观点吗？

对于检测，你如何做出决定？

你是否做过有关遗传性疾病治疗的决定？如果是，是什么样的决定？

权衡时的考虑和公共问题

在选择基因检测或治疗时，你如何权衡个人隐私与其他顾虑或受益？

你如何平衡个人隐私权与他人顾虑？

如果存在更好的治疗手段，你是否更愿意接受基因检测？治疗的效果如何？

你认为第三方是否对某些类型的信息拥有权利？如果是这样，有什么权利，什么时候有？如果你不给予授权，你会承受丧失健康保险或其他福利的什么风险？

如果不太可能获得同意，你认为应该做些什么？（如过往收集的记录）

如果不能获得授权，你觉得是否可以允许共享这些信息？

你愿意支付额外的费用保护隐私？为什么或为什么不？

决定是否同意共享你的遗传信息时你会考虑那些因素？

如果遗传病患者不打算告诉可能面临遗传风险的家庭成员，你认为医生应该做些什么？你认为医生对家庭成员有"警示职责"吗？

你认为隐私泄露是不可避免的吗？你是否被迫接受这种限制？

你觉得应该如何做好隐私保护措施？

你对这些问题还有其他看法吗？

附录 C：相关方法的更多细节

第 1 章概括介绍了方法。我已更详细地记录了那些访谈，而且在开展访谈期间对访谈记录进行分析。我把访谈进行到一定"饱和度"——所有主次问题都足够清晰。

我试图招募更多的非裔美国人和拉美裔，但事实证明这很难。部分原因是接受基因检测的白人比其他群体更广泛。考虑到美国的人种改良（eugenics）史，检测比例不同的原因还有很多，包括资金问题和警惕心理。尽管如此，还是有一些非裔美国人和拉美裔同意参加。

我根据基础理论对采访进行分析①。一旦完成全面采访，分析随后分成两个阶段，由我自己和经过社会科学培训的助理进行。我们独立地调查了一部分受访者以评估影响受访者体验的因素，确定多次出现主题的归类，随后对其编码。我们评估了参与者之间的相似性和差异，研究了出现的类别、范围及可能涉及的影响因素。由此，我们开发了一套编码手册，并研究了有分歧的领域，直到达成共识。我们讨论了没有进入原始大纲的新主题，然后适当地修改了手册。在分析的第二阶段，当二级分类或子代码出现关联或重叠时，我们对分类进行了精简和合并。然后我们用这些代码和子代码对所有的采访进行分析。为确保可靠性，所有的采访由两个编码员分析。我们参考历史报道和早前的文献使用三角法。

哥伦比亚大学精神病系机构审查委员会批准了这项研究。

---

① Strauss A, Corbink J. Basics of Qualitative Research—Techniques and Procedures for Developing Grounded Theory. Thousand Oaks, CA: Sage Publications, 1990